Hirntumoren

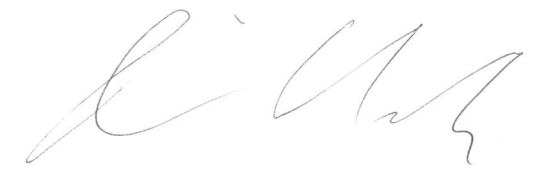

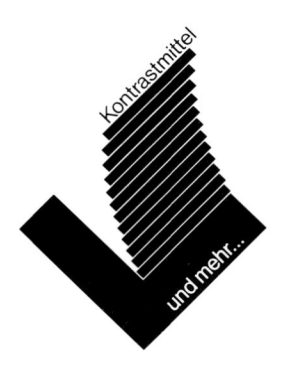

Mit freundlicher Empfehlung
überreicht von

Byk Gulden
Konstanz

Hirntumoren

Grundlagen und neue Aspekte
bei Diagnostik, Klinik und Therapie

Herausgegeben von H. Betz

Schnetztor-Verlag GmbH, Konstanz

Eine Veröffentlichung der wissenschaftlichen Buchreihe Byk Gulden, Konstanz, 1992

Die Nennung von Warenzeichen, Handelsnamen usw. in diesem Buch berechtigt auch ohne besondere Kennzeichnung nicht zu der Annahme, daß im Sinne der Warenzeichen- und Marken-Gesetzgebung solche Namen als frei betrachtet und deshalb von jedermann benutzt werden dürfen.

Herausgeber:
Prof. Dr. med. Heribert Betz
Abt. Neuroradiologie
Neurolog. Univ.-Klinik Heidelberg
NF 400
6900 Heidelberg 1

© 1992 by Byk Gulden Konstanz
© 1992 by Schnetztor-Verlag GmbH Konstanz

Alle Rechte, insbesondere das der Übersetzung und Vervielfältigung vorbehalten. Ohne schriftliche Genehmigung von Byk Gulden und des Verlages darf kein Teil des Buches durch Mikro-Verfilmung, Fotokopie oder ein anderes Verfahren reproduziert werden.

Realisation und Gestaltung: K.-D. Vogler, Konstanz
Satz + Druck: Industrie Druck, H. Eschbaumer, 8990 Lindau
ISBN 3-87018-089-7

Inhaltsverzeichnis

Vorwort
H. BETZ, Heidelberg   9

Neue Aspekte der Malignitätsklassifikation von Gliomen als Basis
für die Therapiewahl
H.-P. SCHMITT, Ch. OBERWITTLER (Heidelberg)   10

Klinik und Differentialdiagnose von Hirntumoren
H. BETZ, W. HACKE (Heidelberg)   25

Das operative Vorgehen bei der Behandlung von Hirntumoren –
Möglichkeiten und Grenzen
F. K. ALBERT, St. KUNZE (Heidelberg)   30

Methoden der stereotaktischen Neurochirurgie in der Neuroonkologie
B. WOWRA (Heidelberg)   43

Strahlentherapie primärer Hirntumoren
B. KIMMIG, M. WANNENMACHER (Heidelberg)   62

Stereotaktische Photonen-Konvergenzbestrahlung
B. KIMMIG, B. WOWRA, R. ENGENHART (Heidelberg)   72

Aspekte der Immuntherapie bei Hirntumoren
G. SCHACKERT (Heidelberg)   81

Kriterien der Malignität bei Hirntumoren im Computertomogramm
K. KRETSCHMAR, W. MÜLLER-FORELL (Mannheim bzw. Mainz)   91

Magnetresonanztomographie (MRT) bei Hirntumoren
K. SARTOR (Heidelberg)   98

Hirntumoren im cerebralen Angiogramm
A. MIRONOV (Aarau)   112

Die Hirntumordiagnostik mit i.v.-Kontrastmittel im CT
G. VOGL, W. GRODD, K. VOIGT (Tübingen)   123

Die Bedeutung des Kontrastmittels im Kernspintomogramm bei der Diagnostik
von Hirntumoren
W. GRODD, G. VOGL, K. VOIGT (Tübingen)   129

Kernspintomographie bei intrazerebralen Blutungen
M. FORSTING (Heidelberg)   140

Ist die praeoperative Embolisation von Meningeomen sinnvoll
N. PREY, A. HOCH, W. SONNTAG, P. STOETER (Ravensburg)   146

Vorwort

Das Thema Hirntumoren wurde diesmal für das neurowissenschaftliche Symposion in Überlingen am Bodensee am 2. September 1989 gewählt, weil es vor allem sowohl für den Neuroradiologen, als auch für den Neurologen, für den Neuropathologen, für den Neurochirurgen und für den Radiotherapeuten i.e. Onkologen von Interesse und Wichtigkeit ist. Sie alle sind mit der Diagnostik und Therapie dieser für den betroffenen Patienten ernsten und folgenschweren Erkrankung befaßt. Wie schon zu Hippokrates' Zeiten haben die Götter vor die Therapie die Diagnostik gesetzt. Bis vor einigen Jahren, vor dem Einzug des Computers in die Medizin, waren es vor allem die neurologische topische Diagnostik und das konventionelle zerebrale Angiogramm, das eine Diagnostik, eine Erfassung und Lokalisation der Hirntumoren ermöglichte. Das EEG war vor allem bei langsam wachsenden gutartigen Hirngeschwülsten, z.B. dem Meningiom nicht immer zuverlässig. Das Luftencephalogramm war für den Arzt und den untersuchten Patienten belastend und risikoreich, ebenso das Ventrikulogramm, das praeoperativ noch eine Hirndruckentlastung erbrachte. Auch wenn die neuen verbesserten, kaum mehr neurotoxischen, nicht-ionischen Kontrastmittel einen deutlichen Fortschritt vor allem für die zerebrale Angiographie brachten, so war doch die Untersuchung aufwendig und oft nicht befriedigend. Durch die neuen bildgebenden Verfahren, insbesondere der CT und vor allem der MR können jetzt zerebrale Läsionen mit einer früher für unmöglich gehaltenen Präzision und Sicherheit ohne größere Belastung des Patienten, praktisch risikolos, rasch und ambulant diagnostiziert werden. Der Wunsch der Neurochirurgen den Tumor in einem möglichst frühen Stadium und damit komplikationsloser operieren zu können, ist damit der Verwirklichung nähergerückt. Diese für uns revolutionäre technische Entwicklung, insbesondere was die Untersuchungsdauer, die räumliche Auflösung und die anschließende elektronische Auswertung der erhaltenen Befunddaten anbetrifft, ist immer noch im Fluß. Es hat sich auch gezeigt, daß die Kontrastmittel durch die neuen Untersuchungsmethoden nicht überflüssig geworden sind, sondern im Gegenteil oft entscheidend wichtige Gegebenheiten und Details sowohl bei der CT- als auch bei der MR-Untersuchung zur Diagnose mit beitragen. Die Reihe der hier publizierten Vorträge bringt eine Synopsis über die Grundlagen und die neuen Aspekte bei der Klinik, Diagnostik und Therapie der Hirntumoren mit dem Schwerpunkt auf den neuroradiologischen Methoden. Es werden aber auch die neuen Aussichten und Therapieansätze bei der Behandlung von Hirntumoren mittels der gentechnischen und immunologischen neuen Errungenschaften und der stereotaktischen Bestrahlungsbehandlung skizziert. Die Zusammenstellung der Themen erhebt keinen Anspruch auf Vollständigkeit, sie soll vielmehr ungefähr die Grenze ziehen, innerhalb derer Sachkomplexe und Probleme besprochen werden. Allen Beteiligten, den Referenten und der Firma Byk Gulden Konstanz, die dieses vorliegende Kompendium ermöglichte, danke ich für ihre Mühewaltung.

Ich hoffe, daß alle Leser von diesen Referaten zum Nutzen für die tägliche Praxis, zum Wohle unserer Patienten profitieren werden.

Heidelberg, im Frühjahr 1990

Prof. Dr. med. Heribert Betz

Neue Aspekte der Malignitätsklassifikation von Gliomen als Basis für die Therapiewahl[1]

H. P. SCHMITT, Ch. OBERWITTLER

Einleitung und Problemstellung

Das „Grading", d.h., die Klassifikation der malignen Expressionen von Tumoren nach Malignitätsgraden, spielt in der aktuellen Hirntumordiagnostik eine bedeutende Rolle.
Es ist dem Kliniker einmal ein unerläßliches Prärequisit für seine therapeutischen Entscheidungen, etwa bezüglich einer postoperativen Bestrahlung oder, in der heute in zunehmendem Maße geübten stereotaktischen Hirntumortherapie, bezüglich der Indikation zu einer interstitiellen Curie-Therapie.
Zusätzlich erwartet der Neurochirurg vom „Grading" eine Hilfe für die Abschätzung der Prognose.
In beiden Fällen reicht die Artdiagnose des Tumors alleine nicht aus.
Hinzu kommt neuerdings, daß die Malignitätsgraduierung als Vergleichsbasis für die Ergebnisse von multizentrischen Therapiestudien herangezogen wird. Dies verlangt in besonderem Maße nach einer möglichst objektiven, reproduzierbaren, d.h., von Untersuchervariabilitäten möglichst freien Klassifikation der Malignität.
Zwei „Grading"-Systeme wurden in der Vergangenheit inauguriert; das Vierklassenschema von KERNOHAN und Mitarbeitern (11, 12) hat sich dabei weitgehend gegenüber dem Dreiklassen-Schema von RINGERTZ (20) durchgesetzt.
ZÜLCH (27) hat das Vierstufen-Grading von KERNOHAN et al. (11) durch die Angabe von mittleren Überlebenserwartungen für jede Malignitätsklasse ergänzt und damit das auf feingeweblichen Merkmalen basierende „histologische" in ein, wie er es nannte, „biologisches Grading" verwandelt.
Insbesondere dagegen ist heftige Kritik laut geworden, die sich auf verschiedene Argumente stützt (z.B. 21): U.a. wurde darauf hingewiesen, daß die postoperative Prognose eines Hirntumorträgers keineswegs alleine von der feingeweblichen Struktur des Tumors bestimmt würde, sondern auch maßgeblich durch andere, nichtmikromorphologische Faktoren, wie das **Alter** des Patienten, die **Lokalisation** und **Ausdehnung** des Tumors und andere.
Nichtsdestotrotz wird die Bestimmung der malignen Expression der Hirntumoren bis heute rein subjektiv, durch Auswertung feingeweblicher Merkmale an histologischen Schnitten vom Tumor durchgeführt. KERNOHAN et al. (11, 12) haben dazu grobe Richtlinien definiert, nach denen die Bewertung vorgenommen werden soll. Sie sind bei z.B. RINGERTZ (20) als sogen. Mayo-Clinic-Grading abgedruckt.
Ihre Durchsicht zeigt, daß die Definition der feingeweblichen Kriterien für die Malignitätsbestimmung in zahlreichen Punkten recht ungenau und schlecht reproduzierbar ist. Dadurch wird dem einzelnen Untersucher zuviel individueller Spielraum für die Bewertung eingeräumt. Es kann daher nicht verwundern, daß die Grading-Resultate verschiedener Untersucher oft differieren.
Die Nachteile des bisherigen Vorgehens lassen sich in folgenden Punkten zusammenfassen:

1. unterschiedliche Bewertungsmaßstäbe bei verschiedenen Untersuchern (interindividuelle Variabilität),

---

[1] Mit Unterstützung durch die Deutsche Krebshilfe e.V. Dr.-Mildred-Scheel-Stiftung, Bonn, Projekt-Nr. 70255

2. Inkonsistenzen in der Bewertung beim gleichen Untersucher zu verschiedenen Zeiten (intraindividuelle Variabilität),
3. (daraus resultierend) **ungenügende Reproduzierbarkeit** der „Grading"-Resultate und
4. **mangelhafte Vergleichbarkeit** der „Grading"-Resultate von verschiedenen Untersuchern.

Die Notwendigkeit, die aus diesen Mängeln erwächst, ist die **Schaffung numerisch reproduzierbarer (mathematischer) „Grading"-Systeme,** die den Untersucher bei der Bewertung der Malignitätskriterien unterstützen und die inter- und intraindividuellen Schwankungen ausschalten bzw. minimieren. Hinzu käme, nach den vorangehenden Ausführungen, die Notwendigkeit einer Einbeziehung nicht-mikromorphologischer Merkmale in ein solches System.

Die weite Verbreitung schneller Rechner mit der Möglichkeit, auch aufwendige Rechenprozeduren in Sekundenschnelle und ohne die Notwendigkeit eigener mathematischer Grundkenntnisse über das System durchführen zu können, trägt diesen Erfordernissen Rechnung und fordert zur Erarbeitung geeigneter Expertensysteme für die Malignitätsklassifikation, nicht nur von Hirntumoren, heraus.

Man kann sich dazu bewährter Methoden der **numerischen Taxonomie** (Taxometrie, numerischen Phänetik) bedienen, die in anderen naturwissenschaftlichen Gebieten, wie z.B. Botanik, Zoologie, Agrarwissenschaft u.a. bereits wertvolle Dienste geleistet haben (1, 2, 10, 14 u.a.).

Abbildung 1 zeigt den allgemeinen Algorithmus einer taxometrischen Analyse. Im Prinzip wird dabei die aus einem Referenzkollektiv von zu klassifizierenden Objekten erstellte taxometrische (Rohdaten-) Matrix mit den Objekten in den Spalten und ihren Merkmalen in den Zeilen durch „Reduktion", d.h., Bildung von Ähnlichkeitskoeffizienten für je zwei Objekte, in eine Kovarianz-, Korrelations-, Äquivalenz- oder Distanzmatrix umgewandelt. Mit deren Hilfe werden im Schritt der „Aggregation" mit speziellen Verfahren der linearen Matrixalgebra (Clusteranalyse) Gruppen nach dem Kriterium maximaler Ähnlichkeit oder minimaler Unähnlichkeit gebildet (Klassifikation im engeren Sinne, 5–7, 25).

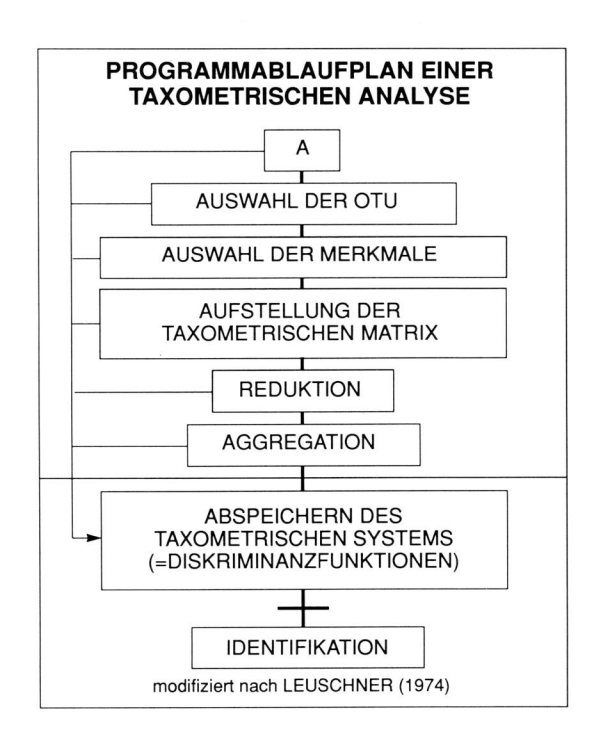

Abb. 1: Algorithmus einer taxometrischen Analyse (Erläuterungen s. Text).

Die per Aggregation gebildeten Gruppen (Partitionen des mischverteilten Gesamtkollektivs) können dann anhand klassifikatorisch bedeutsamer Merkmale, z.B. durch lineare Diskriminanzfunktionen (taxometrisches System) charakterisiert werden. Das taxometrische System oder Klassifikationskriterium gestattet die Zuordnung neuer Objekte zu den gebildeten Klassen (Identifikation). Das Klassifikationskriterium, oft auch als „Klassifikator" bezeichnet, läßt sich in geeignete Computerprogramme bringen, die auf Rechnern implementiert werden können.

Nach diesem allgemeinen Schema der taxometrischen Analyse haben wir einen ersten Lösungsansatz für das Problem der numerischen Malignitätsklassifikation versucht und dazu als wichtigste Zielgruppe die Astrozytome, einschließlich Glioblastome (Astrozytome Grad 4), gewählt. Diese Tumoren machen statistisch gut die Hälfte aller in der Schädelhöhle auftretenden bösartigen Tumoren aus.

Material und Methoden

Wenn man, wie in unserem Falle, von einem Kollektiv bereits empirisch in definierte Gruppen vorklassifizierte Fälle ausgehen kann und nur die empirische Klassifikation numerisch reproduzieren will, vereinfacht sich das Vorgehen dahingehend, daß man den komplizierten Schritt der Aggregation überspringen und gleich an die Erarbeitung des Klassifikationskriteriums zur Identifikation neuer Objekte gehen kann.

Dabei ergibt sich allerdings zunächst das prinzipielle Problem überprüfen zu müssen, ob die empirisch vorgegebene Einteilung konsistent ist, da sie sich nur dann als Referenzsystem zur Identifikation eignet.

Um dies zu erreichen, muß man zunächst für die vorgegebenen Gruppen (Malignitätsklassen) eine Verteilungsannahme machen.

Die sinnvollste Verteilungsmaßnahme für homogene Populationen biologischer Objekte ist die Normalverteilung, da bekannt ist, daß in geschlossenen Populationen bezüglich metrischer Merkmale Normalverteilungsverhältnisse herrschen. Objekte, die nicht in eine Klasse gehören, werden deren Normalverteilung stören und dadurch als subjektiv schlecht zugeordnet erkennbar.

Wir haben an unserem nachfolgend aufgeführten Material durch Anwendung eines „Minimum-Mahalanobis-Distanz-Klassifikators" nach dem BAYESschen Prinzip (8) (Abb. 5) für Reklassifikationsversuche eine Normalverteilungsanpassung der empirisch erstellten Malignitätsklassen erreicht. Diese können nun mit parametrischen Klassifikatoren reproduziert werden.

Ausgegangen wurde von einem Kollektiv von 334 Astrozytomen, einschließlich Mischgliomen mit maßgeblicher astrozytärer Komponente und Glioblastomen (Astrozytomen Grad 4).

Die Tumoren entstammten dem Operationseingang des Heidelberger Instituts für Neuropathologie der Jahre 1973–1987. Die Altersverteilung des Materials ist in Abbildung 2 dargestellt.

Die Tumoren, die alle bereits in früheren Jahren bei der Erstbegutachtung von wechselnden Untersuchern malignitätsklassifiziert worden waren, wurden nun noch einmal einheitlich in **einem** Durchgang, ohne Kenntnis der früheren Zuordnungen, unter weitgehender Zugrundelegung der KERNOHAN-Richtlinien (20) nachklassifiziert.

68 Tumoren wurden dem Malignitätsgrad 1, 73 dem Grad 2, 69 dem Grad 3 und 124 dem Grad 4 zugeordnet.

Zu 281 der Fälle konnten wir später postoperative Follow-up-Daten mit wenigstens fünf Jahren p.op Überlebenszeit in den zensierten Fällen einholen.

Aus dem Gesamtkollektiv der 334 Tumoren wurde schlußendlich stufenweise ein Referenzkollektiv von 268 Tumoren (67 je Malignitätsklasse 1–4) für einen Malignitätsklassifikator erarbeitet.

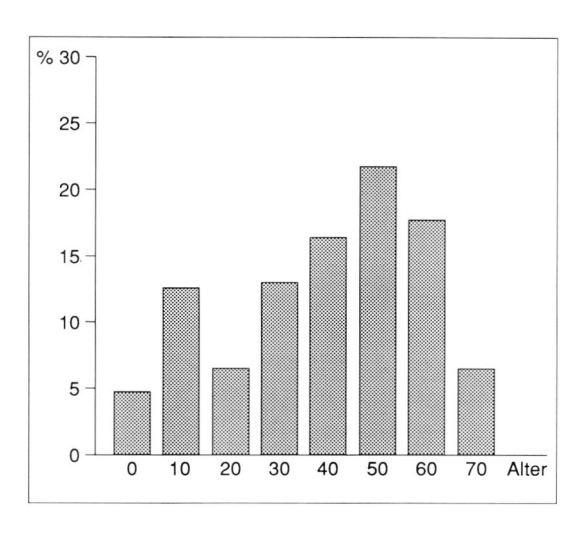

Abb. 2: Altersverteilung im vorliegenden Tumorkollektiv von 334 Astrozytomen (Grad 1–4).

Ergebnisse:
Der erste Schritt galt der Gewinnung geeigneter Klassifikationsmerkmale zur Reproduktion der empirischen Malignitätsgrade.
Hierzu wurden einmal mit Hilfe der automatischen digitalen Schwarz-Weiß-Bildanalyse (Abb. 3) (15–19) 23 Merkmale der Tumorzellkerne an Feulgen-gefärbten feingeweblichen Präparaten ausgewertet (Tab. 1) und auf ihre Eignung als Klassifikationsmerkmale überprüft. Das gleiche geschah mit 15 „histologischen" Merkmalen, die, da für die digitale Bildanalyse ungeeignet, am Mikroskop ausgewertet und ordinal nach drei bzw. vier (Mitosen) Kategorien quantifiziert wurden (Tab. 2).

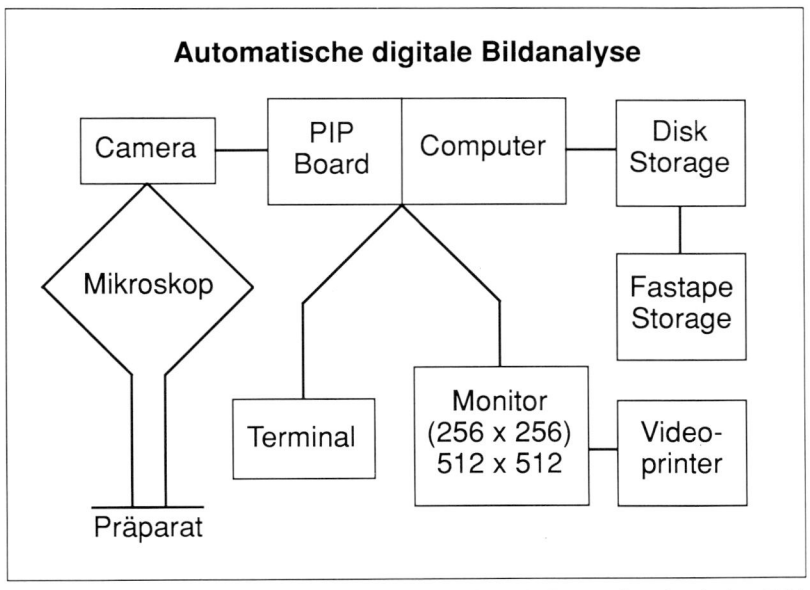

Abb. 3: Organigramm einer Anlage zur digitalen Verarbeitung mikroskopischer Bilder.

Tab. 1

Automatisch ausgewertete Kernparameter		
Objektanzahl	(-summe) pro 0,2 mm²	(OBSU)
Objektflächen	– Summe	(ARSU)
	– Mittelwert	(ARMW)
	– Standardabweichung	(ARSD)
	– Halbwertsbreite	(ARFH)
Objektumfang	– Summe	(PESU)
	– Mittelwert	(PEMW)
	– Standardabweichung	(PESD)
	– Halbwertsbreite	(PEFH)
Formfaktor	– Summe	(FFSU)
	– Mittelwert	(FFMW)
	– Standardabweichung	(FFSD)
	– Halbwertsbreite	(FFFH)
Extinktion	– Summe	(EXSU)
	– Mittelwert	(EXMW)
	– Standardabweichung	(EXSD)
	– Halbwertsbreite	(EXFH)
Mittlerer Pixelgrauwert		(PXMW)
	– Halbwertsbreite	(PXFH)
Mittlere Grauwertvariation		(EVMW)
	– Halbwertsbreite	(EVFH)
Prozent der Objekte mit FF $\geq$ 17		(PCFF)
Prozent der Objekte mit Flächen $\geq$ 50 µm²		(PCAR)

Tab. 2

Ordinal skalierte feingewebliche Merkmale	
– Mitosen	(MITO)
– Nekrosen	(NEKR)
– Gefäßdichte (Vaskularisation)	(GFAE)
– Gefäßschlingenbildungen (Proliferate)	(SCHL)
– angiomatöse Gefäßkomplexe	(ANGI)
– intrazytoplasmatische Vakuolisierung	(HONI)
– extrazytoplasmatische Vakuolisierung	(EXTR)
– mikrozystische Umwandlung	(MIKR)
– Gliafasergehalt (GFAP-Expression)	(GLIA)
– Rosenthalfasern	(ROSE)
– Gemistozyten, Monsterzellen	(MONS)
– Lymphozyteninfiltrate	(LYMP)
– Verkalkungen	(KALK)
– alte Blutungen	(BLUT)

Wie Reklassifikationsversuche nach der BAYESschen Theorie (8) ergaben, eignen sich die Kernparameter der Zellen alleine nicht als Klassifikationsmodell. Das mit einem Modell von fünf Parametern (Kerndichte, Formfaktor, Summe der Grauwerte, mittlere Grauwertvariation, „Halbwertsbreite" der Grauwertverteilung) erzielbare beste Reklassifikationsergebnis betrug nur 75%; 25% der Fälle wurden als fehlklassifiziert eingestuft. Nahm man die Variable "Alter" hinzu, so verbesserte sich das Ergebnis auf 81% reklassifizierter Fälle. Auch dieses Resultat war noch zu schlecht, da viele der 19% Umklassifikationen mit der Erfahrung nicht vereinbar und daher nicht akzeptabel waren. Die erzielten Ergebnisse stimmen im übrigen gut mit denen anderer Untersucher (15–19) überein.

In gleicher Weise, wie die Kernparameter, wurden die ordinal ausgewerteten „histologischen Variablen" im Reklassifikationsversuch getestet. Als optimales, aus den 15 in Tabelle 2 wiedergegebenen Merkmalen eruierbares Modell erwiesen sich die Variablen **Mitosen, Rosenthalfasern, Nekrosen, Gefäßdichte** und **Gefäßproliferate**. Hinzugenommen wurde ferner das **Alter,** das bekanntermaßen eine deutliche Korrelation mit dem Malignitätsgrad zeigt (Abb. 4), d.h., maligne Hirntumoren werden mit zunehmendem Alter häufiger. Mit diesem Modell konnten 91% der Fälle reklassifiziert werden (22, 23).

Durch keine andere Variablenkonstellation, einschließlich Kombinationen von Kernparametern mit „histologischen" Merkmalen, ließ sich dieses Ergebnis verbessern, so daß man hier mit Recht davon ausgehen konnte, daß die 9% umklassifizierter Fälle tatsächlich empirisch schlecht zugeordnet worden waren. Sie wurden daraufhin nochmals mikroskopisch und unter Berücksichtigung klinischer Daten und des Operationsberichtes überprüft, ob die Umklassifikation akzeptabel war.

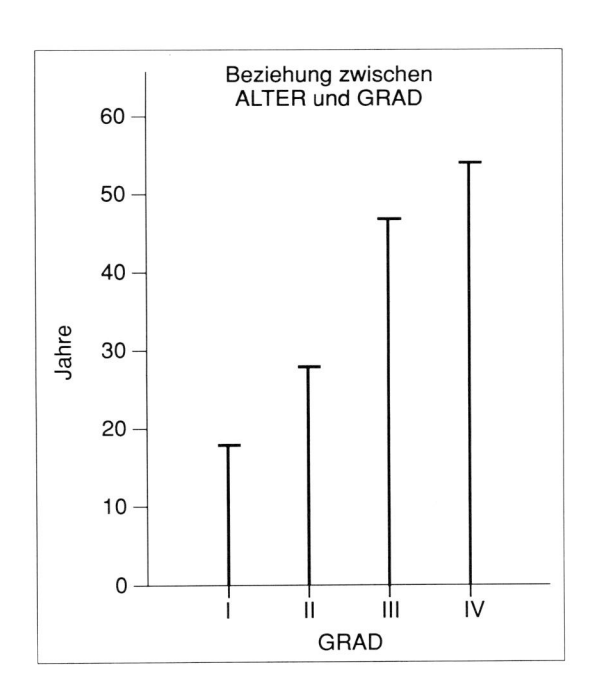

Abb. 4: Korrelation der Malignität mit dem Lebensalter (200 Astrozytome, 50 je Malignitätsgrad).

Es stellte sich heraus, daß es sich in allen Fällen um solche handelte, bei denen die Zuordnung subjektiv erhebliche Probleme bereitet hatte. Die vom Testkriterium vorgenommenen Umklassifikationen waren auch nach der Gesamtbefundlage durchaus vertretbar.

Da es sich aus bestimmten formalen Gründen empfiehlt, zur Erstellung von Klassifikatoren, wie die nachfolgend geschilderten, ein Referenzkollektiv mit balancierten Gruppen zu verwenden, wurden aus dem Gesamtkollektiv, wie oben aufgeführt, 268 Fälle, 67 je Klasse, ausgewählt und mit ihrer Hilfe, sowie dem oben genannten Variablenmodell, ein Klassifikator mit Namen „TESTAST 268" entwickelt, indem die Kalibrierung des Referenzkollektivs inform von linearen Diskriminanzfunktionen festgeschrieben wurde (s.u.).

Aus Gründen, die hier aus Platzmangel nicht näher erörtert werden sollen, erwies es sich schließlich im Verlaufe der Untersuchungen als zweckmäßig, dem Modell noch zwei qualitative, binär skalierte Lokalisationsvariablen, „LOK1" und „LOK2" hinzuzufügen.

LOK1 unterscheidet Tumoren mit Sitz in den Großhirnhemisphären, Stammganglien und Seitenventrikeln („superior") von solchen an der Großhirnbasis, suprasellär, im Dienzephalon und 3. Ventrikel, im Nervus opticus, im unteren Hirnstamm und im Kleinhirn („inferior").

LOK2 hingegen unterscheidet bei „inferior"-Lokalisation zwischen Tumoren mit reinem Kleinhirnsitz und solchen, die in den Hirnstamm einwachsen oder von ihm ihren Ausgang genommen haben.

BAYTEST

Mit Hilfe des BAYESschen Minimum-Mahalanobis-Distanz-Kriteriums (8) (Abb. 5) lassen sich vier lineare Diskriminanzfunktionen entwickeln, die zur sogn. quadratischen Mahalanobis-Distanz D^2 (Abb. 4) für jede der vier Malignitätsklassen führen. D^2 bezeichnet im Prinzip den Abstand eines zu identifizierenden neuen Objektes vom Zentrum einer Malignitätsklasse. Ein Objekt wird schließlich der Klasse zugeordnet, für die sich das kleinste D^2 oder die größte „a posteriori-Wahrscheinlichkeit" p nach der BAYESschen Theorie (8) ergibt (Abb. 5). Das Ergebnis der Identifikation mit dem „BAYES-Klassifikator", den wir BAYTEST nennen, besteht demnach in **vier prozentualen Wahrscheinlichkeiten** für die Zugehörigkeit eines klassifizierten Objektes zu den vier Malignitätsklassen, wobei die höchste Wahrscheinlichkeit entscheidet. Das Verfahren bringt somit nicht nur die kategorische Zuordnung zu einer der Klassen, wie das subjektive „Grading", sondern zeigt durch die prozentualen Gewichtungen des Ergebnisses auch **Grenzwertigkeiten** auf.

Klassifikation mit "BAYES"

1) Quadratischer Mahalanobis-Abstand (D^2):
$$D^2_t(x) = (x - \bar{x}_i)' S_t^{-1} (x - \bar{x}_i)$$

2) Wahrscheinlichkeit p der Zugehörigkeit zu einer der gegebenen Klassen:

$$p_t(x) = \frac{\exp(-0{,}5\, D^2_t(x))}{\sum_u (\exp(-0{,}5\, D^2_u(x)))}$$

Das Objekt x wird der Klasse zugeordnet, für die sich das kleinste D^2 oder das größte p ergibt

Abb. 5: Prinzip eines BAYES-Klassifikators (cf. 8).

CANTEST

Zu einem bildhaften, visuell erfaßbaren Klassifikationsergebnis führt demgegenüber die Klassifikatorversion „CANTEST", die mit zwei linearen Diskriminanzfunktionen arbeitet. Ihr liegt ein klassisches Verfahren der Multivariantenanalyse zugrunde, das bereits im Jahre 1938 von BARLETT (2, 4) theoretisch entwickelt wurde, wegen seines hohen und komplizierten Rechenaufwandes jedoch erst in jüngerer Zeit mit Hilfe der schnellen Rechner rentabel einsetzbar wurde: es handelt sich um die **„kanonische Analyse"** (9, 24), im gegebenen Zusammenhang auch als kanonische Diskriminanzanalyse bezeichnet.

Die kanonische Analyse ist im Prinzip ein **Dimensionenreduktionsverfahren.** Sie wandelt die realen Merkmale (Mitosen, Nekrosen, Rosenthalfasern, Gefäße, Alter usw.) um in **virtuelle,** sogenannte **kanonische Variablen.**

Jedes Merkmal repräsentiert einen Merkmalsvektor in einem mehrdimensionalen Merkmalsraum, der so viele Dimensionen hat wie Merkmale, d.h., in unserem Falle acht. Die kanonische Analyse reduziert durch Bildung von i.d.R. zwei bis drei virtuellen kanonischen Variablen diesen Raum auf zwei bzw. drei Dimensionen. D.h., die achtdimensional charakterisierten Objekte können als Punktwolken im zweidimensionalen (Ebene) oder dreidimensionalen Raum abgebildet werden.

Die kanonischen Variablen, die Diskriminanzfunktionen darstellen (s. Tab. 3), werden dabei in einer Weise gebildet, daß die Korrelation zwischen ihnen gleich Null ist; d.h., die kanonischen Achsen sind orthogonal. Dadurch wird die bestmögliche Trennung der Objektgruppen im zwei- oder dreidimensionalen Dispersionsraum erreicht (cf. 2).

Tab. 3

Ergebnisse der kanonischen Analyse zu TESTAST 268

Standardisierte kanonische Koeffizienten

VARIABLEN	CAN1	CAN2	CAN3
Alter	0.1538	0.1648	−0.5749
Mitosen	1.1496	0.9814	−1.1605
Rosenthalfasern	−1.4089	1.1618	0.2078
Nekrosen	1.6100	1.4125	−1.3164
Gefäßdichte	−0.0254	0.0215	−0.2883
Gefäßschlingen	0.1127	0.4968	0.0262
Lokalisation 1	1.3088	−1.8147	0.8043
Lokalisation 2	0.9466	−0.5117	−0.1292

Kanonische Korrelation	**Eigenwerte**	**Proportion**	**kumulativ**
CAN1 0.9744	18.7952	0.7199	0.7199
CAN2 0.9343	6.8684	0.2631	0.9830
CAN3 0.5544	0.4437	0.0170	1.0000

In der Regel reichen die beiden ersten kanonischen Variablen (CAN1 und CAN2), die in unserem Falle über 98% der kanonischen Korrelation bilden (s. Tab. 3) aus, um die Objektklassen bestmöglich getrennt in der Ebene, d.h., im kanonischen Plot, abzubilden (Abb. 6).

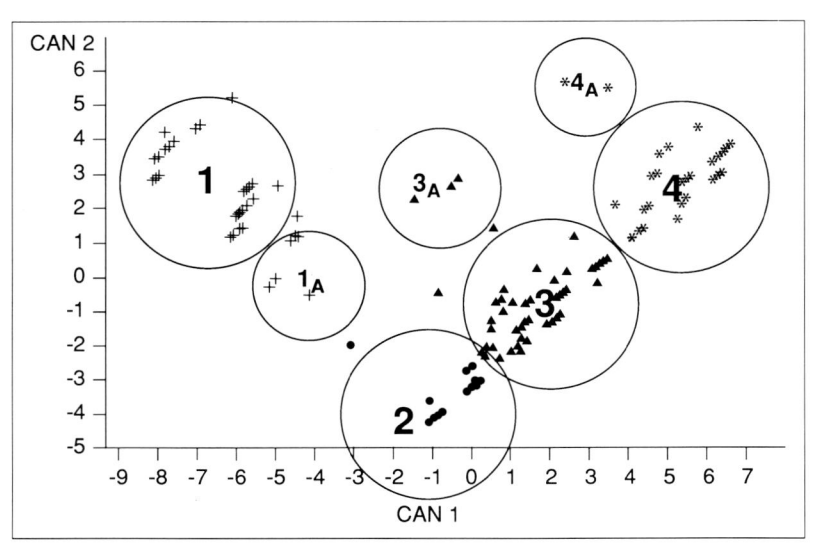

Abb. 6: Kanonischer Plot von TESTAST 268. Die geschlossenen Kreise stellen grobe Schätzungen der 90%-Vertrauensbereiche dar. (Die gestrichelten Kreise sollen nur die Areale der „Splittergruppen" andeuten.) Im Plot die Referenzfälle der beiden Klassifikatoren.

In Abbildung 6 sind die vier Malignitätsklassen in der Ebene abgebildet. Man sieht, daß sie gut voneinander getrennt sind. Die Überschneidung von Grad 2 und 3 bzw. das Kontinuum, das entsteht, wenn man die 90%-Vertrauenskreise wegläßt, entspricht der bereits aus der empirischen Erfahrung bekannten Tatsache, daß die Grade 2 und 3 in fließendem Übergang zueinander stehen. RINGERTZ (20) betrachtete die Atrozytome des Grades zwei als Übergangsformen zwischen den gutartigen (Grad 1) und den bösartigen (Grad 3) Astrozytomen. Wegen der nach seinen Befunden fehlenden signifikanten Unterschiede in der Prognose zwischen Grad 3 und 4 plädierte er für eine Zusammenlegung dieser Klassen zu **einer** Gruppe der malignen Astrozytome (Dreistufen-Grading) (20).
Im übrigen erscheinen die Gruppen in Abbildung 6 jetzt relativ willkürlich; ließe man die Vertrauenskreise weg, so ergäbe sich ein kontinuierliches Spektrum, d.h., die kanonische Analyse bricht die starren subjektiven Malignitätskategorien auf und verwandelt sie in ein kontinuierliches Spektrum. Grad 3 ist z.B. nicht mehr gleich Grad 3, sondern ein Fall kann nun mehr nach Grad 4 oder Grad 2 tendieren. Auch hier werden Grenzwertigkeiten deutlich – ein weiterer Vorteil des Verfahrens gegenüber der subjektiven, streng kategorialen Klassifikation.
Wie Abbildung 6 zeigt, sind von den vier Hauptgruppen der Grade 1, 3 und 4 kleinere Satellitengruppen (1_A, 3_A, 4_A) abgespalten. 1_A bildet eine Übergangsgruppe zwischen Grad 1 und 2, in der sich z.B. pilozytische (infratentorielle) Astrozytome des Grades 1 ohne Rosenthalfasern und seltene supratentorielle Tumoren dieser Art mit wenig Rosenthalfasern befinden. In den Gruppen 3_A und 4_A sind dagegen die selteneren infratentoriellen malignen Astrozytome bzw. Glioblastome des Hirnstammes und Kleinhirns abgebildet.
Auffallenderweise ist auch die Hauptgrupppe 1 in zwei distinkte Subgruppen aufgetrennt. Dies beruht auf der kategorialen Quantifizierung der für diese Tumoren so charakteristischen Rosenthalfasern, die in zwei Ausprägungen, 1 = wenig, 2 = reichhaltig/abundant, erfaßt wurden. Da, wie Tabelle 3 zeigt, die Rosenthalfasern (RF) ganz entscheidend die Richtung der zweiten kanonischen Variablen bestimmen, werden die Fälle mit reichhaltigen RF in der oberen, die mit wenigen in der unteren Subgruppe abgebildet.

Mit Hilfe der in Tabelle 3 aufgeführten standardisierten kanonischen Koeffizienten, die den Originalvariablen als Ergebnis der Analyse zugeordnet werden, lassen sich lineare Diskriminanzfunktionen bilden, die, ausgerechnet, zu den Werten der virtuellen kanonischen Variablen führen. Diese Werte können in einem kanonischen Diagramm („Plot") gegeneinander aufgetragen und so die klassifizierten Objekte abgebildet werden. In Abbildung 6 sind z.B. die 268 Fälle des Referenzkollektivs abgebildet.

Die beiden Diskriminanzfunktionen CAN1 und CAN2 stellen wiederum ein Klassifikationskriterium („Klassifikator") dar, das zur Identifikation neuer Objekte eingesetzt werden kann. Diese „Alternativversion" des Klassifikators TESTAST haben wir CANTEST genannt.

Auch CANTEST liegt als Programm vor und kann auf Computern implementiert werden.

Praktisches Arbeiten mit TESTAST

Zur Klassifikation mit TESTAST werden für das Objekt die Klassifikationsmerkmale auf einem Erhebungsbogen mit Richtlinien zur Bewertung der Merkmalsausprägungen erfaßt (Abb. 7).

Die Programme BAYTEST und CANTEST fragen die Merkmalswerte zur Eingabe ab.

BAYTEST errechnet anschließend die Wahrscheinlichkeit der Zugehörigkeit zu den Merkmalsklassen und gibt vier Prozentwerte aus.

CANTEST berechnet die Werte der kanonischen Variablen CAN1 und CAN2, die in den als Nomogramm zur Hand gegebenen Plot der Referenzfälle eingetragen werden. Auf diese Weise wird das zu identifizierende Objekt im Dispersionsraum lokalisiert und das Ergebnis visualisiert.

Beide Versionen von TESTAST sollten kontrollhalber zur Identifikation des Malignitätsgrades eines Astrozytoms angewandt werden.

Die Ergebnisse sind, zusammen mit dem Merkmalsbogen, in der Krankenakte archivierbar. Damit ist das Klassifikationsergebnis jederzeit später kontrollierbar und reproduzierbar. Durch den Erhebungsbogen ist die Basis, auf der das Klassifikationsergebnis gewonnen wurde, transparent und jederzeit nachprüfbar. **Stimmt man mit der Merkmalsbewertung überein, so erhält man stets das gleiche Klassifikationsresultat. Inter- und intraindividuelle Ermessensunterschiede im Endresultat sind damit ausgeschaltet.**

Differenzen zwischen verschiedenen Untersuchern in der Bewertung der Merkmalsausprägung, die nur bei vier der acht Merkmale möglich sind, können im Zweifelsfalle leicht durch gemeinsame Merkmalserhebung beseitigt werden. Der Vorteil gegenüber der subjektiven Verfahrensweise liegt darin, daß die Ursachen für unterschiedliche Ergebnisse stets exakt aufgedeckt werden können. Beim subjektiven Grading in der derzeit geübten Form gibt es eine vergleichbare Transparenz der Klassifikationsgrundlage nicht. Die Bewertungsmaßstäbe des Referenzpathologen in Multicenterstudien sind dem Kliniker i.d.R. nicht bekannt, die Übernahme der Gradingergebnisse reine Vertrauenssache. In der Transparenz sehen wir einen der wesentlichsten Vorteile von TESTAST als Referenzsystem.

Diskussion

Abschließend erhebt sich die Frage, wie die Leistungen des Klassifikators TESTAST im Hinblick auf prognostische Aussagen einzuschätzen sind.

Hierzu haben wir für die Fälle des Referenzkollektivs und für die mit TESTAST klassifizierten Fälle die postoperativen Überlebenszeitdaten, soweit erreichbar (281 Fälle), eingeholt.

PLOT DER CAN–VARIABLEN FUER TESTAST CLASS 268

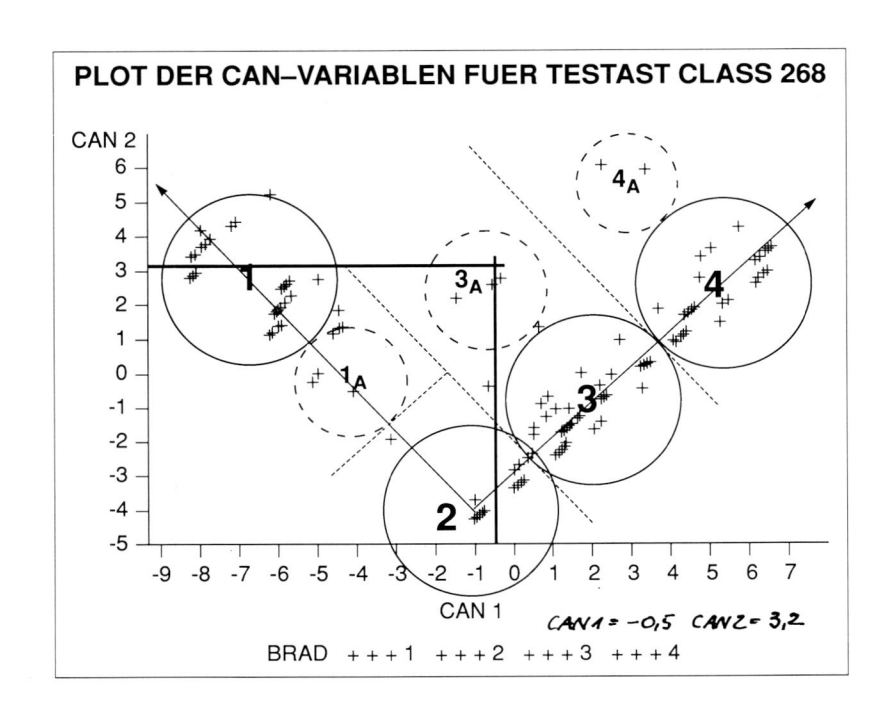

CAN1 = -0,5 CAN2 = 3,2

BRAD +++1 +++2 +++3 +++4

RUPRECHT-KARLS-UNIVERSITÄT HEIDELBERG
KLINIKUM
Institut für Neuropathologie
Abteilung 20.2, PATHOLOGISCHES INSTITUT

ERHEBUNGSBOGEN FÜR KLASSIFIKATION MIT TESTAST

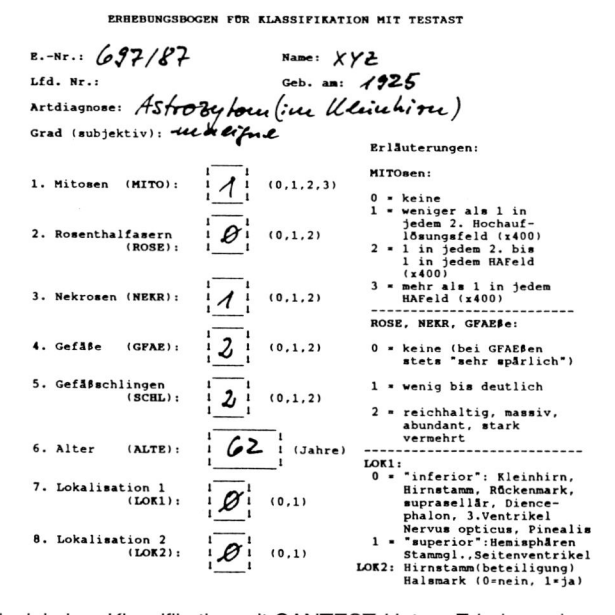

E.-Nr.: 697/87   Name: XYZ
Lfd. Nr.:   Geb. am: 1925
Artdiagnose: Astrozytom (im Kleinhirn)
Grad (subjektiv): mittlere

Erläuterungen:

1. Mitosen (MITO): 1 (0,1,2,3)

MITOsen:
0 = keine
1 = weniger als 1 in jedem 2. Hochauflösungsfeld (x400)
2 = 1 in jedem 2. bis 1 in jedem HAFeld (x400)
3 = mehr als 1 in jedem HAFeld (x400)

2. Rosenthalfasern (ROSE): 0 (0,1,2)

3. Nekrosen (NEKR): 1 (0,1,2)

ROSE, NEKR, GFAEße:

4. Gefäße (GFAE): 2 (0,1,2)

0 = keine (bei GFAEßen stets "mehr spärlich")

5. Gefäßschlingen (SCHL): 2 (0,1,2)

1 = wenig bis deutlich

2 = reichhaltig, massiv, abundant, stark vermehrt

6. Alter (ALTE): 62 (Jahre)

LOK1:
0 = "inferior": Kleinhirn, Hirnstamm, Rückenmark, suprasellär, Diencephalon, 3.Ventrikel Nervus opticus, Pinealis
1 = "superior": Hemisphären Stammgl., Seitenventrikel

7. Lokalisation 1 (LOK1): 0 (0,1)

8. Lokalisation 2 (LOK2): 0 (0,1)

LOK2: Hirnstamm(beteiligung) Halsmark (0=nein, 1=ja)

Abb. 7: Beispiel einer Klassifikation mit CANTEST. Unten: Erhebungsbogen für die Merkmale; oben: Auswertungsergebnis. Das Objekt bildet sich im Referenzplot im Schnittpunkt der Koordinaten CAN1 und CAN2 ab.

Es ist dabei zu berücksichtigen, daß zum Zeitpunkt der Erarbeitung des Klassifikators die meisten Überlebenszeiten noch nicht bekannt waren und auch im umgekehrten Falle bei der Erstellung von TESTAST **nicht** berücksichtigt wurden. Somit wurde TESTAST keinesfalls etwa auf die Überlebenszeitdaten des Referenzkollektivs hin konstruiert, was uns in die Lage versetzt, auch die Verlaufsdaten der in TESTAST enthaltenen Referenzfälle für eine Abschätzung seiner prognostischen Aussagekraft heranzuziehen. Die Erstellung eines mit TESTAST klassifizierten Kontrollkollektivs würde demgegenüber wiederum Jahre in Anspruch nehmen.

Abbildung 8 zeigt die Kurve der mittleren Überlebenszeiten (s. auch Tab. 4) für die Fälle von TESTAST und die mit ihm klassifizierten Beobachtungen.

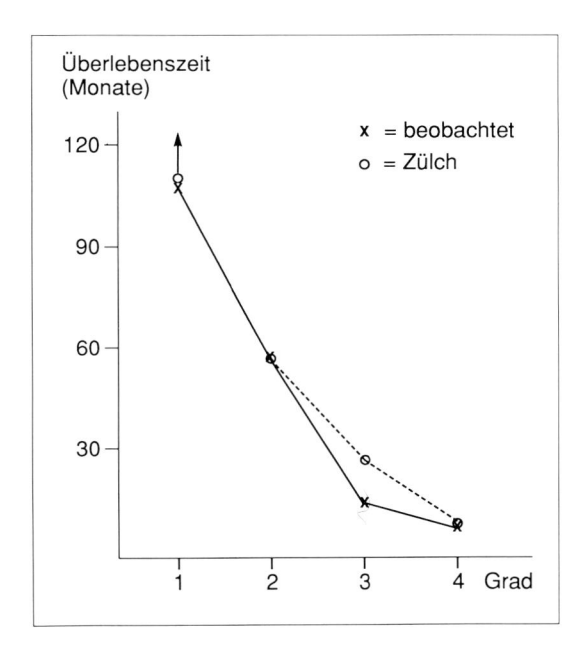

Abb. 8: Beziehung zwischen postoperativer Überlebenszeit und Malignitätsgrad in unserem Material (geschlossene Linie). Eine bedeutsame Diskrepanz zu den Angaben bei ZÜLCH (27) ergibt sich nur für Grad 3 (gestrichelte Linie).

Tab. 4

Mittlere Überlebenserwartungen der Hirntumorträger nach Operationen (Vergleich der Literaturangaben mit dem eigenen Kollektiv):

	ZÜLCH (27)	Autoren Mittel	Median
Grad 1	> 5 Jahre, oder Heilung	111[1]	---[2] Monate
Grad 2	3 – 5 Jahre	56	50,5 Monate
Grad 3	2 – 3 Jahre	14	9,1 Monate
Grad 4	6 – 15 Monate	11	7,8 Monate

[1] temporärer Mittelwert, da > 90% der Überlebenszeiten zensiert sind;
[2] kein Median aus gleichem Grund

Die Zeiten (geschlossene Linie in Abb. 8) entsprechen den bereits von früheren Untersuchern mit dem empirischen KERNOHAN-Grading gefundenen Ergebnissen (20, 26). Danach ergibt sich zwischen den mittleren Überlebenszeiten der Grade 3 und 4 kein signifikanter Unterschied. (Die Mediane verhalten sich im übrigen gleichartig.) Die gestrichelte Linie in Abbildung 6 entspricht den Verlaufszeiten, wie sie andere Autoren angeben (13, 27), deren Bewertungsmaßstäbe zur Malignitätsklassifikation jedoch nicht vergleichbar transparent sind.

Nach den Ergebnissen unserer Überlebenszeituntersuchungen reproduziert TESTAST in prognostischer Hinsicht das KERNOHAN-Grading (11, 20).

TESTAST kann in der vorliegenden Form, obwohl bereits recht praktikabel, noch nicht als optimal betrachtet werden. Die Entwicklung verbesserter Modelle durch Einbeziehung weiterer klinischer Daten, vor allem aus den modernen Untersuchungsverfahren, wie z.B. CT, MRT, PET, aber auch morphologischen Neuerungen, wie Proliferationsmarkern, wäre wünschenswert.

Dies läßt sich jedoch an einem retrograd aufgearbeiteten Archivmaterial, wie dem unseren, nicht realisieren. Dazu müßten in prospektiven Studien an neuen Kollektiven die erforderlichen Daten erarbeitet werden.

TESTAST ist nur auf Astrozytome, einschließlich Mischgliome und Glioblastome, anzuwenden. Für andere Tumorarten (Oligodendrogliome, Ependymome, Meningeome etc.) müßten, nach dem vorgegebenen Beispiel, eigene Klassifikationskriterien erarbeitet werden.

Zusammenfassung

Aus einem Referenzkollektiv von 268 empirischen (subjektiv) nach den KERNOHAN-Richtlinien (s. S. 21) in vier Malignitätskategorien vorklassifizierten Astrozytomen, einschließlich Mischgliomen mit dominierender astrozytärer Komponente und Glioblastomen (Astrozytome Grad 4), wurde ein numerischer Klassifikator – **TESTAST 268** – zur computergestützten Abschätzung der malignen Expressionen der genannten Tumoren entwickelt.

Die mit TESTAST 268 unter Einbeziehung klinischer Merkmale (Tumorlokalisation, Alter) gewonnenen Ergebnisse entsprechen in modifizierter Form, dem Vierstufen-Grading von KERNOHAN (11).

TESTAST gestattet die Identifikation von neuen Tumoren der genannten Art mit den vier Malignitätsklassen auf der Basis von acht leicht zu erhebenden Merkmalen. Die Ergebnisse einer Klassifikation mit TESTAST sind untersucherindifferent, **vorausgesetzt, daß man in den Ausprägungen der Merkmale übereinstimmt.** Nur bei vier der acht Merkmale könnten Differenzen in der Abschätzung der Merkmalsausprägung zwischen verschiedenen Untersuchern entstehen. In diesem Falle wäre jedoch stets eine Einigung durch gemeinsame Merkmalserhebung nach auf einem Erhebungsbogen definierten Richtlinien zu erzielen. Die Ergebnisse werden auf dem Erfassungsbogen, zusammen mit den Klassifikationsergebnissen, dokumentiert, so daß beide jederzeit späteren Nachprüfungen zugänglich sind. Das Grading-Verfahren ist damit **standardisiert, reproduzierbar** und **transparent.**

TESTAST bietet damit eine verläßliche Basis für Malignitätsklassifikationen, die **Vergleichbarkeit** der Ergebnisse, z.B. bei multizentrischen Therapiestudien oder bei der aktuellen Therapieplanung in der Klinik, gewährleistet.

TESTAST benutzt zur Identifikation lineare Diskriminanzfunktionen. Die Identifikation ist alternativ möglich:

1. über die quadratische Mahalanobis-Distanz und Zuordnung der Objekte nach dem BAYESschen Prinzip unter Angabe von a-posteriori-Wahrscheinlichkeiten für die Zugehörigkeit zu den Malignitätsklassen („BAYTEST"),

2. mittels kanonischer Diskriminanzanalyse über zwei kanonische Variablen CAN1 und CAN2, die in einen als Referenzschema zur Hand gegebenen kanonischen Plot des Klassifikators eingezeichnet werden können, um das Klassifikationsergebnis bildhaft wiederzugeben (CANTEST). Da beide Versionen von TESTAST auf unterschiedlichen mathematischen Verfahren basieren, können sie kontrollhalber komplementär eingesetzt werden.

Der Klassifikator TESTAST kann in den beiden Versionen BAYTEST und CANTEST sowohl von Pocket-Computern, als auch mittels Diskettensoftware auf Personal-Computer implementiert und damit einem breiten Anwenderkreis zugänglich gemacht werden.
Wir halten TESTAST für ein geeignetes Referenzsystem in multizentrischen Therapiestudien.

Literaturverzeichnis

1. AMTMANN, E. — Zur Systematik afrikanischer Streifenhörnchen der Gattung Funisciurus. Ein Beitrag zur Problematik klimaparalleler Variation und Phänetik. Bonn. Zool. Beitr. 17 (1966) 1–44
2. AMTMANN, E., R. BREUL — Multivariate morphometrische Untersuchungen zum Problem der Erkennung sportlicher Eignung. Gegenbaurs morph. Jahrb. 119 (1973) 458–479
3. BARTLETT, M. S. — Further aspects of the theory of multiple regression. Proc. Camb. Phil. Soc. 34 (1938) 33–40
4. BARTLETT, M. S. — Multivariate analysis. J. Roy. Stat. Soc. B 9 (1947) 176–197
5. BOCK, H. H. — Automatische Klassifikation. Vandenhoeck & Ruprecht, Göttingen (1974)
6. BOCK, H. H. (Ed.) — Classification and related methods of data analysis. North Holland, Amsterdam (1988)
7. BOCK, H. H. — Datenanalyse zur Strukturierung und Ordnung von Information. In: R. Wille (Hrsg.): Klassifikation und Ordnung. Studien zur Klassifikation und Ordnung. Bd. 19 (SK 19) Indeks-Verlag, Frankfurt/M. (1989) 1–22
8. DUDA, R. O., P. E. HART — Pattern classification and scene analysis. John Wiley & Sons, New York – London (1973)
9. GITTINS, R. — Canonical analysis. A review with applications in ecology. Springer, Berlin – Heidelberg – New York (1985)
10. JOLICOEUR, P. — Multivariate geographical variation in the wolf Canis lupus L. Evolution 13 (1959) 283–299
11. KERNOHAN, J. W., R. F. MABON, H. J. SVIEN, A. W. ADSON — A simplified classification of the gliomas. Proc. Staff. Meet. Mayo Clin. 24 (1949) 71–75
12. KERNOHAN, J. W., G. P. SAYRE — Tumors of the central nervous system. 1st Series Sect X Washington. Armed. Forces Inst. of Pathol. (1952)
13. KRAUSENECK, P., H. G. MERTENS — Results of chemotherapy of malignant brain tumors in adults. In: K. Jellinger (Ed.): Therapy of malignant brain tumors. Springer, Wien – New York p (1987) 349–395
14. LEUSCHNER, D. — Einführung in die numerische Taxonomie. Gustav Fischer, VEB, Jena (1974)
15. MARTIN, H., D. SCHMIDT, H. HEIM, K. SCHOLZE, G. TANNER — Quantitative histologische Untersuchungen an Gliomen. Zbl. allg. Pathol. 124 (1980) 31–39
16. MARTIN, H., D. SCHMIDT, K. VOSS — Automatisierte morphometrische und densitometrische Untersuchung und mathematische Klassifizierung von Gliomen. Zbl. allg. Pathol. 125 (1981) 414–428
17. MARTIN, H., K. VOSS — Automated image analysis of glioblastomas and other gliomas. Acta Neuropathol. (Berl.) 58 (1982) 9–16
18. MARTIN, H., K. VOSS — Computerized classification of gliomas by automated microscope picture analysis (AMPA). Acta Neuropathol. (Berl.) 58 (1982) 261–268

19	MARTIN, H., K. VOSS, P. HUFNAGEL, K. FRÖLICH	Automated image analysis of gliomas. An objective and reproducible method for tumor grading. Acta Neuropathol. (Berl.) 63 (1984) 160–169
20	RINGERTZ, N.	Grading of gliomas. Acta path. microbiol. Scand. 27 (1950) 51–62
21	RUSSELL, D., L. J. RUBINSTEIN	Pathology of Tumors of the nervous system. Williams & Wilkins, Baltimore, 4th Ed. (1977)
22	SCHMITT, H. P.	Numerical classification of the malignancy in astrocytomas: An attempt to improve and to valiate the classifier TESTAST. In: R. Wille (Hrsg.): Klassifikation und Ordnung. Studien zur Klassifikation, Bd. 19 (SK 19). Indeks-Verlag, Frankfurt/M. (1989) 361–368
23	SCHMITT, H. P., CH. OBERWITTLER	Numerical taxonomy of brain tumors: A challenge to contemporary mathematical classification. In: P. O. Degens, H.-J. Hermes, O. Opitz (Eds): Classification and its Environment. Studien zur Klassifikation Bd. 17 (SK 17). Indeks-Verlag, Frankfurt/M. (1986) 350–358
24	SEAL, H. L.	Multivariate statistical analysis for biologists. Methuen & Co. Ltd., London (1964)
25	SNEATH, P. H. A., R. R. SOKAL	Numerical Taxonomy. The principles and practice of numerical classification. W. H. Freeman & Co., San Francisco (1973)
26	WALKER, M. D., S. B. GREEN, D. P. BYAR, A. EBEN jr., K. BATZDORF, W. H. BROOKS, W. E. HUNT, C. S. McCARTHY, M. S. MAHALEY jr., J. MALEY jr., G. OWENS, I. I. J. RANSOHOFF, J. T. ROBERTSON, W. R. SHAPIRO, K. R. SMITH jr., C. B. WILSON, T. A. STRIKE	Randomized comparisons of radiotherapy and nitrosureas for the treatment of malignant glioma after surgery. New Engl. J. Med. 303 (1980) 1323–1329
27	ZÜLCH, K. J.	Atlas of the histology of brain tumours. Springer, Berlin – Heidelberg – New York (1971)

Klinik und Differentialdiagnose von Hirntumoren
H. BETZ, W. HACKE

Vor Einführung der neuen neuroradiologischen Verfahren, besonders der Komputertomographie standen bei der Untersuchung von Patienten mit Verdacht auf einen raumfordernden, intrakraniellen Prozeß nach differenzierter Pneumencephalographie, bzw. Ventrikulographie und konventionelle Angiographie zur topischen Diagnostik im Vordergrund. Heute werden viele Hirntumorpatienten direkt, ohne einem Neurologen vorgestellt worden zu sein, zur Operation in eine Neurochirurgische Klinik eingewiesen, nachdem durch eine ambulant durchgeführte CT- oder MR-Untersuchung bei einem niedergelassenen Radiologen ein Hirntumor festgestellt worden ist. Es verbleiben aber trotzdem eine große Anzahl von Patienten, bei denen erst durch eine eingehende Anamneseerhebung, sorgfältige neurologische Untersuchung und differentialdiagnostische Überlegungen die Ursache der Beschwerden geklärt und die Patienten einer entsprechenden Behandlung zugeführt werden können.

Die Diagnose eines intrakraniellen raumfordernden Prozesses ist durch die modernen bildgebenden komputergestützten Untersuchungsverfahren wesentlich problemloser, risikoloser, schneller und exakter als früher geworden. Diese Entwicklung birgt aber auch Gefahren. Der persönliche Kontakt mit dem Patienten wird durch die apparativen Untersuchungen mehr und mehr verdrängt. Nicht selten werden auch nur zufällig durch die MR- und CT-Untersuchung festgestellte, für die vorliegende Symptomatik irrelevante Prozesse, die mit den eigentlichen vom Patienten geklagten Beschwerden auch nichts zu tun haben, überbewertet. Der zufällig festgestellte Nebenbefund, z.B. eine Arachnoidalcyste, intrakranielle Verkalkungen, ja auch eine harmlose fehlgedeutete Variation lenkt von der weiteren Suche nach der wirklichen Krankheitsursache ab. Andererseits ist die hilflose Überraschung oft groß, wenn der vermeintliche Hirntumor bei den CT- und MR-Untersuchungen nicht gefunden wird, wenn z.B. die über heftige Kopfschmerzen klagende, somnolente junge Patientin statt dem vermuteten Hirntumor einen regelrechten Befund im CT zeigte, aber der dann gerufene neurologische Konsiliarius durch eine einfache gezielte Untersuchung die ausgeprägte Nackensteifigkeit und damit die Diagnose einer Meningitis feststellen kann; zu der auch die retrospektiv typische Anamnese paßte. Nach wie vor steht die Erhebung einer eingehenden Anamnese bzw. bei aphasischen oder bewußtlosen Patienten die Fremdanamnese und die klinische neurologische Untersuchung an erster Stelle in der Diagnostik der intrakraniellen raumfordernden Prozesse.

Die Klinik der Hirntumoren wird von der Lokalisation der Art und der Ausdehnung des Tumors bestimmt. Wichtig sind die Frühsymptome um durch eine möglichst frühzeitige Diagnosestellung die einer chirurgischen Intervention zugänglichen Prozesse einer optimalen Therapie zuführen zu können.

Epileptische Anfälle
Hier ist vor allem die „Spätepilepsie", d.h. das Auftreten eines epileptischen Anfalles erstmals in einem höheren Lebensalter zu nennen. Nach PENFIELD, LE BLANC, RASSMUSSEN u.a. war in ca. 40% der epileptische Anfall das erste initiale Symptom eines Hirntumors.

Es können dabei die neurologischen Ausfälle und psychischen Veränderungen erst nach einem Intervall von 15–25 Jahren nach dem ersten Anfall auftreten, wenn es sich um einen langsam wachsenden Tumor, z.B. um ein Astrocytom 1. Grades nach KERNOHAN oder um ein Oligodendrogliom handelt (VINKEN-BRUJN, 1974). Es sollte also bei jedem erstmals auftretenden epileptischen Anfall, besonders bei elementaren oder komplex partiellen Anfällen eine Abklärung durch die kaum belastenden ambulant durchzuführenden CT- und MR-Untersuchungen erfolgen. EEG-Ableitungen sind sinnvoll, ergeben aber beim Vorliegen mancher, selbst größerer Tumoren, wie z.B. eines Meningioms oft keine signifikanten diagnostischen Hinweise. Die Schlaf- und diffuse Epilepsie (20–50%) hat häufiger eine symptomatische Ursache als die Aufwachepilepsie (JANZ, 1969). Als Ursache eines symptomatischen zerebralen Anfallsgeschehen in der 1.–2. Lebensdekade sind überwiegend prae- und perinatale Läsionen führend. In der 4.–5. Lebensdekade halten sich Tumoren und Traumafolgen die Waage. In der 6. Lebensdekade und darüber sind es meist Tumoren und Gefäßerkrankungen (SCHMIDT, 1981). Die Anfallsform selbst gibt keine Auskunft über die Artdiagnose eines Hirntumors und es ist kein sicherer Schluß auf die Lokalisation möglich. Allgemein kann gesagt werden, daß die Lokalisation in der Zentralregion eher zu elementarpartiellen, fokalen Anfällen z.B. Jackson-Anfällen, die Affektion des Schläfenlappens eher zu komplex-partiellen (sekundär) „psychomotorischen" Anfällen, der Sitz im Stirnhirn eher zu generalisierten Anfällen, nicht selten auch zum Status epilepticus führen kann.- Eine typische epileptische Aura mit Geruchshalluzinationen den Anfällen vorausgehend spricht für ein Uncinatussyndrom. Die Epilepsia partialis continua Kojewnikow, bei der die Anfallsaktivitäten in Form oft tage- und wochenlang anhaltenden Zuckungen einzelner Muskelgruppen z.B. am Mundwinkel oder der Hand etc. bei vollem Bewußtsein und sonst ungestörter Motorik auftreten, spricht für eine eng umschriebene Läsion im zugehörigen motorischen Rindenareal meist bei kleineren Metastasen, Blutungen, Entzündungen usw. Meist tritt hier beim Vorliegen eines Tumors nach Abklingen der Reizerscheinungen die motorische Parese ein.

Hirndruck und Einklemmung
Bei der Lokalisation des Tumors in der hinteren Schädelgrube wird es rascher zum Hydrocephalus occlusus, Hirndruck und tonsillärer oder unterer tentorieller Einklemmung kommen. Die Einklemmung bei großen Hemisphärentumoren erfolgt in Form einer uncalen Herniation mit progredienter Hirnstammfunktionsstörung, zunehmender Bewußtseinsstörung, oft mit schneller terminaler Progression.

Weitere Symptome
Wichtig ist die Beachtung der allmählichen Progredienz der neurologischen Ausfälle, etwa einer Aphasie, einer Hemianopsie, einer sensiblen Störung z.B. in Form einer Hemihypaesthesie, einer motorischen Lähmung, einer zerebellären Störung oder von Hirnnervenausfällen. Diese Erscheinungen gestatten wohl den Verdacht auf die Lokalisation, können aber auch nur eine Fernwirkung eines sonst in einer „stummen" Hirnzone gelegenen Tumors infolge der Massenverschiebung sein. Ähnlich wird eine hormonelle Störung wohl meist durch einen Hypophysentumor verursacht sein, aber sie kann auch durch einen Hydrocephalus occlusus mit erweitertem 3. Ventrikel infolge eines in der hinteren Schädelgrube gelegenen Tumors entstehen. Das führende Symptom eines Akustikusneurinoms kann ein Hörsturz sein, der den Patienten zuerst zum HNO-Arzt führt. Erhebt sich dann wegen der

an den akustisch evozierten elektrischen Hirnstammpotentialen (BERA, AEP) gefundenen Veränderungen der Verdacht auf einen Tumor, kann heute durch das Kernspintomogramm auch der kleinste intrameatale Tumor einer Frühoperation zugeführt werden. Die möglichst frühe Operation ist hier anzustreben, weil sie erheblich weniger Komplikationen beinhaltet, als eine Operation eines schon in den Kleinhirnbrückenwinkel vorgewachsenen großen, langjährig bestehenden Akustikusneurinoms mit der Gefahr der Schädigung des Hirnstamms. Das Schwindelgefühl, das nicht nur beim Akustikusneurinom als häufige Störung auftritt, ist vieldeutig und bedarf einer eingehenden Klärung im Gespräch mit dem Patienten. Die Ursachen des Schwindels sind bekanntermaßen sehr mannigfaltig. Es sei nur an die dysregulatorischen Kreislaufstörungen, die typischerweise bei schnellem Aufrichten aus gebückter Stellung auftreten und durch den Schellong-Test nachgewiesen werden können, an den ebenso harmlosen ubiquitären rein psychischen Höhenschwindel, an den Schwindel bei Intoxikationen und andere erinnert.

Ebenso vieldeutig ist das Symptom „Kopfschmerz". Hier hilft ebenfalls nur eine subtile Anamnese weiter, die bei der typischen Schilderung mit den seit Jahren periodisch auftretenden Kopfschmerzen verbunden mit Lichtscheu, Lärmsensibilität und familiärer Belastung unschwer als Migräneerkrankung diagnostiziert werden kann. Häufig sind Kopfschmerzen auch Ausdruck psychosomatischer Störungen z.B. bei Belastungen in der Familie oder am Arbeitsplatz. Verstärken sich jedoch die Kopfschmerzen bei Hitzeeinfluß und werden deutliche Veränderungen der Kopfschmerzen gegenüber früher berichtet oder sind zusätzlich Schwindel, Übelkeit und Erbrechen hinzugekommen, ist der Verdacht auf einen raumfordernden intrakraniellen Prozeß gerechtfertigt. Es muß dann nach der neurologischen Untersuchung die CT- oder MR-Studie veranlaßt werden. Kopfschmerzen, die mit Somnolenz, Erbrechen meist ohne vorausgehende Übelkeit einhergehen und bei denen zusätzlich eine Stauungspapille gefunden wird, sind auch ohne neurologische Herdzeichen Ausdruck einer ernsten Hirndrucksteigerung, die einer sofortigen Abklärung und Therapie bedarf, bevor es zur gefürchteten Einklemmung kommt. Zur Ausbildung einer Stauungspapille ist darauf hinzuweisen, daß dies ein zusätzliches Zeichen einer schon einige Zeit bestehenden intrakraniellen Drucksteigerung ist. Die Stauungspapille kann aber auch beim Vorliegen einer ausgeprägten intrakraniellen Drucksteigerung fehlen. Das Fehlen einer Stauungspapille spricht also nicht gegen die Verdachtsdiagnose Hirntumor.

Psychische Störungen und neuropsychologische Ausfälle

Während in den fortgeschrittenen Stadien von Hirntumorkranken psychische Störungen praktisch nie fehlen, können sie als erstes und einziges Symptom lange Zeit oft über Jahre hinweg den neurologischen Ausfällen vorausgehen. Bekannt ist bei den Psychiatern und Neurologen das sogenannte pseudoneurasthenische Vorstadium, das oft als neurotische Zustände und hypochondrische Verstimmungen verkannt und nicht selten Anlaß zu einer psychotherapeutischen Behandlung wird, bis dann die im weiteren Verlauf nicht mehr zu übersehenden neurologischen Ausfälle die richtige Diagnose und Therapie erzwingen. Bei Schläfenlappentumoren kann es neben Persönlichkeitsveränderungen auch zu Halluzinationen kommen, die meist als szenische Geschehen ablaufen und ohne wirkliche affektive Beteiligung und erhaltener Krankheitseinsicht im Gegensatz zu den echten Psychosen bestehen. Hierzu eine Fallbeispiel: Ein Patient, ein Musiker, hörte zu seiner Verwunderung und ihn sehr störend periodisch zwanghaft bestimmte Melodien und später auch Geräusche „wie ein Automotor"; es handelte sich um die Metastase eines Bronchialcarcinoms im Schläfenlappen. Bekannt ist die Adynamie bei Frontalhirntumoren oft mit einer euphorisch unkritischen Einstellung verbunden. Die Witzelsucht kann auch durch eine Läsion sowohl im Stirnhirn, als auch im Thalamus auftreten und beim Fortschreiten der Symptomatik einer Adynamie weichen.

Die testpsychologischen Untersuchungen haben aber nicht die in sie gesetzten Erwartungen in Bezug auf die Möglichkeit das Vorliegen oder die Lokalisation eines Hirntumors wahrscheinlich zu machen, erfüllt. Insgesamt muß betont werden, daß die früher beschriebenen hirnlokalen Psychosyndrome eher selten und Ausdruck fortgeschrittener Zustände sind, die heute wegen der verbesserten Diagnostik weniger häufig anzutreffen sind.

Ergebnisse weiterer Zusatzuntersuchungen

Die Liquoruntersuchung ergibt häufig pathologische Veränderungen, eine Pleocytose und Eiweißerhöhung bei ventrikelnahen Hirntumoren. Typisch ist die Eiweißerhöhung beim Akustikusneurinom. Die Lumbalpunktion sollte aber wegen des Risikos einer hierdurch provozierten Einklemmung mit ihren fatalen Folgen nur in speziellen Fällen und „wenn überhaupt" nur nach vorheriger CT- und MR-Untersuchung zum Ausschluß schon vorliegender Massenverschiebungen durchgeführt werden. Wichtig ist die **perimetrische Gesichtsfeldprüfung** beim Verdacht auf einen Hypophysentumor auch um bei späteren Kontrollen ein Fortschreiten der Ausfälle oder eine Restitution feststellen zu können. Unabdingbar ist auch immer eine routinemäßige **internistische Untersuchung** mit Erhebung des Blutbild- und Gerinnungsstatus etc. und einer Thoraxübersichtsaufnahme hier um eventuelle Lungenmetastasen bzw. Tumoren ausschließen oder nachweisen zu können, was ja für die weitere Diagnostik und Therapie von erheblicher Bedeutung sein wird. Das EEG ist hilfreich bei Patienten mit epileptischen Anfällen.

Differentialdiagnose

Schwierige diagnostische Fragen ergeben sich, wenn die neurologischen Ausfälle zunächst rasch, apoplektiform auftreten, z.B. bei einer sensomotorischen Hemiparese oder einer Aphasie oder Hemianopsie und sich die Symptomatik nicht oder nicht ausreichend wieder restituiert oder sogar progredient verstärkt. Es kann sich hier um Tumorblutungen, aber auch rezidivierende embolische und thrombotische Gefäßprozesse, aber auch um entzündliche, granulomatöse Affektionen oder idiopathische lokale Hirnödeme handeln.
Weiter hilft hier nur eine Verlaufsbeobachtung und CT- oder MR-Kontrollen in kürzeren Abständen und die Biopsie. Schwierig kann sich auch die Klärung der Frage gestalten, ob ein Tumorrezidiv vorliegt oder ob es sich lediglich um eine Strahlenreaktion etc. handelt. Hier empfehlen sich auch Kontrolluntersuchungen mit dem CT oder MR und Vergleiche mit postoperativen bzw. früheren Untersuchungen.
Wie früher die Syphilis, so kann heute die AIDS-Erkrankung viele Krankheitssymptome imitieren. Daran denken, alle Möglichkeiten in die differentialdiagnostischen Überlegungen einzubeziehen, schützt vor Irrtümern und erlaubt eine adäquate Diagnostik und Therapie. Auf die verschiedenen Hirntumorarten in den verschiedenen Lebensaltern und den verschiedenen Lokalisationen einzugehen und ihre Klinik zu beschreiben erlaubt die Kürze der Zeit nicht. Es muß hier auf die einschlägigen Lehrbücher verwiesen werden. Ganz kurz kann noch eine Tabelle über die intensiv therapeutische Behandlung des Patienten bei Hirndrucksteigerung aufgeführt und erläutert werden.
Verständlicherweise konnte im vorgegebenen Zeitschema nur ein Überblick gegeben, einige wichtige Gesichtspunkte besprochen werden. Eine Mahnung muß jedoch noch ausgesprochen werden: Heute bei den großen medizinisch-technischen Fortschritten sollte trotzdem immer der Mensch im Mittelpunkt stehen. Nur dann können auch die vielen apparativen Möglichkeiten in Diagnose und Therapie optimal genützt werden.

Literaturverzeichnis

BODECHTEL, G., A. KOLLMANNSBERGER
Zerebrale Raumforderungen. In: Differentialdiagnose neurologischer Krankheitsbilder. 4. Aufl. S.5, 1–5,57. Hrsg.: A. Bernsmeier, A. Schrader, A. Struppler.
G. Thieme Verlag (1984)

JANZ, D.
Die Epilepsien. Spezielle Pathologie und Therapie.
Thieme Verlag, Stuttgart – New York (1969)

SCHEID, W.
Lehrbuch der Neurologie. 4. Aufl.
Thieme Verlag, Stuttgart (1980)

SCHMIDT, D.
Behandlung der Epilepsien.
Thieme Verlag, Stuttgart (1981)

VINKEN, P. J., G. W. BRUJN
Handbook of Clinical Neurology. Vol. 15, P. 295.
North-Holland Publ. Co., Amsterdam (1974)

Das operative Vorgehen bei der Behandlung von Hirntumoren — Möglichkeiten und Grenzen

F. K. ALBERT, ST. KUNZE

Einleitung

Die operative Behandlung der Hirntumoren hat in den letzten beiden Jahrzehnten von den Fortschritten auf dem neurochirurgischen Fachgebiet wesentlich profitiert. Zu nennen sind insbesondere die operationstechnischen Möglichkeiten der **Mikroneurochirurgie,** apparative Hilfen zur exakten intraoperativen Darstellung und schonenden Entfernung des Tumors, die Methoden der problemorientierten Neuroanästhesie und Einrichtungen zur intensivmedizinischen postoperativen Überwachung von Patienten. Dies hat bei allen **gutartigen** Hirntumoren zu einer deutlichen Verbesserung der Operationsergebnisse beigetragen, insbesondere auch in solchen Fällen, in denen früher allein aufgrund ungünstiger Tumorlokalisation oder kritischer Verfassung des Patienten die Operation noch mit einer ungleich höheren Operationsmorbidität resp. -mortalität verbunden war.

Im Unterschied hierzu haben sich die Operationsergebnisse und insbesondere die schlechte Prognose bei den **malignen hirneigenen Tumoren** (anaplast. Astrozytom & Oligodendrogliom, Glioblastom) bislang nicht oder nur marginal geändert. Und dies trotz der in diesem Bereich besonders intensiven neuroonkologischen Grundlagenforschung, der Entwicklung multimodaler Therapiekonzepte und einer auf einem hohen Standard befindlichen neuroradiologischen Diagnostik, welche bereits auch kleinste Tumorvolumina nachzuweisen vermag.

Diese aktuelle Situation in der operativen Behandlung von Hirntumoren: — einerseits erhebliche Fortschritte bei den gutartigen Geschwülsten, andererseits unverändert infauste Prognosen bei den malignen Gliomen — läßt es sinnvoll erscheinen, das vorgegebene Thema hautpsächlich unter dem Gesichtspunkt seiner **Möglichkeiten und Grenzen** zu erörtern. Dabei soll — entsprechend dem Grundgedanken dieses Symposiums — auch der **neuroradiologische Aspekt** hervorgehoben werden, v.a. der entscheidende Beitrag der modernen bildgebenden Verfahren für Planung und Durchführung der Operation sowie für die postoperative Verlaufskontrolle.

Grenzen der operativen Therapie

Drei Faktoren bestimmen in besonderer Weise die Möglichkeiten und die Grenzen der operativen Behandlung von Hirntumoren:

    1) **Dignität**
und 2) **Lokalisation** des Tumors,
    3) **Individualrisiko** des Patienten, i.e. sein Alter, Allgemeinzustand,
       evtl. internistische Risikofaktoren.

Die **Lokalisation** kann unter Umständen der absolut limitierende Faktor sein. So ist bei Tumoren der Mittelstrukturen, also des Balkens, der Stammganglien und des Hirnstamms das offene operative Vorgehen in der Regel unmöglich. Die histologische Sicherung ist hier dem gezielten stereotaktischen Eingriff vorbehalten, eventuell therapeutisch ergänzt durch die Entlastungspunktion einer Tumorzyste oder Implantation einer interstitiellen Bestrahlungsquelle (4, 5).

Mehr noch werden die Grenzen der operativen Hirntumortherapie bestimmt durch die **Dignität** des Tumors: auf der einen Seite die benignen, gut abgegrenzten, langsam und verdrängend wachsenden Tumoren, welche in toto exstirpiert werden können und dementsprechend eine nur geringe Rezidivneigung zeigen (z.B. Meningiom). Auf der anderen Seite die malignen, rasch und invasiv wachsenden, schlecht abgegrenzten und daher regelhaft nicht vollständig exstirpierbaren Tumoren, allen voran das **Glioblastom.** Diese Geschwulstart macht im Behandlungsspektrum neurochirurgischer Kliniken nahezu die Hälfte aller primären Hirntumoren des Erwachsenenalters aus, wobei wir in letzter Zeit auch auffallend viele junge Menschen im 3. und 4. Lebensjahrzehnt an malignen Gliomen operieren mußten. Das **Rezidiv** ist trotz Anwendung verschiedener Therapiemodalitäten (Operation, Nachbestrahlung, Chemotherapie und evtl. adjuvante Maßnahmen z.B. auf immunologischer Grundlage) die Regel, die 2-Jahresüberlebenszeit liegt in großen Patientenkollektiven unter 10% (11).

Die **invasive** Natur des Glioblastoms wird wesentlich bestimmt durch die Fähigkeit der entdifferenzierten Gliomzellen, entlang vorgegebener anatomischer Strukturen sich auszubreiten: subpial, in den Virchow-Robin'schen Räumen, interfaszikulär zwischen den Bahnsystemen der weißen Substanz (6, 8, 9, 12, 13).

Besonders diese letztgenannte Ausbreitungsform, die **Migration** in den Assoziations- und Kommissurenbahnen trägt zum Lappen- oder auch Hemisphären-überschreitenden Wachstum dieser Tumoren bei. So lassen sich histologisch Tumorzellen noch weit außerhalb der sichtbaren Geschwulstgrenzen nachweisen (2, 7, 10). Dieses Phänomen, wie auch andere biologische Eigenschaften der malignen Gliome (z.B. Entwicklung resistenter klonogener Subpopulationen unter Strahlen- oder Chemotherapie; 1, 15) sind bislang die Ursache für das Scheitern nicht nur der operativen Therapie, sondern auch der genannten anderen Behandlungsformen. Ein Hinzugewinn von nur **wenigen Monaten** im mittleren progressionsfreien Intervall resp. in der mittleren Überlebenszeit (14, 16), trotz Ausschöpfung aller verfügbaren Therapiemodalitäten (Op, Radiatio, Polychemotherapie), verdeutlicht die Hoffnungslosigkeit der bisherigen Situation (Tab. 1).

Tab. 1

	Mittleres progressionsfreies Intervall (A) bzw. mittlere Überlebenszeit (B) bei entdifferenzierten Gliomen in Abhängigkeit von der Therapie (nach SEILER, 1982)					
	Autoren	N	OP + C-Th.	OP + R-Th.	OP + R-Th. + C-Th.	(T)
A	JELLINGER	100	29 (**)	29	30 (**)	(Wochen)
	SEILER	31	—	40	65 (**)	"
	EORTC	116	—	30	39 (**)	"
				7–10 Monate	7–16 Monate (kein signifikanter Unterschied)	
B	JELLINGER	100	43 (**)	43	57 (**)	(Wochen)
	SEILER	52	—	51	56 (**)	"
	WALKER/BTSG	303	25 (*)	37	40 (*)	"
				9–12 Monate	10–14 Monate (signifikant besser nur bei JELLINGER)	

C-Th. ... Chemotherapie (* ... Monosubstanz, ** ... Kombination)
R-Th. ... Radiotherapie

Tab. 2

A: Potentiell kurative Operation (Totalexstirpation):

Meningiom
Neurinom
Hämangioblastom
Piloides Astrozytom
Hypophysenadenom
(EPI-)Dermoid

⬆

Gliome Grad II/WHO
Kraniopharyngiom
Pinealistumoren
(Metastasen)

⬇

B: Regelhaft nicht-kurative Operation (Subtotal-, Teilexstirpation):

Glioblastom
Astrozytom und Oligodendrogliom III & IV
Ependymom III & IV
Medulloblastom

Tabelle 2 zeigt eine Gegenüberstellung der in der neurochirurgischen Praxis häufigsten Hirntumorarten hinsichtlich der prinzipiellen Möglichkeit einer Heilung durch die Operation allein. Zwischen den operativ potentiell kurablen und den regelhaft nicht kurativ zu operierenden Tumoren steht eine Gruppe von Geschwülsten, deren Vertreter in Abhängigkeit von bestimmten Faktoren (Ausdehnung, Lokalisation, histologischer Subtyp, Singularität/ Multiplizität bei Metastasen, etc.) mehr zur einen oder zur anderen Kategorie tendieren. Natürlich gibt es Situationen, in denen auch ein Meningiom sich der Totalexstirpation entziehen kann. Zum Beispiel bei Infiltration des hinteren Sinusdrittels, des Sinus cavernosus, oder am Klivus lokalisierte Meningiome.

Möglichkeiten der Operation und ihre technischen Voraussetzungen
Die operative Behandlung von Hirntumoren verfolgt vier hauptsächliche Ziele:

Erstens muß nach Möglichkeit der Versuch einer **kurativen** Maßnahme unternommen, also die Totalexstirpation angestrebt werden. Deren Grenzen, vorgegeben insbesondere durch Dignität und Lokalisation des Tumors, wurden im vorangegangenen Abschnitt dargestellt. Gelingt die Exstirpation nur teilweise, so sind Indikation und Ziel der Operation in einer möglichst ausgiebigen Geschwulstverkleinerung zu sehen, welche die Ausgangslage für weitere therapeutische Maßnahmen (Radiatio, Chemotherapie) verbessert oder – im Falle langsam wachsender Tumoren – das progressionsfreie Intervall verlängert.

Zweitens sollen durch die Entfernung des Tumors die durch diesen hervorgerufenen **Funktionsstörungen** (herdneurologische Ausfälle, Störungen seitens der Bahnsysteme oder Hirnnerven, zerebrale Krampfanfälle, organisches Psychosyndrom, etc.) **beseitigt** oder zumindest **gebessert** werden. Dies gelingt insbesondere dann, wenn die genannten Störungen als Nachbarschaftssymptome durch peritumuröse Ödementwicklung oder fortgeleitete Druckwirkung aufgetreten sind und nicht infolge einer unmittelbaren Tumorinfiltration relevanter Hirnstrukturen.

Ein **drittes** Ziel der Operation ist in der Beseitigung oder Verhinderung einer vital bedrohlichen **intrakraniellen Drucksteigerung** zu sehen, welche durch die tumor- und ödembedingte Raumforderung oder durch einen konsekutiven Okklusivhydrozephalus entstehen kann.

Schließlich ist – **viertens** – die Sicherung der **histologischen Artdiagnose** ein wesentlicher Zweck der Operation.

Als verbindende Forderung steht über diesen Zielen:

> **Das Prinzip einer möglichst geringen Operationsmorbidität**

Diesem Prinzip dienen die folgenden **Grundsätze** der operativen Therapie von Hirntumoren:

Sicherheit für den Patienten, gewährleistet durch ein berechenbares Narkoserisiko, die Anwendung moderner neuroanästhesiologischer Methoden, Bereitstellung von Eigenblutkonserven und die postoperative Überwachung auf der Intensivstation.

Schonende Behandlung des umgebenden Hirngewebes. – Ein möglichst atraumatisches Vorgehen innerhalb des funktionell hochsensiblen Operationssitus stellt die grundlegende Forderung an jede Hirntumorchirurgie dar! Erfüllt wird diese durch die Wahl geeigneter Zugangswege am Schädel und durch die Anwendung von mikrochirurgischen Präparationstechniken am Gehirn. Letztere bedienen sich einer Vorgehensweise, bei welcher vorgegebene anatomische Spalt- und Hohlräume im Gehirn genutzt, funktionell relevante Areale umgangen und die Tumorgrenzen in Form einer Mikrodissektion (keine Lappenresektionen) dargestellt werden. In Abbildung 1 werden schematisch einige gebräuchliche Präparationsrouten (intergyral-transsulkär, transventrikulär, durch Interhemisphärenspalt oder Sylvi'sche Fissur) dargestellt. Abbildung 2 zeigt – stellvertretend für viele mögliche Modifikationen – eine kleine Auswahl von Zugangswegen an der Schädelbasis und am supra-/infratentoriellen Übergang, welche in Abhängigkeit von der Tumorlokalisation eine möglichst direkte, übersichtliche und dabei für das Gehirn schonende Exposition der Geschwulst gewährleisten: der transsphenoidale Zugang bei Prozessen im Bereich der Sella, die transorale Route für (extradurale) Raumforderungen am Klivus und ventral des kranio-spinalen Übergangs, ein kombiniert supra-infratentorieller Zugang für Tentoriummeningiome oder petroklivale Tumoren.

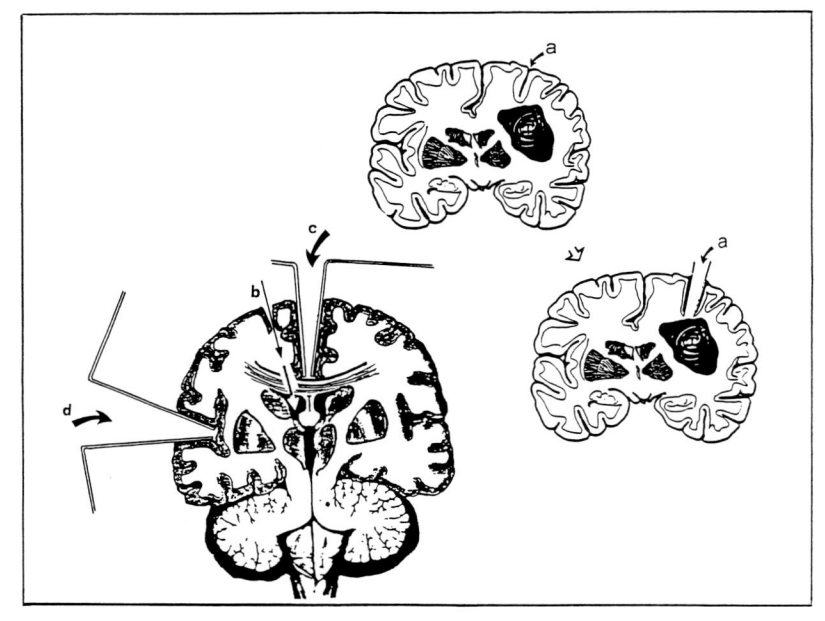

Abb. 1: Mikrochirurgische Präparationsrouten am Gehirn.
a) intergyral-transsulkär
b) transventrikulär
c) durch Interhemisphärenspalt
d) durch die Sylvi'sche Fissur

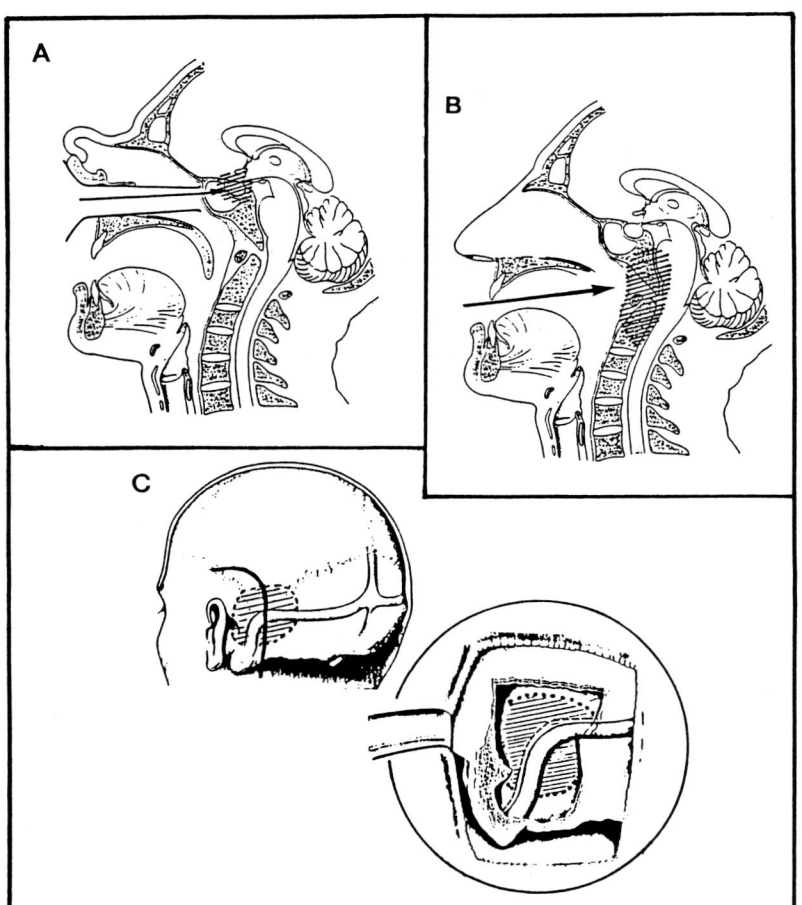

Abb. 2: Zugangswege an der Schädelbasis und am supra-/infratentoriellen Übergang (mit klinischen Beispielen):
A... transsphenoidal
B... transoral
C... kombiniert supra-/infratentorieller Zugang
(AA... Hypophysenadenom)
(BB... Klivus-Chordom)
(CC... petroklivales Meningiom)

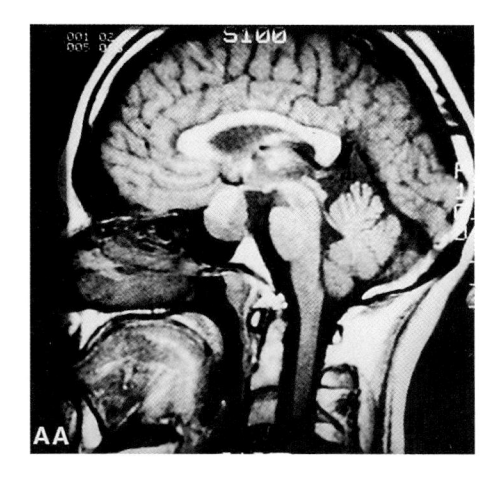

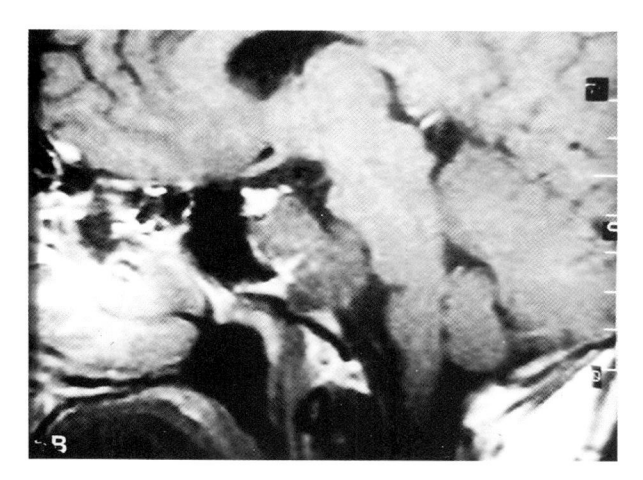

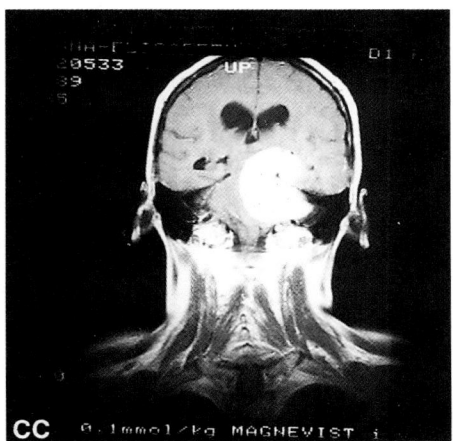

Übersichtlichkeit im Tumorbereich. – Sie wird vor allem durch den Einsatz des Operationsmikroskops erreicht, welches durch variable Vergrößerung sowie optimale Ausleuchtung für die exakte und schonende Tumorentfernung unverzichtbar geworden ist. Dies gilt auch für den die Exstirpation abschließenden, hinsichtlich seiner Zuverlässigkeit extrem wichtigen Vorgang der Blutstillung, welcher unter Sicht des Mikroskops wesentlich erleichtert und sicherer wird.

Operative Hilfen:
> Mikroinstrumentarium > Operationsmikroskop > Ultraschall-Diagnostik > Chirurgischer Ultraschall-Aspirator (sog. CUSA) > Laser

Neben dem Mikroinstrumentarium und dem OP-Mikroskop stehen noch einige apparative Hilfen zur Verfügung, welche die intraoperative Lokalisierung des Tumors und seine Exstirpation erleichtern:
Mit Hilfe eines **Ultraschall-Geräts** können subkortikal oder in tieferen Hirnstrukturen liegende Tumoren aufgrund ihrer gegenüber der Umgebung abweichenden Echogenität meist sehr leicht geortet und dann gezielt angegangen werden (Abb. 3).

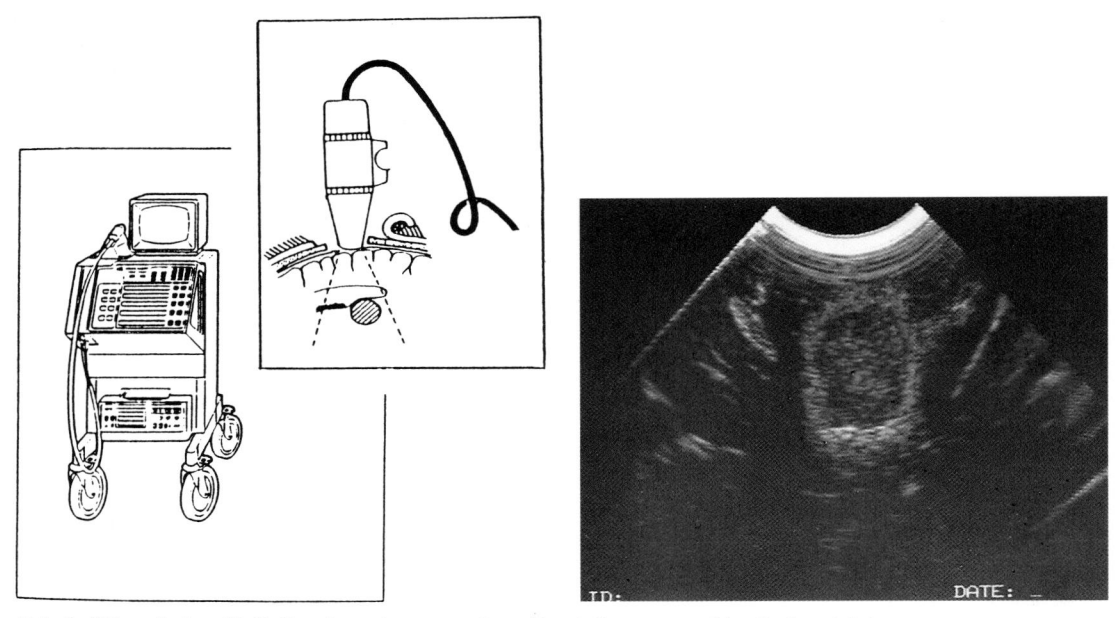

Abb. 3: Ultraschallgerät (B-Scan) zur intraoperativen Darstellung von subkortikal und tiefer lokalisierten Tumoren.

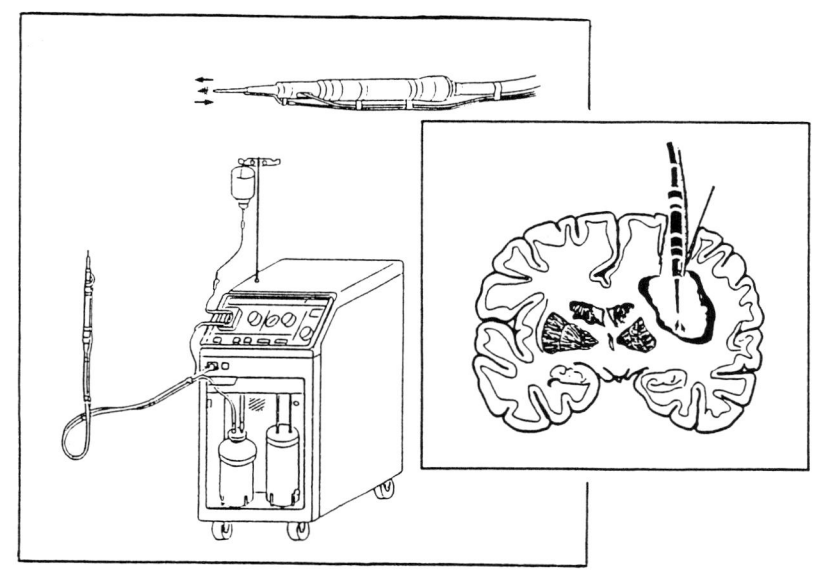

Abb. 4: Chirurgischer Ultraschall-Aspirator zur mechanischen Zertrümmerung und kontinuierlichen Absaugung von Tumorgewebe.

Bei dem **Ultraschall-Aspirator (CUSA)** handelt es sich um ein Gerät, dessen Handstück im Endabschnitt mit einer Frequenz von 23 kHz in Längsrichtung vibriert. Hierdurch wird das Tumorgewebe zertrümmert und mobilisiert, dann durch eine Spül- und Saugeinrichtung kontinuierlich abtransportiert. Mit diesem Apparat lassen sich v.a. in der Konsistenz weniger feste Geschwülste (z.B. Glioblastome, Metastasen, Neurinome, manche Meningiome) von innen heraus schrittweise verkleinern und entfernen (Abb. 4). Der Vorteil ist in erster Linie in einer Verkürzung der Operationsdauer zu sehen, mit gewissen Einschränkungen auch in einem für das umgebende Gehirn schonenderen Vorgehen. Keineswegs konnte aber mit diesem Gerät die Radikalität bei der Exstirpation maligner Gliome oder gar deren Prognose verbessert werden.

Letzteres gilt auch für den **LASER,** welchem v.a. in Laienkreisen geradezu mystische Fähigkeiten bei der Tumorbehandlung zugetraut werden! Wir verwenden ihn momentan überwiegend zur abschließenden Blutstillung oder thermischen Zerstörung eines potentiell zurückgebliebenen Tumorzellbelages am Geschwulstansatz, v.a. bei Meningiomen.

Die neuroradiologische Diagnostik bei der operativen Behandlung von Hirntumoren

Man kann nicht über Möglichkeiten und Fortschritte in der operativen Therapie von Hirntumoren sprechen, ohne auf den hohen Stellenwert der neuroradiologischen Diagnostik für Planung und Durchführung der Operation sowie in der postoperativen Verlaufskontrolle einzugehen! Die im vorausgegangenen Abschnitt dargestellten Grundsätze und Ziele der Mikroneurochirurgie von Hirntumoren und die vor allem bei den gutartigen Geschwülsten in kritischer Lokalisation erzielten Fortschritte stützen sich ganz wesentlich auf den hohen Standard der modernen **bildgebenden Verfahren (CT, MR).** Die relativ kurze Zeitdauer des Untersuchungsgangs bei hoher Aussagekraft, geringe Belastung des Patienten, eine stetig verbesserte Detailauflösung mit Nachweis auch kleinster Tumorvolumina und eine mittlerweile große Sicherheit in der differentialdiagnostischen Abgrenzung gegenüber nichttumorösen Raumforderungen sind die für den Neurochirurgen inzwischen unverzichtbar gewordenen Stärken dieser Verfahren. Dies gilt insbesondere für die **MR**-Diagnostik. In einer bisher durch andere Methoden nicht erreichten Detailtreue werden die anatomischen Beziehungen des Tumors zu den umgebenden Strukturen (kortikales Relief, Ventrikel- und Zisternenräume, Hirnnerven, Blutgefäße) in frei wählbaren Bildebenen dargestellt. Dies erleichtert die Planung der Operation und die Anwendung mikrochirurgischer Vorgehensweisen wie beispielsweise die Benutzung vorgegebener Spalträume (s. Abb. 1) ganz erheblich.

In kritischen Hirnregionen und chirurgischen Grenzzonen (z.B. IV. Ventrikel, Stammganglien, Corpus callosum, limbische Strukturen) entscheiden nicht selten wenige Millimeter über Indikation oder Kontraindikation für ein offenes operatives Vorgehen. Die hierzu notwendigen Informationen werden uns heute mit großer Zuverlässigkeit durch die modernen bildgebenden Verfahren geliefert.

In den **Abbildungen 5 bis 8** sind hierzu einige Beispiele aus der klinischen Praxis dargestellt: Neben der für den Operateur wichtigen Information über die Beziehung zwischen Tumor und dem Boden der Rautengrube bei Raumforderungen in der Kleinhirn-Mittellinie (siehe **Abb. 5 und 6**) sei besonders auf die exzellente Darstellung der Gefäßsituation in zwei Fällen median lokalisierter Meningiome hingewiesen **(Abb. 7 und 8).** Für den Operateur war es hier enorm wichtig, durch den MR-Befund auf die erst in einer späten Operationsphase ins Blickfeld gelangende unmittelbare Beziehung zwischen Tumor und essentiellen, schonungsbedürftigen Hirnarterien aufmerksam gemacht worden zu sein! Diese simultane Darstellung von Blutgefäßen und Tumor kann von der Angiographie nicht geleistet werden und bedeutet nach unserer Auffassung – zumindest im Rahmen der neurologischen Abklärung von Hirntumoren – eine weitere Indikationseinschränkung für diese invasive diagnostische Maßnahme.

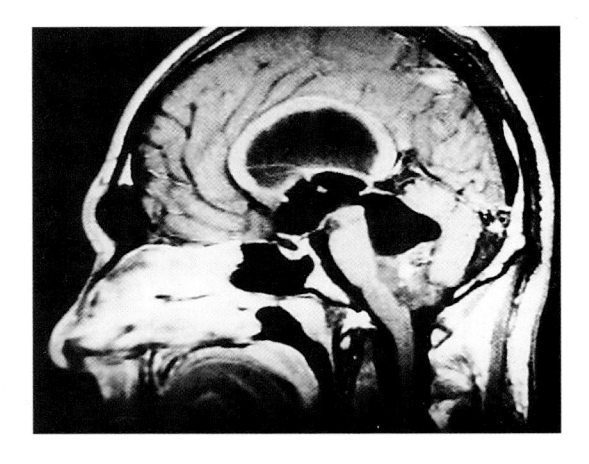

Abb. 5: Piloides Astrozytom der Kleinhirn-Mittellinie in sagittaler MR-Darstellung. Der Tumor füllt den 4. Ventrikel aus, eine gewebliche Beziehung zum Boden der Rautengrube ist nicht erkennbar.

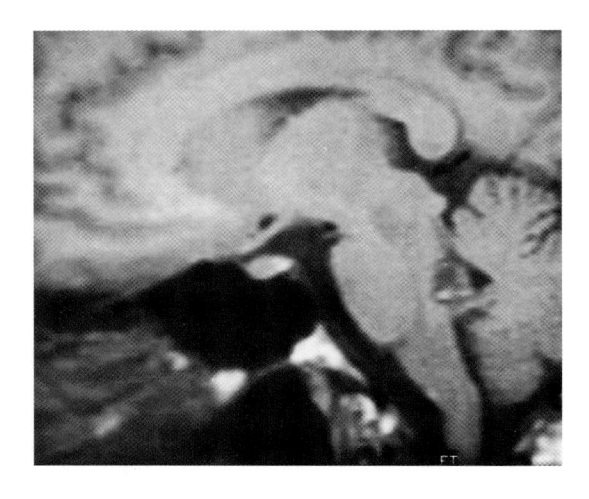

Abb. 6: Kavernom im 4. Ventrikel. Einbettung in den Boden der Rautengrube gut erkennbar.

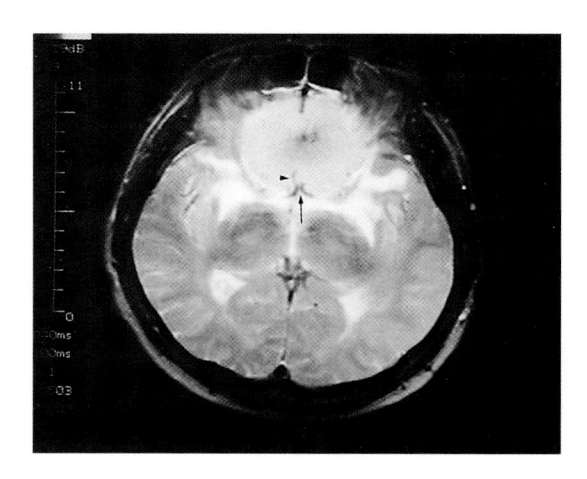

Abb. 7: Meningiom der Olfaktoriusrinne (MR). Beide vorderen Hirnarterien und der R. communicans ant. (→) weisen engen Kontakt zur Tumorkapsel auf, das A_2-Segment rechts verläuft streckenweise innerhalb der Geschwulst (▶).

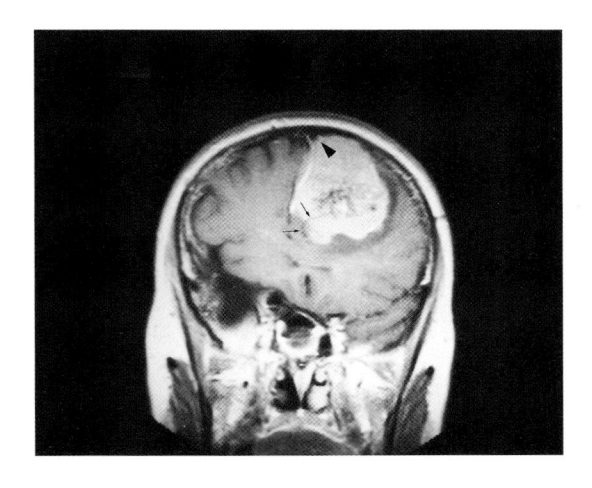

Abb. 8: Falx-Meningiom (MR). Ein kräftiger Ast der A. pericallosa tritt als hauptversorgendes Tumorgefäß an der Unterseite in das Meningiom ein (⁄⁄). Der Sinus sagittalis sup. ist noch durchgängig (◂).

Eine **Angiographie** bei Hirntumoren ist selbstverständlich auch heute noch notwendig, wenn Fragen der Gechwulstvaskularisation, des Funktionszustands großer venöser Blutleiter (Anastomosen- und Brückenvenen, Sinus sagittalis sup./transversus/sigmoideus) oder der Möglichkeit einer Unterbindung hirnversorgender Arterien vordringlich zu klären sind. Als vorteilhaft für die Operation kann sich auch die im Rahmen der Angiographie mögliche **Embolisierung** des Kapillarbetts stark vaskularisierter, überwiegend aus dem Externakreislauf versorgter Geschwülste erweisen (Meningiome, Glomustumoren).

Die **postoperative Verlaufskontrolle** ist eine weiterer wichtiger Einsatzbereich für CT und MR. Hier geht es um den Ausschluß von Komplikationen wie Nachblutung, Ischämie, Infektion oder Hydrozephalus, die Kontrolle der Ödemrückbildung und um die Dokumentation der Totalexstirpation **(Abb. 9)** bzw. den Nachweis eventuell zurückgebliebener Tumorreste **(Abb. 11)**. Im längerfristigen Verlauf stehen dann Kontrolluntersuchungen an, bei welchen oft die Frage des Rezidivs, manchmal auch seine differentialdiagnostische Abgrenzung gegenüber einem radiogenen Schaden zu klären sind.

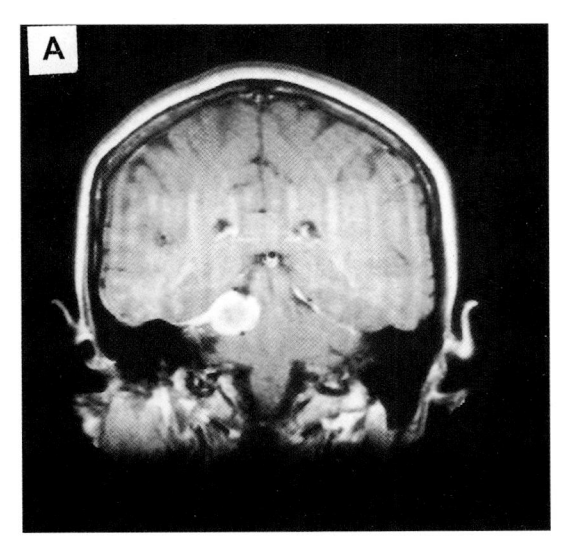

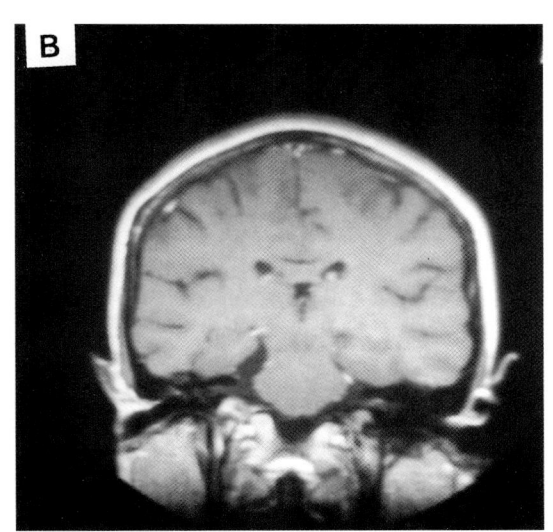

Abb. 9: Meningiom der medialen Tentoriumkante rechts.
A) präoperatives MR-Bild.   B) postoperative CT-Kontrolle nach Totalexstirpation.

Abschließend möchten wir noch kurz eine **Studie** vorstellen, welche momentan gemeinsam mit der Neuroradiologischen Abteilung des Kopfklinikums Heidelberg (Prof. Dr. K. SARTOR, Dr. M. FORSTING) durchgeführt wird und ein **frühes postoperatives Neuroimaging (CT & MR, −/+ KM)** bei **Gliomen III & IV** zum Thema hat.

Wie CAIRNCROSS et al. (3) zeigen konnten, färben sich in einem frühen postoperativen **CT mit KM**-Gabe innerhalb der ersten **3–4 Tage** nach der Operation maligner Gliome nur die verbliebenen Tumorreste an. Das hinlänglich bekannte und störende Enhancement im Randbereich der Resektionshöhle, wohl Folge von Schrankenstörungen im Rahmen **reparativer** Vorgänge, tritt erst etwa ab dem 5.–6. Tag p.op. auf.

Ziel unserer Studie soll es sein, die CT-Ergebnisse der genannten Autoren zu überprüfen und sie mit einer gleichzeitigen MR-Diagnostik (−/+ Gadolinium-DTPA) zu vergleichen. Beide Untersuchungen werden am **1.–4. Tag p.op.**, am Ende der 2. postop. Woche, nach 4–6 Wochen und dann im 4.–6. Monat nach Tumorentfernung durchgeführt.

Wir konnten bisher folgende **erste Beobachtungen** machen:

− Die Ergebnisse von CAIRNCROSS et al. hinsichtlich des Enhancement innerhalb der ersten vier postoperativen Tage scheinen sich sowohl für CT als auch für MR bestätigen zu lassen.

− Das MR ist hinsichtlich seiner Nachweisgenauigkeit durch höhere Auflösung dem CT überlegen, das Enhancement unter Gd-DTPA verhält sich aber qualitativ gleichartig zur Anfärbung im KM-CT.

− Die im frühen postop. MR (CT) erhobenen Befunde, also Anfärbung bzw. fehlende Anfärbung im Resektionsbereich korrelieren plausibel mit der Einschätzung des Operateurs hinsichtlich der bei der Exstirpation möglich gewesenen Radikalität (makroskopischer Tumorrest: Ja/Nein).

− Die Abgrenzung von sich anfärbenden Tumorresten gegenüber postoperativen Artefakten (v.a. Einblutungen) ist im MR nahezu immer möglich, bereitet aber Schwierigkeiten im CT.

− Das bekannte Enhancement im Randbereich ist in beiden bildgebenden Verfahren bis mindestens zur 6. Woche deutlich nachweisbar, Anfärbungen nach ca. einem halben Jahr sind verdächtig auf ein erneutes Tumorwachstum. Auch hier gilt die Aussage über eine wesentlich bessere Darstellung der reparativen Vorgänge bzw. des zu vermutenden Rezidivs im **MR.**

− Besonders im MR kommt innerhalb nur weniger Wochen die oft erschreckend foudroyante Wachstumsdynamik primär nur subtotal exstirpierter Glioblastome zur Darstellung.

In den **Abbildungen 10 und 11** werden einige Befunde dieser Studie demonstriert.

Sollte sich das frühe postoperative Neuroimaging unter KM-Gabe als zuverlässig erweisen in der Darstellung zurückgebliebener (makroskopischer) Tumorreste, so wäre dem Neurochirurgen − v.a. mit dem MR − eine wichtige Möglichkeit zur unmittelbaren **Qualitätskontrolle** seines operativen Vorgehens an die Hand gegeben. Hieraus könnten gerade in der noch frischen Erinnerung an den nur wenige Tage zurückliegenden Eingriff manche Strategieüberlegungen für künftige Operationen resultieren. Verbesserungen der Gesamtprognose, auch möglicherweise noch erreichbar durch eine Optimierung der **operativen** Behandlung, wären im Falle der **malignen Gliome** ja wahrlich dringend nötig!

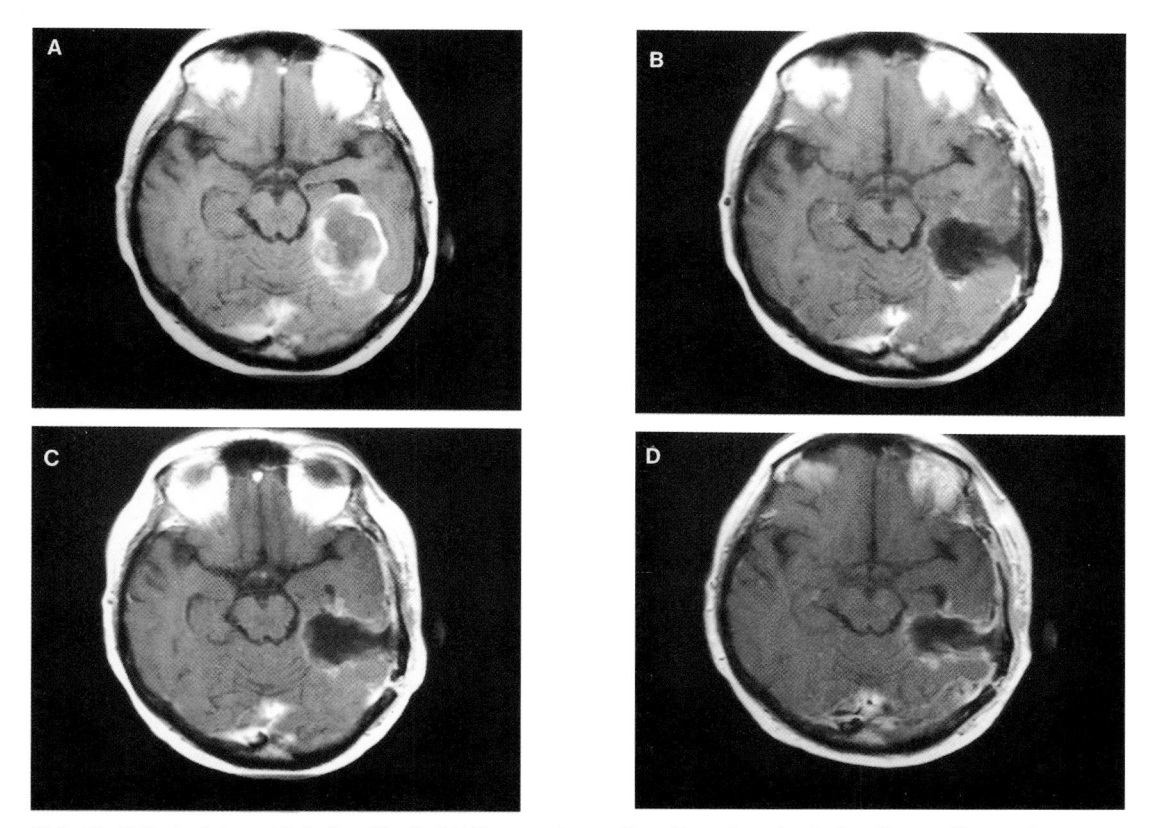

Abb. 10: Fallbeispiel aus klinischer Studie („Frühes postoperatives Neuroimaging bei malignen Gliomen").
A) Glioblastom links temporal, **präoperativ** (MR mit Gadolinium-DTPA)
B) **frühes** postoperatives MR (Gd-DTPA) desselben Patienten am **3. Tag p.op.:** keine Anfärbung eines makroskopischen Tumorrests.
C) und D) MR_{GD} am 14. postop. Tag bzw. in der 5. postop. Woche: Diskretes aber deutlich abgrenzbares Enhancement am Resektionsrand (Schrankenstörung im Rahmen reparativer Vorgänge).

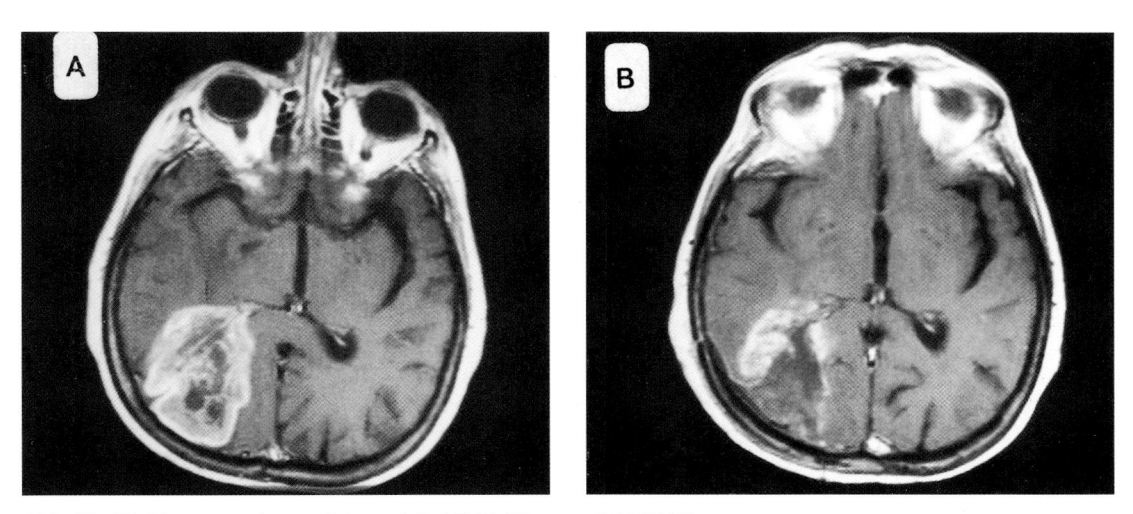

Abb. 11: Glioblastom rechts parieto-occipital (MR, T1-gew., Gd-DTPA).
A) präoperativ   B) am 3. postoperativen Tag färbt sich deutlich ein makroskopischer Tumorrest an.

Literaturverzeichnis

1. BIGNER, D. D., H. P. PEDERSEN, S. H. BIGNER, R. McCOMB — A proposed basis for the therapeutic resistance of gliomas. Semin. Neurol. 1 (1981) 169–179
2. BURGER, P. C., E. R. HEINZ, T. SHIBATA, P. KLEIHUES — Topographic anatomy and CT correlations in the untreated glioblastoma multiforme. J. Neurosurg. 68 (1988) 698–704
3. CAIRNCROSS, J. G., J. H. W. PEXMAN, M. P. RATHBONE, R. F. Del MAESTRO — Postoperative contrast enhancement in patients with brain tumor. Ann. Neurol. 17 (1985) 570–572
4. GUTIN, P. H., S. A. LEIBEL — Stereotactic interstitial irradiation of malignant brain tumors. Neurologic. Clinics 3 (1985) 883–893
5. KELLY, P., F. EARNEST, B. A. KALL, S. J. GOERSS, B. SCHEITHAUER — Surgical options for patients with deep seated brain tumors: CT assisted stereotactic biopsy. Mayo Clin. Proc. 60 (1985) 223–229
6. LAERUM, O. D., R. BJERKVIG, S. K. STEINSVAG, L. DE RIDDER — Invasiveness of primary brain tumors. Cancer Metastasis Reviews 3 (1984) 223–236
7. MATSUKADO, Y., C. S. McCARTY, J. W. KERNOHAN — The growth of glioblastoma multiforme (astrocytomas, grades 3 and 4) in neurosurgical practice. J. Neurosurg. 18 (1961) 636–644
8. McCOMB, R. D., D. D. BIGNER — The biology of malignant gliomas a comprehensive survey. Clincial Neuropathology 3 (1984) 93–106
9. RUSSELL, D. S., L. J. RUBINSTEIN — Pathology of tumours of the nervous system. 5. Auflage. Williams & Wilkins, Baltimore (1989)
10. SALAZAR, O. M., P. RUBIN — The spread of glioblastoma multiforme as a determining factor in the radiation treated volume. Int. J. Rad. Oncol. Biol. Phys. 1 (1976) 627–637
11. SALCMAN, M. — Survival in glioblastoma: Historical perspective. Neurosurgery 7 (1980) 435–439
12. SCHERER, H. J. — Structural development in gliomas. Am. J. Cancer 34 (1938) 333–351
13. SCHERER, H. J. — Forms of growth in gliomas and their practical significance. Brain 63 (1940) 1–35
14. SEILER, R. W. — Die undifferenzierten Astrozytome des Großhirns. Springer, Berlin – Heidelberg – New York (1982)
15. SHAPIRO, J. R., W. A. YUNG, W. R. SHAPIRO — Isolation, karyotype and clonal growth of heterogeneous subpopulations of human malignant gliomas. Cancer Res. 41 (1981) 2349–2359
16. WALKER, M. D., BTSG — Randomized comparisons of radiotherapy and nitrosoureas for the treatment of malignant glioma after surgery. N. Engl. J. Med. 303 (1980) 1323

Methoden der stereotaktischen Neurochirurgie in der Neuroonkologie*

B. WOWRA

Zusammenfassung

Das Repertoire der stereotaktischen Neurochirurgie in der Neuroonkologie umfaßt diagnostische und therapeutische Methoden. Ihre Möglichkeiten wurden am Beispiel der in Heidelberg mit dem hier entwickelten, integrierten, stereotaktischen System behandelten Patientenkollektive erörtert. Die invasive Diagnostik durch Serienbiopsien war an jedem Ort im Neurokranium mit großer Sicherheit und hoher Aussagekraft möglich. Zysten des Foramen Monroi stellten eine primäre Indikation für die definitive stereotaktische Therapie dar. Inoperable Gliome der WHO-Grade I–III ließen sich insbesondere bei Kindern und Jugendlichen in 60–100% durch die insterstitielle Implantation von Jod-125-Seeds zur Rückbildung bringen. Die Wirksamkeit dieser Therapie korrelierte dabei mit dem Tumor-Grading; Glioblastome waren therapieresistent. Transiente Radionekrosen waren eine spezifische Komplikation dieser Therapie (40%). Bei zystischen Kraniopharyngiomen war die intrakavitäre Isotopentherapie mit Yttrium-90 oder Phosphor-32 in ca. 80% der Patienten wirksam. In 20% führte jedoch eine Progredienz des soliden Tumoranteils zum Tode der Patienten. Ein auffallend hoher Anteil von Kindern und Jugendlichen (zwischen 30% und 50%) wurde in den Patientenkollektiven beobachtet, bei denen der schonende Charakter der stereotaktischen Therapieverfahren besonders wichtig war. Weitere Merkmale der stereotaktisch behandelbaren Tumoren sind ihre Lokalisation in unzugänglicher Hirnregionen, ihre Größe und ihre Abgrenzbarkeit in den Verfahren des Neuroimaging.

Einleitung

Der Begriff „Stereotaxie" (57) bezeichnet ein diagnostisches und therapeutisches Behandlungsprinzip, das durch ein an der Schädelkalotte fixiertes, rigides mechanisches Zielsystem eine hohe räumliche Präzision bei intrakraniellen Manipulationen gewährleistet (52). Solche Zielsysteme sind üblicherweise als stereotaktische Ringe oder Rahmen ausgelegt und definieren dreidimensionale Koordinatensysteme. Diese können mit Bildgebungsverfahren dargestellt und zur Berechnung intrakranieller Zielpunkte benutzt werden. Während die klassische Stereotaxie in erster Linie zur Behandlung von funktionellen neuronalen Störungen (z.B. im motorischen und schmerzverarbeitenden System) diente (Übersicht in 52), hat die moderne Stereotaxie ihre Domäne in der Diagnostik und Therapie von Hirntumorerkrankungen (10, 19, 21, 24, 25, 35 66). Obwohl bereits SPIEGEL und WYCIS (57) mit der Zystenentlastung eine Anwendung der Stereotaxie in der Neuroonkologie inaugierten, ermöglichte erst die Entwicklung digitaler Bildgebungsverfahren, insbesondere der Computertomographie (30, 38, 60, 66, 68, 72), durch eine direkte Darstellung intrakranieller Tumoren eine Anwendung der Stereotaxie in der Neuroonkologie (54).

---

* Die Arbeit begründet sich auf Patientenkollektive, die in den Jahren 1980–1986 in der Neurochirurgischen Universitätsklinik Heidelberg mit stereotaktischen Verfahren behandelt wurde. Der Autor verdankt seine Sachkenntnis Herrn Professor Dr. med. Volker STURM (Abteilung für Stereotaxie der Universität Köln), dessen Mitarbeiter er in Heidelberg in den Jahren 1984–1988 war. Methodisch handelt es sich um eine zusammenfassende Sekundärpublikation der Heidelberger Behandlungsergebnisse, die durch eine Literaturübersicht ergänzt wird. Die Arbeiten wurden durch das Tumorzentrum Heidelberg–Mannheim gefördert.

Ziel dieser Arbeit ist die Darstellung der modernen stereotaktischen Neurochirurgie und ihrer Bedeutung für die Neuroonokologie am Beispiel der in Heidelberg mit dem hier entwickelten, integrierten, stereotaktischen System (8, 9, 13, 16, 50, 51, 53, 54, 60, 62) behandelten Patienten.

Methodik*

1 — Patientenkollektive
Das hier vorgestellte Gesamtkollektiv sind die in Heidelberg in den Jahren 1980 bis 1987 stereotaktisch behandelten Patienten.

Stereotaktische Biopsien (55)
Von insgesamt 285 Patienten hatten 219 Hirntumoren, 58 (26%) waren Kinder und Jugendliche. Von wenigen Ausnahmen abgesehen, erfolgten die Biopsien im Sinne einer Serienbiopsie repräsentativ vom proximalen zum distalen Tumorrand mit der Spiralsonde (2). In Anlehnung an das Klassifikationsschema von KERNOHAN (26) erolgte die histologische Diagnostik nach der WHO-Graduierung (75).

Kolloidzysten des dritten Ventrikels
Eine 49jährige Patientin entwickelte über mehrere Jahre zunehmend gehäufte Kopfschmerzattacken, als deren Ursache ein Hydrocephalus occlusus durch einen homogenen Kontrastmittel-anreichernden Tumor am Foramen Monroi computertomographisch nachgewiesen wurde. Vor der Verlegung zur stereotaktischen Therapie erhielt die Patientin einen ventrikuloatrialen Liquorshunt (Abb. 1a, b). Vier weitere Patienten mit vergleichbarer klinischer Symptomatik und demselben Tumortyp wurden im Beobachtungszeitraum behandelt.

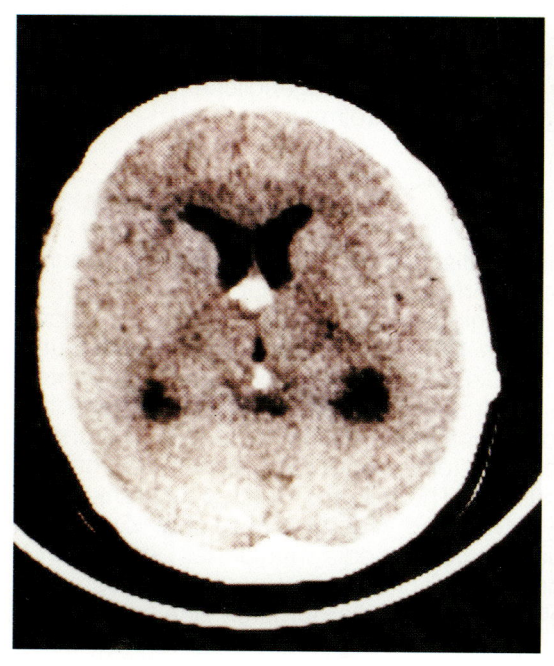

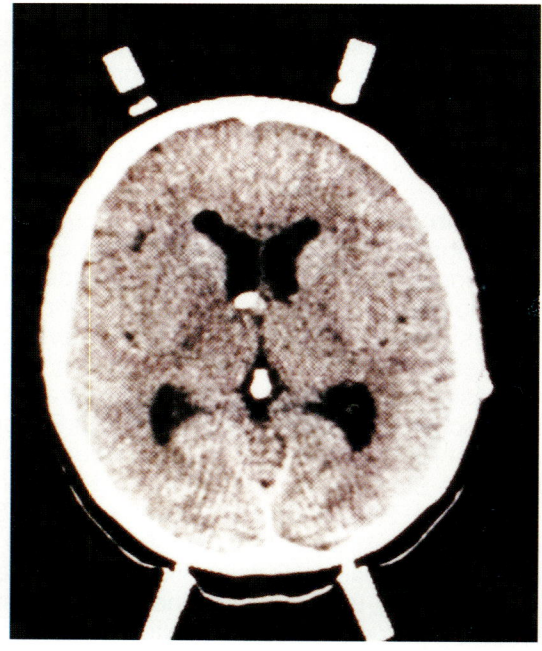

Abb. 1: a) F.-Monroi-Zyste im CT (VA-Shunt implantiert). b) F.-Monroi-Zyste nach subtotaler stereotaktischer Evakuation: die Liquorpassage ist wieder frei (liegender VA-Shunt).

---

* Literaturverweise in den Überschriften bezeichnen Arbeiten der Heidelberger Gruppe.

Gliome (8, 9, 16, 50, 53, 54, 60, 62, 63, 73, 74)

Das Kollektiv besteht aus 58 Patienten. In jedem Fall war die Wachstumstendenz des Tumors durch eine Verschlechterung des klinischen Zustandes oder eine Zunahme der Tumorgröße im CT-Bild nachgewiesen. Histologisch handelte es sich um 9 pilozytische Astrozytome, ein subependymales Riesenzellastrozytom (beide WHO Grad I), 2 supratentorielle Ependymome, 3 Oligoastozytome, 17 fibrilläre oder gemästete Astrozytome (WHO Grad II – Tumoren), 19 anaplastische Astrozytome, 2 maligne Oligoastozytome (WHO Grad III), und um fünf Glioblastome (WHO – Grad III–IV) (55). 19 (31%) Patienten waren Kinder und Jugendliche unter 20 Jahren. Die Nachbeobachtungszeit betrug im Median 18 Monate. Sie war damit im Vergleich mit der Proliferations-Geschwindigkeit der niedergradigen Gliome sehr kurz. Daher konnte die Analyse der Effektivität der stereotaktischen Therapie nicht auf einer Bestimmung der Überlebenszeiten der Patienten beruhen. Eine diesbezüglich weitergehende Arbeit ist derzeit noch nicht abgeschlossen (63). Um Effektivität und Verträglichkeit der Jod-125-Seed-Implantation zu messen, wurden Ansprechrate (Anteil der sich zurückbildenden oder sich nicht weiter vergrößernden Tumoren) und Rückbildungsgeschwindigkeit der Tumoren berechnet. Zu diesem Zweck wurde die Größe der einzelnen Tumoren nach Kontrastmittelapplikation im zeitlichen Verlauf auf CT-Filmen gemessen. Aus diesen Daten wurden vier Gruppen entsprechend dem Grading der WHO für Gliome gebildet (75). Hieraus ließ sich über eine lineare Regression die Zeit für eine 80- bzw. 90prozentige Schrumpfung des Tumorvolumens bestimmen. Das jeweilige Tumorvolumen zum Zeitpunkt der stereotaktischen Therapie bestimmte den 100%-Bezugswert (71, 73). Die Volumetrie der Tumoren erfolgte nach der Ellipsoidformel.

Kraniopharyngeome (17, 37, 47, 58, 59, 61, 63, 69, 70)

Bei 58 Patienten mit überwiegend zystischen Kraniopharyngiomen konnte eine Patientengruppe mit Tumormanifestation im Kindes- und Jugendalter (unter 15 Jahren) von einer Erwachsenengruppe (über 20 Jahre) unterschieden werden. 29 Patienten waren unter 15 Jahre alt, 29 über 20 Jahre. Die Geschlechtsverteilung war ausgewogen (f/m 30/28). 34 (59%) Patienten waren vor der stereotaktischen Therapie mindestens einmal (maximal dreimal) mikrochirurgisch operiert worden. 30 (52%) Patienten benötigten einen Liquorshunt. Die Tumoren verursachten eines oder mehrere der folgenden Initialsymptome: bei 41 (71%) Patienten Sehstörungen (in der Regel Chiasmasyndrome), bei 38 (66%) Patienten Hirndrucksymptome, bei 30 (52%) Patienten endokrine Auffälligkeiten, und bei 3 (5%) Patienten anderweitige neurologische Fokalsymptome. Eine endokrine Insuffizienz wurde bei 25 (86%) Jugendlichen, aber nur bei 17 (59%) Erwachsenen nachgewiesen. Die übrigen Initialsymptome waren bei Jugendlichen und Erwachsenen gleich häufig (Tab. 1).

Tab. 1: Initialsymptome der Kraniopharyngiompatienten

Initialsysteme		unter 15 Jahre	über 20 Jahre
Sehstörungen i.d.R. Chiasmasyndrome	41 (71%)	21	20
Hirndrucksymptome	38 (66%)	18	20
Endokrine Insuffizienz	30 (52%)	18	12
andere	3 (5%)	1	2

2 – Integriertes Stereotaxiesystem* (13, 16, 53, 54, 60)

Das Heidelberger System ermöglicht eine umfassende stereotaktische Diagnostik und Therapie. Es können sowohl nicht-invasive Verfahren des Neuroimaging (Computertomographie, Magnetresonanztomographie, Angiographie und Positronenemissionstomographie) als auch Biopsien und radiochirurgischen Therapiemethoden (Isotopen-Implantation, Tab. 2a, b, intrakavitäre Isotopenapplikation und externe Konvergenzbestrahlung) sequentiell unter identischen stereotaktischen Bedingungen durchgeführt werden. Magnetresonanztomographie (MRT) und Positronenemissionstomographie (PET) ausgenommen, die in einem speziellen Holzring durchgeführt werden, erfolgt die Fixierung der Patienten in einem modifizierten Metallring nach RIECHERT-MUNDINGER (45) (Abb. 2a, b). Für Lagerung und Transport der im stereotaktischen Ring fixierten Patienten wurde eine Lafette entwickelt, die auch eine Narkoseeinrichtung transportieren kann. Für die Rekonstruktion des durch den stereotaktischen Grundring definierten Koordinatensystems bezüglich der unterschiedlichen Bildgebungsverfahren wurden verschiedene, aufsetzbare Lokalisationsphantome entwickelt, und ebenso für die Justierung des Systems nach einem Transport eines Patienten vom Ort der CT-Untersuchung zum Operations- oder Betrahlungsraum. Im integrierten Gesamtsystem wird eine Präzision von einem Millimeter eingehalten.

Die präzise räumliche Bildinformation aus CT, MRT etc. wird durch Computerprogramme, die eine dreidimensionale Planung radiochirurgischer Therapieverfahren (Isotopenapplikation, Konvergenzbestrahlung) erlauben umgesetzt (8, 9, 50) (Abb. 3a, b, c). Ein spezielles Programm gleicht dabei die in MRT-Bildern enthaltenen geometrischen Verzerrungen aus (51). Für die interstitielle Radiotherapie inoperabler autochtoner Hirntumoren wurden implantierbare Kapseln (sog. Seeds, Fa. 3M) verwendet, die endständig zwei Depots von

Tab. 2: Radioaktive Nuklide in der stereotaktischen Neurochirurgie

Tab. 2a: **Intrakavitäre Therapie** (Kolloide, β-Strahler) (64)

	Chemische Verbindung	mittlere β-Energie	Halbwertszeit	Reichweite
Phosphor-32	Chromat	0,69 MeV	14,2 Tage	0,8 mm
Rhenium-186	Sulfid	0,36 MeV	3,8 Tage	0,4 mm
Yttrium-90	Silikat	0,93 MeV	2,7 Tage	1,1 mm

Tab. 2b: **Interstitielle Radiotherapie** (Seeds, Drähte, Γ-Strahler) (10)

	Strahlungsenergie			Halbwertszeit
	α	β	Γ	
Jod-125	–	–	28 – 35 KeV	60,2 Tage
Iridium-192	–	+	300 – 610 KeV	74,2 Tage

---

* Das System wurde im Rahmen einer Kooperation zwischen dem Institut für Radiologie und Pathophysiologie des Deutschen Krebsforschungszentrums Heidelberg (Direktor Prof. Dr. W. J. LORENZ) und dem Großprojekt „Neuroonkologie" des Tumorzentrums Heidelberg/Mannheim (Leiter Prof. Dr. V. STURM) entwickelt.

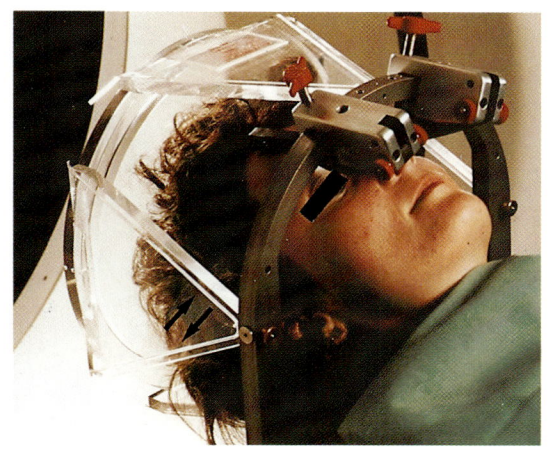

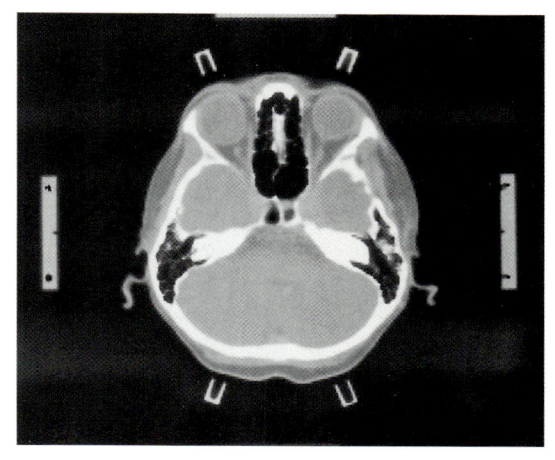

Abb. 2a **Abb. 2b**

Abb. 2: a) Patient im stereotaktischen Grundring. Auf diesem ist das Lokalisationsphantom für die CT-Untersuchung fixiert. V-förmige Drähte (Pfeile) dienen bei der Untersuchung zur Bestimmung der vertikalen Koordinate im Bezug auf den durch die Mitte des Grundringes definierten Nullpunkt des Koordinatensystems.
(Abbildung: DKFZ Heidelberg).
b) CT-Schnitt transversal mit Darstellung der in 1a beschriebenen Drähte für die Höhenlokalisation (Punktepaare in den hellen Balken).

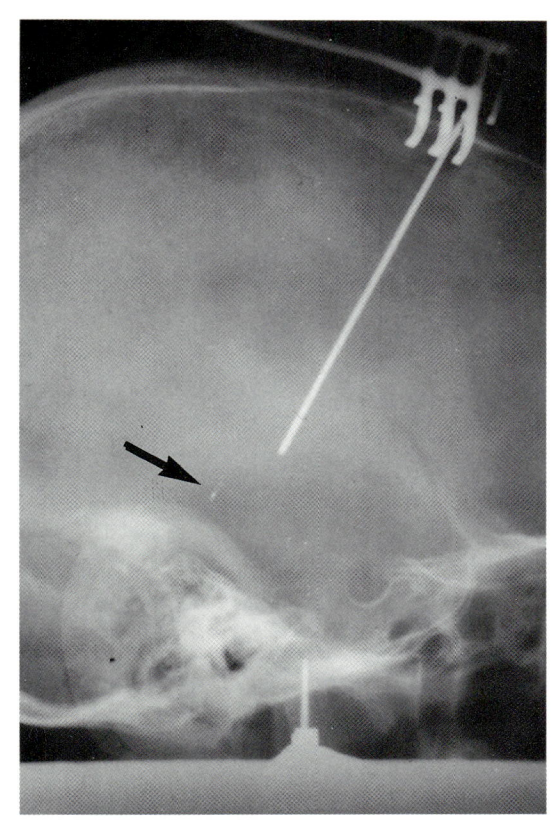

Abb. 3a

Abb. 3: Jod-125-Seed-Implantation.
a) Seed (Pfeil) und Implantationskanüle im Röntgenbild.
b) Dreidimensionale CT-Rekonstruktion mit interaktiver Markierung des Tumorrandes (hellgrüne Punkte); Projektion der geplanten Seed-Implantationskanäle für drei Seeds.
c) Beispiel der 3D-Planung für die interstitielle Radiojodtherapie. Die weißen Linien markieren die Isodosen von 80 Gy bis 30 Gy kumulativer Dosis.

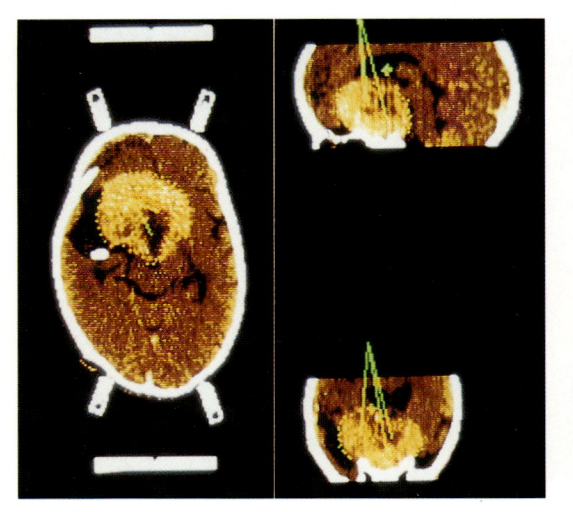

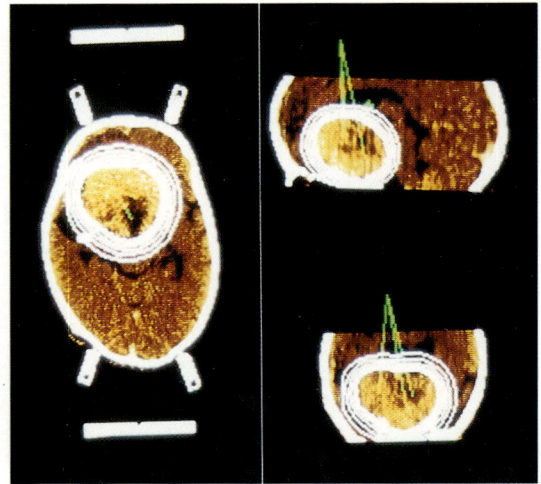

Abb. 3b   Abb. 3c

Jod-125 enthalten. Planungsprogramme berücksichtigen die hieraus resultierende Anisotropie der Strahlenfelder (8, 9). Das Jod-125-Isotop gilt als strahlenbiologisch günstigstes Nuklid für die Hirntumortherapie (10, 40); die therapeutisch wirksame Gammastrahlung des Jod-125 hat eine deutlich niedrigere Energie als diejenige des Iridium-192, das von MUNDINGER häufig eingesetzt wurde (34–36). Hieraus resultiert ein sehr günstiger und sehr steiler Dosisabfall am Rand des Bestrahlungsfeldes. Die Jod-125-Seeds wurden permanent implantiert, wobei für Gliome der WHO Graduierung I–II eine kumulative Tumorranddosis von ca. 80 Gy angestrebt wurde. Maligne Gliome (Grad II–IV) erhielten durch die Seeds eine kumulative Randdosis von 60 Gy, die durch eine externe fraktionierte Bestrahlung von 15–35 Gy ergänzt wurde, um die initiale Strahlenbelastung des Tumors zu erhöhen.

Bei der intrakavitären Radiotherapie der zystischen Kraniopharyngiome wurde eine Verödung der Zyste durch eine Nekrotisierung des Zystenepithels angestrebt. Für diese Therapie mußte zunächst der Nachweis der Dichtigkeit der Zyste durch die Applikation eines diagnostischen Nuklids (Indium-111) geführt werden. Das Zystenvolumen wurde sowohl computertomographisch als auch durch Isotopendilution bestimmt (17), um Septierungen innerhalb der Zyste auszuschließen und um solide Tumoranteile, die im CT jeden Grauwert zeigen können (6), abzugrenzen. Die endokavitäre Radiotherapie erfolgte schließlich durch Instillation von Betastrahlern mit kurzer Reichweite (vgl. Tabelle 2), wobei eine Gesamtdosis von 200 Gy an die Zystenwand abgegeben wurde. In dieser Dosis ist allerdings die Bremsstrahlung der Nuklide unberücksichtigt. Bei drohender Erblindung des Patienten wurde die Zyste zunächst durch eine stereotaktische Punktion entlastet und die endokavitäre Radiotherapie in einer zweiten Operation appliziert.

Ergebnisse und Diskussion

Tumorbiopsien (55)

Die Tumorbiopsien erbrachten in 95% eine histologische Diagnose, wobei durchschnittlich 4–6 Einzelbiopsien aus einem Biopsiekanal entnommen wurden (55). Anders als bei OSTERTAG (39) wurden die Diagnosen am intraoperativen Quetschpräparat nur als „vorläufig" eingestuft und in jedem Fall mit der Therapie gewartet, bis das Material auch nach Paraffineinbettung untersucht war. Bei 11 Patienten konnte später an umfangreicherem

Material (OP der Autopsie) die Diagnosen überprüft werden. In 9 Fällen wurde die Diagnose vollständig bestätigt, in einem Fall mußte das Gliom-Grading geändert werden. Bei zwei Patienten war stereotaktisch keine endgültige Diagnose gestellt worden, was jedoch am umfangreicheren OP-Material gelang. In einem Fall mußte die stereotaktische Diagnose geändert werden (55). In der Literatur wird der Prozentsatz der richtigen Diagnosen nach stereotaktischer Biopsie mit ca. 87% (39) angegeben. Problematisch sind solche Biopsien insbesondere dann, wenn nur wenige Proben entnommen werden können und das Gewebe inhomogen strukturiert ist (39). Proben, die aus der Rand- bzw. Infiltrationszone maligner Gliome stammen verschleiern das richtige Grading (39).

Etwa bei jedem zehnten Eingriff blutete es leicht aus der Biopsiekanüle; diese Mikroblutungen zwangen aber nur in einem Fall zum Abbruch des Eingriffs und blieben ohne klinisches Korrelat. Zwei schwerere Massenblutungen, eine davon letal, wurden bei insgesamt 285 Serienbiopsien beobachtet. Iatrogene Infektionen wurden nicht beobachtet. Die meisten Biopsien (85%) erfolgten in tiefen, paramedianen Gehirnarealen oder im Hirnstamm (55). Abbildung 4 a–c zeigt am Formol-fixierten Gehirn Beispiele für stereotaktische Zugänge, die belegen sollen, daß eine derartige Biopsie aus jeder Gehirnregion mit vertretbar niedrigem Risiko (etwa 2,4% Morbidität, 0,7% Mortalität [39]) entnommen werden kann und daher vor einer differenten Therapie (Radiatio oder Chemotherapie) bei unklaren intracerebralen Raumforderungen indiziert ist (1, 12, 21, 25, 39, 55, 68).

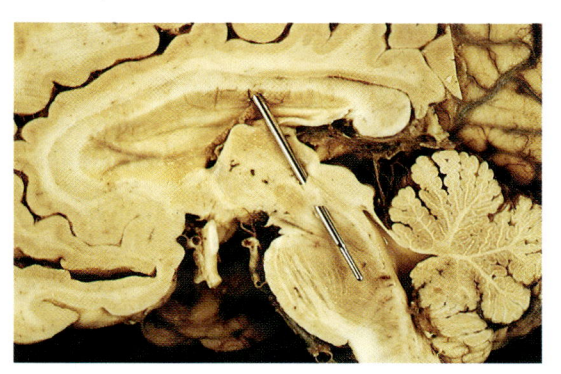

Abb. 4b

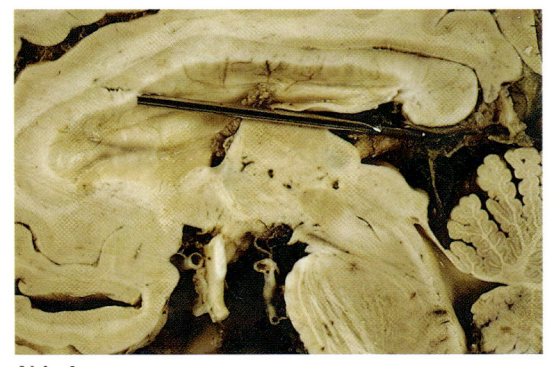

Abb. 4c

Abb. 4: Zugänge für stereotaktische Biopsien am Autopsiepräparat.
a) Koronarer Zugang zu den Stammganglien;
b) Hirnstammbiopsie von retrokoronar;
c) Biopsie der Pinealisregion.

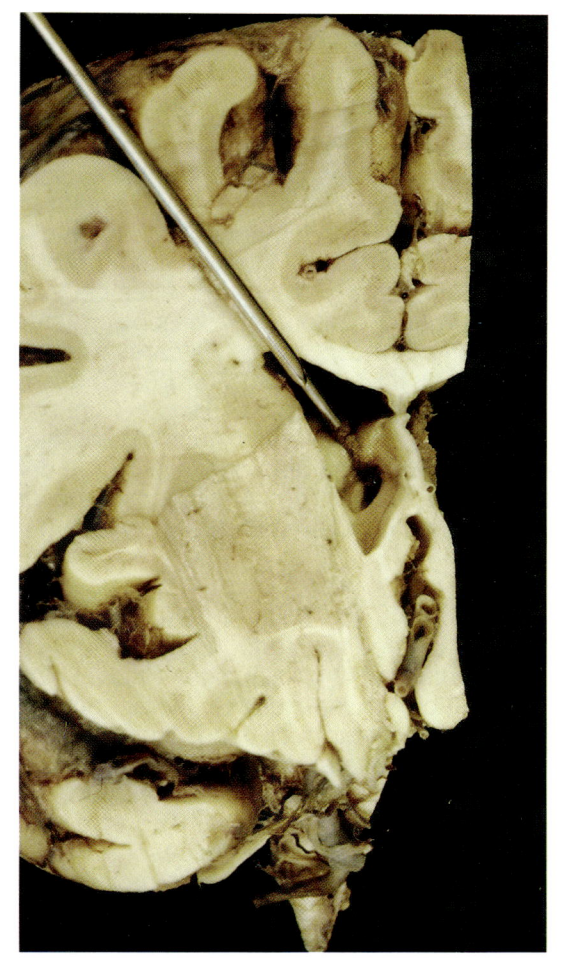

Abb. 4a

Kolloidzysten des dritten Ventrikels

Kolloidzysten des dritten Ventrikels sind eine seltene, aber bekannte Ursache für plötzliche cerebrale Todesfälle (44, 48). In Abbildung 5 ist das Beispiel eines 30jährigen Mannes dargestellt, der nach mehrjährigen rezidivierenden Kopfschmerzen unter einer finalen Kopfschmerzattacke infolge einer Foramen-Monroi-Blockade (Pfeil) verstorben ist. Infolge der durch CT und MRT verbesserten diagnostischen Möglichkeiten (33) werden fatale Verläufe heute seltener beobachtet.

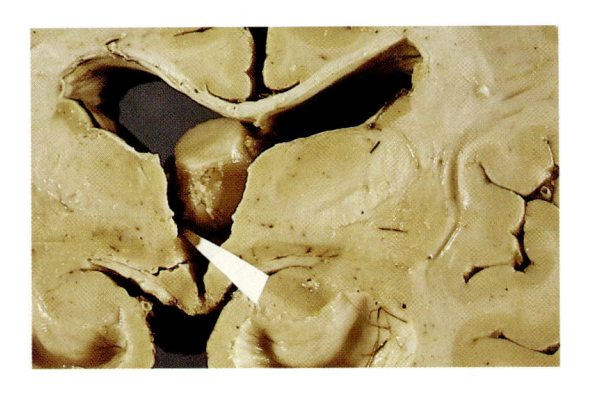

Abb. 5: Foramen Monroi-Zysten
a) Pathologisch-anatomisches Präparat (Institut für Hirnforschung der Universität Tübingen, em. Direktor Prof. Dr. J. Pfeiffer). Pfeil markiert durch Kolloidzyste okkludiertes F. Monroi.

Wird eine Kolloidzyste am Foramen Monroi nachgewiesen, stellt sich die Frage: stereotaktische oder mikrochirurgische Therapie (14)? Bei allen fünf Patienten des Heidelberger Kollektivs konnte die Kolloidzyste stereotaktisch erfolgreich therapiert werden; ein Patient mußte allerdings zweimal kurz hintereinander operiert werden, da beim ersten Eingriff nur ein ungenügender Teil der Kolloidzyste entfernt wurde. Eine Patientin entwickelte nach der stereotaktischen Operation mehrere Wochen anhaltende, leichte Störungen des Kurzzeitgedächtnis und des Orientierungssinnes, die wohl auf einer passageren Affektion des Fornixsystems beruhen; die übrigen vier Patienten waren postoperativ beschwerdefrei. Diese günstigen Behandlungsergebnisse stützen das Konzept einer primären stereotaktischen Indikation bei diesen Tumoren (Übersicht bei 14; außerdem 20, 33, 46), auch wenn manche Zysten mit einer sehr derben Wand ausgestattet sind, die die Punktion erschwert. In diesen Fällen ist die Backlund'sche Spiralsonde (2) hilfreich. Auch ein mitunter sehr zähes Kolloid kann die Evakuation erschweren (46); so sind die Fornixsymptome der geschilderten Patientin auf ein durch die Kolloidviskosität erschwertes Aspirationsmanöver zurückzuführen. Eine mikrochirurgische Operation solcher Tumoren wird aber dennoch nur selten erforderlich (14).

Interstitielle Radiojodtherapie: Gliome (63, 73, 74)

Für die Auswertung standen 49 der 58 behandelten Patienten zur Verfügung (63, 74). Alle Grad 1 – Astrozytome wurden durch die Jod-125-Implantation zur vollständigen Rückbildung gebracht. Ihre Rückbildungszeit betrug 4 Monate (Tab. 3). Eine positive therapeutische Wirkung (Schrumpfung des Tumors oder mindestens Wachstumsstillstand) wurde bei 14 von 16 Gliomen Grad 2 mit einer Rückbildungszeit von 7 Monaten gemessen (Abb. 6a, b). Auch für die malignen Gliome (Grad 3 nach WHO) konnte eine therapeutische Effektivität erzielt werden. 11 von 18 Patienten profitierten in dieser Gruppe von der Therapie. Die errechnete Tumorschrumpfungszeit lag bei 10 Monaten (Abb. 7a–c). Insbesondere für Kinder mit anaplastischen Gliomen hat sich damit dieses, an einem Pilotprojekt von SZIKLA (67) orientierte Therapiekonzept vorteilhaft bewährt. In der Gruppe der Glioblastome (Grad 4 nach WHO) zeigte lediglich ein Kind im Beobachtungszeitraum eine Konstanz der Tumorgröße; eine Tumorregressionszeit konnte in dieser Gruppe daher nicht berechnet werden. Obwohl die hier vorgelegten Patientenzahlen relativ klein sind, stehen die Ergebnisse hinsichtlich der Effektivität der Therapie im Einklang mit den Ergebnissen anderer Gruppen (10, 34, 35, 36, 40, 41).

Tab. 3: Interstitielle Jod-125 Seed Implantation: Therapie-Effekt

WHO Grad (Gliome)	Tumoransprechrate x/n Patienten	(%)	Tumorschrumpfungszeit (Monate)
1	10/10	100	4
2	14/16	88	7
3	11/18	61	10
4	1/5	20	—

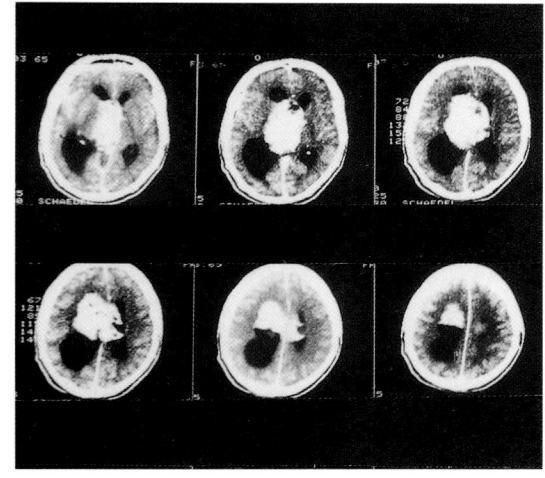

Abb. 6a

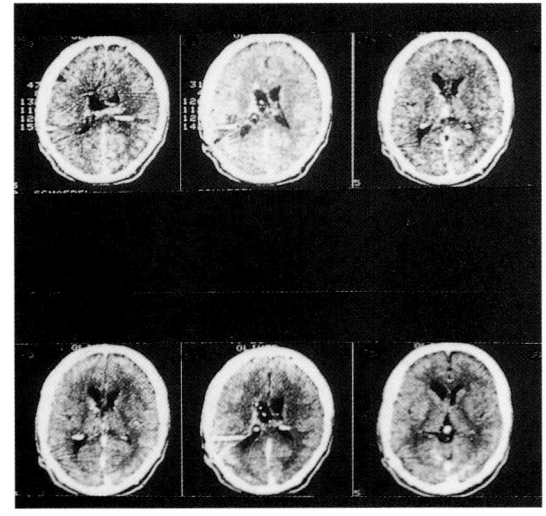

Abb. 6b

Abb. 6:
a) Vor Therapie mit Jod-125-Seeds: Gliom Grad 2 (Ependymom).
b) Kontrolle 14 Monate nach Therapie.

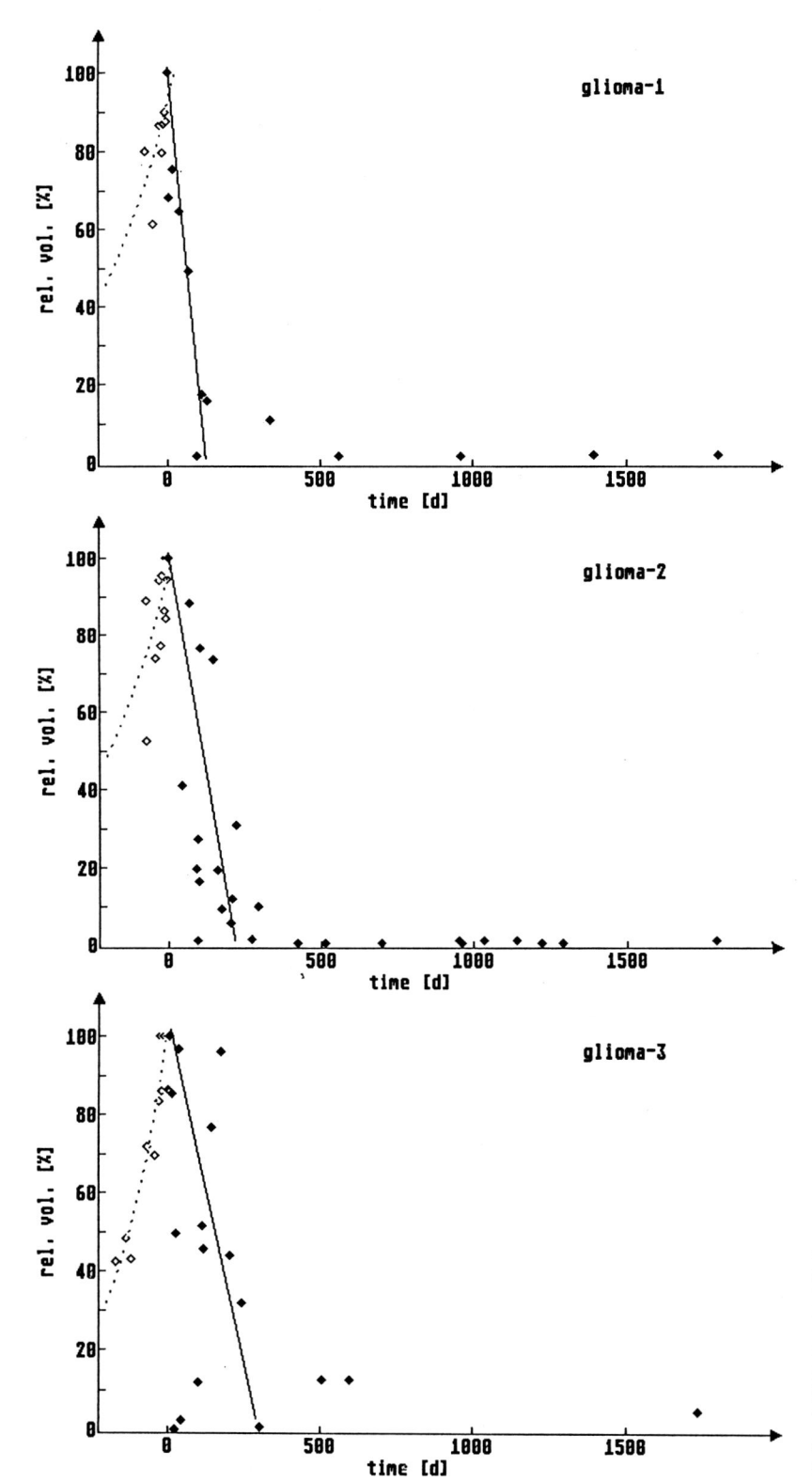

Abb. 7: Wachstumskurven (gepunktete Exponentialkurve) und Tumorrückbildungsgeschwindigkeit (Regressionsgrade) bei Gliomen Grad 1–3 nach interstitieller Jod-125-Therapie.
a) Gliome Grad 1, b) Gliome Grad 2, c) Gliome Grad 3.

Deutlich geworden ist darüberhinaus der Einfluß der biologischen Dignität der Hirntumoren auf die Therapieeffektparameter: sowoh Ansprechrate wie auch Ansprechgeschwindigkeit waren nach Jod-125-Implantation mit der Graduierung korreliert (Tab. 6). Aus einer weiteren, eigenen Untersuchung wurde deutlich, daß die Malignität der Gliome signifikant mit der Tumorgröße korreliert: maligne Gliome sind größer als benigne (71). Im Größenvergleich von Grad 2 − Gliomen wurden 16 mikrochirurgisch operierte Patienten $39,8 \pm 36,0$ ccm gemessen; die stereotaktisch durch Permanentimplantation von Jod-125 Seeds behandelten Grad 2-Gliome (22 Patienten) waren dagegen mit $15,5 \pm 22,7$ ccm signifikant ($p < 0.005$) kleiner (71). Das Tumorvolumen ist damit neben der Abgrenzbarkeit und der Lokalisation (40) ein wesentliches Entscheidungskriterium für die Differentialindikation mikrochirurgische vs. stereotaktische Therapie der Gliome. Diese Befunde bei den etablierten lokalen Therapieverfahren kennzeichnen darüberhinaus auch eine Basislinie für die notwendige weitere Entwicklung der lokalen Therapieverfahren der malignen Gliome.

Zerebrale Radionekrosen stellen eine spezifische Spätkomplikation der interstitiellen Radiojodtherapie dar. Während solche Strahlenreaktionen für die aggressive hochdosierte Therapie von Glioblastomrezidiven (19) sowie für die Kombinationsbehandlung mit externer Strahlentherapie bekannt waren (27), wurde sie in unserem Kollektiv nach niedrigdosierter Jod-125 Therapie bei inoperablen Gliomen erstmals systematisch untersucht (73). Bei acht von zwölf Patienten (40%) wurden transiente Strahlennekrosen gefunden, die ein Rezidiv des Primärtumors nachahmten. Während dieser Episoden zeigten die Patienten eine erhebliche Morbidität; so sank der Karnofky-Index (22) während der Strahlenreaktion um 20 Punkte. Die Inzidenz der Strahlennekrosen war mit der Tumorrückbildungszeit, der implantierten Radioaktivität und mit der akkumulierten Tumorranddosis korreliert (Abb. 8). Ein indirekter Zusammenhang mit dem Tumorvolumen bestand über die Menge der implantierten Radioaktivität. Es konnte darüberhinaus wahrscheinlich gemacht werden, daß die biologische Signifikanz dieser Reaktionen weit über die aktive Phase hinausreicht. Ein Patient erlitt 6 Jahre und fünf Monate nach der Therapie eine vom Ort der Seedimplantation ausgehende Hirnblutung, eine weiterer entwickelte eine diffuse Marklagerschädigung, die ihn dement machte.

Aus der Beobachtung dieser Nebenwirkungen können wohl Schlußfolgerungen für die weitere Entwicklung dieser Therapiemethode abgeleitet werden: die Dauer der Seedimplantation sollte sich individuell nach dem CT-Verlauf richten. Ist nachgewiesen worden, daß ein Tumor zerstört ist, sollten die Seeds wieder entfernt werden.

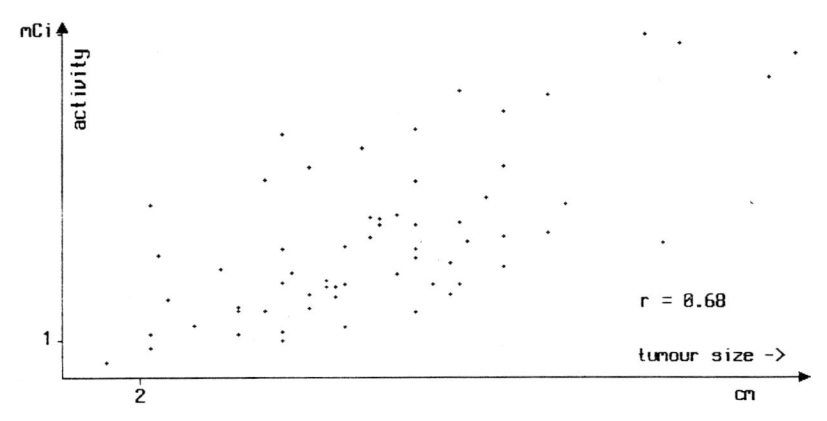

Abb. 8: Korrelation: Tumorvolumen der Gliome (x-Achse) und implantierte Radioaktivität (mCi, y-Achse).

Stereotaktische Therapie der Kraniopharyngiome (37, 47, 58, 59, 61, 64, 69, 70)
Obwohl Kraniopharyngiome (11) heute mit geringerem Risiko als früher (23) exstirpiert werden können (7, 15, 28, 65), bleiben Rezidive dieser Tumoren (43) und solche mit großem zystischen Anteil (6, 56) immer noch ein therapeutisches Problem. Aufgrund der Rezidivierungsneigung dieser sich − in diesem Kollektiv − zu etwa 50% bei Kindern und Jugendlichen manifestierenden Tumoren und ihrer histologischen Gutartigkeit sollte schonenden Therapieverfahren Vorrang eingeräumt werden (6, 18, 32, 43, 49).

Zwar hat die fraktionierte Strahlentherapie ihren Platz im therapeutischen Repertoire für Kraniopharyngiome bis heute behalten (31), aber bereits 1951 wurde von LEKSELL und LIDEN (29) die intrakavitäre Isotopentherapie der zystischen Kraniopharyngiome vorgestellt und von BACKLUND (3, 6) und anderen (42) fortgeführt. Das Kollektiv der hier vorgestellten Patienten (37, 47, 58, 59, 61, 64, 69, 70) stellt eine Auswahl von solchen Patienten dar, bei denen eine Tumorextirpation von vornherein nicht möglich erschien, oder bei denen eine erfolgte Operation nicht radikal war. Das Kollektiv weist einen überdurchschnittlich hohen Morbititätsgrad auf, was sowohl durch die klinische Symptomatik (Tab. 1) als auch durch die große Anzahl operativer Eingriffe belegt wird. Insgesamt waren bei den Patienten bei einer mittleren klinischen Beobachtungszeit von 3,1 ± 1,9 Jahren 225 Eingriffe, d.h. durchschnittlich vier Operationen pro Patient erforderlich.

Zur nachfolgenden Analyse der stereotaktischen Therapie standen die Daten von 46 Patienten zur Verfügung. Bei diesen wurden insgesamt 78 Kraniopharyngeomzysten behandelt. Vor der definitiven Zystentherapie durch Instillation von Betastrahlern wurden 27 (56%) Zysten aufgrund einer rasch progredienten Visusverschlechterung stereotaktisch punktiert und entlastet. Die meisten Zysten (71 oder 91%) wurden schließlich durch Instillation von Yttrium-90-Kolloid behandelt, eine große Zyste mit einem Volumen von 120 ml mit Phosphor-32-Kolloid und sieben Zysten mit Rhenium-186-Kolloid (Tab. 4). Während es nur bei vier (6%) Zysten nach Yttrium-90-Instillation zu einer Lekage des Radiopharmakons in den Subarachnoidalraum kam, lief das Rhenium-186-Kolloid bei allen damit behandelten Patienten aus; daher wurde dieses Pharmakon später nicht mehr eingesetzt (37). Die Zystenlekagen hatten keine klinisch apparenten Folgen, aber vier Patienten starben nach Rhenium-186 Therapie an therapieresistenten Zysten (64) (Tab. 5).

Die Behandlungsergebnisse beziehen sich im Folgenden auf die mit Yttrium-90-Kolloid und den mit Phosphor-32-Kolloid behandelten Patienten (Tab. 6). Sehstörungen hatten sich nach der Zystentherapie bei 36 (72%) Patienten gebessert, bei 8 (22%) Patienten waren sie stabil geblieben. Die Hirndrucksymptome (insbesondere Kopfschmerzen) konnten durch die Kombinationsbehandlung (Zystentherapie plus evtl. notwendiger Shuntimplantation) bei 33 (85%) gebessert und bei 5 (15%) stabilisiert werden. Eine weitere Sehverschlechterung wurde bei zwei Patienten beobachtet (6%), eine Progredienz zystenbedingter Hirndrucksymptome wurde nicht beobachtet. Die endokrinen Insuffizienzsymptome wurden zwar nicht gebessert, blieben jedoch bei 24 (96%) Patienten stabil und verschlechterten sich bei einem Patienten (4%). Der allgemeine klinische Zustand konnte damit bei 35 (76%) Patienten durch die stereotaktische Therapie der Kraniopharyngiomzysten gebessert und bei acht (17%) stabilisiert werden; drei Patienten (7%) verschlechterten sich nach Therapie. Bei 37 (80%) Patienten führte die Yttrium-90 Instillation zu einer Zystenverkleinerung (Abb. 9a, b), bei 5 (11%) Patienten zu einem Wachstumsstillstand, und bei 4 (9%) Patienten vergrößerten sich therapierte Zysten weiter. Ein Rezidiv einer bereits einmal behandelten Zyste wurde bei vier Patienten (7%) beobachtet, neue Zysten bildeten sich im Beobachtungszeitraum bei 10 Patienten (18%). Drei Patienten (7%) entwickelten wohl infolge der nicht berechenbaren Bremsstrahlung der β-Strahler Okulomotoriusparesen. 16 (28%) Patienten mit einer klinischen Beobachtungszeit von 5,7 ± 3,8 Jahren verstarben. Todesursache von zwölf Patienten war eine Wachstumsprogredienz des soliden Tumoranteils mit Infiltration von Hirnstamm und Hypothalamus (Tab. 5). In diesem Zusammenhang konnte dem computertomographischen Aspekt des soliden Kraniopharyngiomanteils retrospektiv eine prognostische Bedeutung zugeschrieben werden (47): es war der solide Tumoranteil homogen kontrastiert und scharf

Tab. 4: Stereotaktische Therapie von Kraniopharyngiom-Zysten

	Yttrium-90	Rhenium-186	Phosphor-32
Anzahl therapierter Zysten	71	7	1
Zystenlekagen	4 (6%)	7 (100%)	0
Progredienz/Rezidive	4 (6%)	4 (57%)*	0
Zystenneubildungen	10	–	1
Effektivität	94%	0%	–

* therapieresistent

Tab. 5: Zystische Kraniopharyngiome: Morbidität und Mortalität

Morbidität	Anzahl betroffener Patienten
Strahlenfolgen (?)	3 N. oculomotorius Paresen
Zystenlekagen	klinisch inapparent
Mortalität	**Anzahl betroffener Patienten**
Zystenrezidive	4 alle nach Rhenium-186-Therapie
Strahlenfolge	1 (hypothalamische Insuffizienz)
Shuntsepsis	1
nach Sekundär-OP (offen)	2 (hypothalamische Insiffizienz)
Progression des soliden Tumoranteils	12

Tab. 6: Ergebnisse der Yttrium-90 Therapie zystischer Kraniopharyngiome

	N	verbessert	unverändert	verschlechtert
Sehstörungen	36	26 (72%)	8 (22%)	2 (6%)
Hirndrucksymptome	33	28 (85%)	5 (15%)	0
Endokrine Insuffizienz	25	0	24 (96%)	1 (4%)
Klinischer Zustand	46	35 (76%)	8 (17%)	3 (7%)
Zystenvolumen (CT)	46	37 (80%) verkleinert	5 (11%) unverändert	4 (9%) vergrößert

N: Anzahl der betroffenen Patienten.

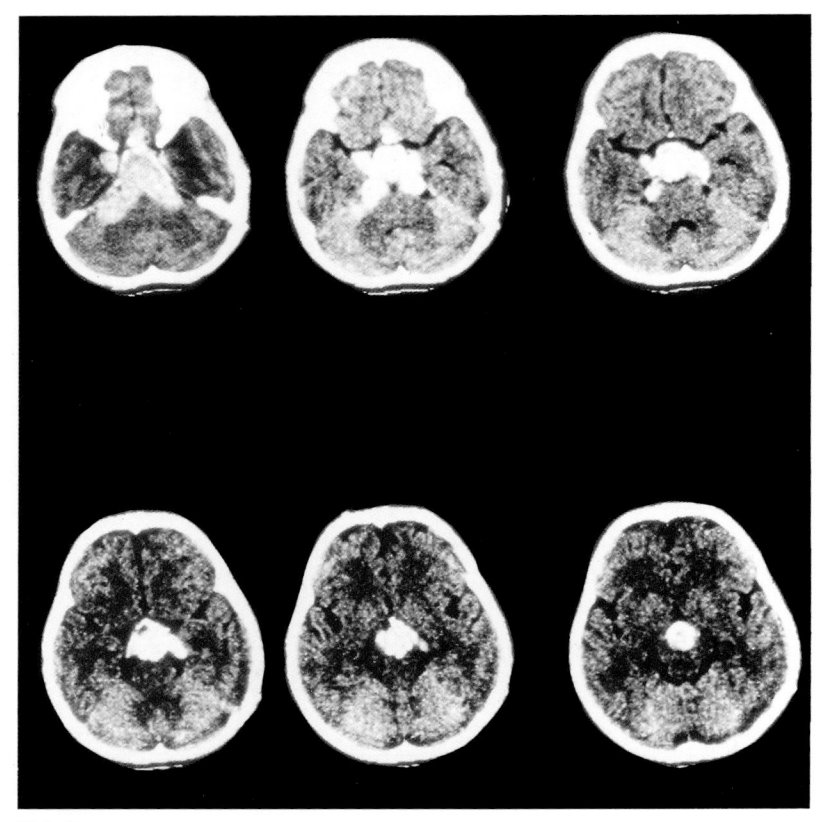

Abb. 9a

Abb. 9: 9jähriger Junge mit zystischem Kraniopharyngiom
(Therapie durch Prof. Dr. V. STURM).
a) CT-Befund vor Therapie: Große nach retrosellär reichende Zyste mit KM-Aufnahme; kleiner solider Tumoranteil mit Verkalkungen.
b) 1 Jahr 4 Monate nach Yttrium-99 Zystentherapie. Komplette Rückbildung der Zyste; solider Tumor unverändert.

abgegrenzt, so hatten die Patienten eine bessere Prognose als wenn der Tumor unscharf-polyzyklisch begrenzt war. Alle Patienten, die durch eine Progredienz des soliden Tumoranteils starben, zeigten den zweiten Tumortyp.
Während damit die zystischen Anteile der Kraniopharyngiome entweder durch wiederholte Drainage Operationen (18, 32, 43) oder eine einmalige sterotaktische Instillation von beta-emittierenden Nukliden, am besten mit Yttrium-90 oder neuen Konfektionen von Phosphor-32 (6) schonend und sicher behandelt werden können, bleiben die progressiven soliden Tumoren ein ungelöstes therapeutisches Problem. Offen ist hierbei im Heidelberger Kollektiv die Frage geblieben, ob diese Tumoren nach dem Vorbild von BACKLUND (4, 5) eine Indikation für die stereotaktische Konvergenzbestrahlung darstellen (vgl. Beitrag von KIMMIG).

Schlußfolgerungen

Das integrierte stereotaktische System ermöglicht eine schonende und sichere Diagnostik in der Neuroonkologie. Merkmale stereotaktisch behandelbarer Hirntumoren sind Lokalisation in tiefen Gehirnarealen, Abgrenzbarkeit in den bildgebenden Verfahren, kleines Läsionsvolumen. Für Kolloidzysten, abgrenzbare Gliome und zystische Kraniopharyngiome bietet die Stereotaxie effektive Therapieverfahren. Auffallend ist der hohe Anteil von Kindern und

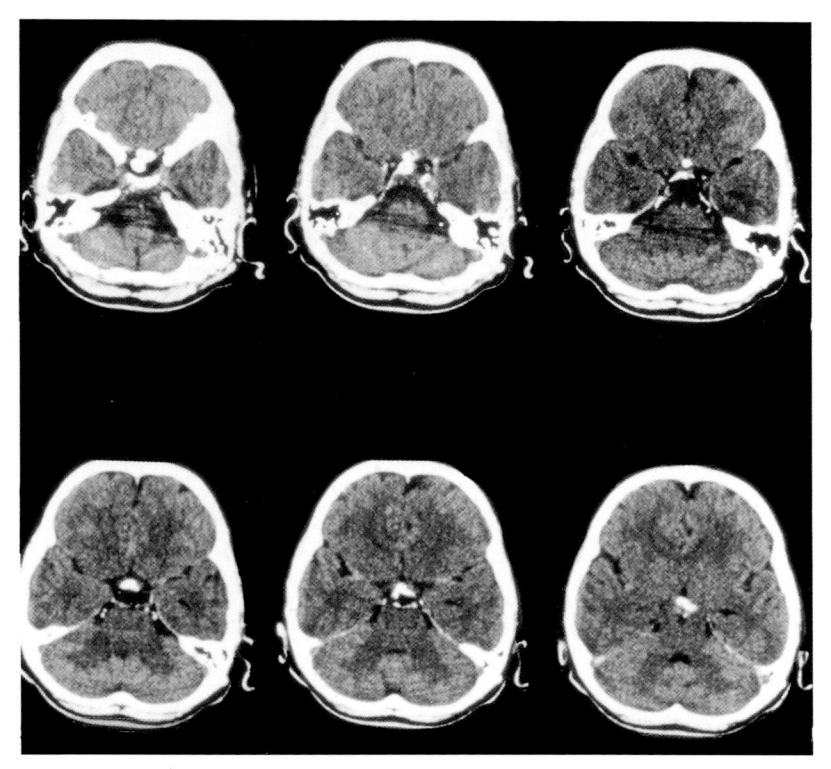

Abb. 9b

Jugendlichen, die an derartigen Hirntumoren leiden (Tab. 7). Dies unterstreicht den Stellenwert schonender Therapieverfahren in der Neuroonkologie. Progressive solide Kraniopharyngiome und maligne Gliome sind mit den hier vorgestellten Therapieverfahren nicht therapierbar; sie stellen vielmehr Krankheitsbilder dar, auf die neue Entwicklungen in der stereotaktischen Tumortherapie zielen.

Die stereotaktischen Methoden sind aufgrund ihrer Präzision und der geringen Belastung für die Patienten beispielgebend für die Weiterentwicklung lokaler Therapieverfahren in der Neuroonkologie. Die Möglichkeiten ihrer Anwendung steigen mit zunehmendem Fortschritt der Computertechnologie und der Software-Entwicklung (13, 66, 72); dennoch bleiben sie speziellen Indikationen vorbehalten und konkurrieren nicht mit konventionellen Therapieverfahren wie Mikrochirurgie und Strahlentherapie sondern ergänzen diese im Sinne eines individualisierten und optimierten Therapiekonzepts. Sie sind im hohen Maße auf interdisziplinäre Kooperationen angewiesen.

Tab. 7: Anteil der Kinder und Jugendlichen unter 20 Jahren

Kollektiv	Gesamtzahl	unter 20 Jahren	
Serienbiopsien	219	58	26%
Gliome I–IV	58	19	33%
Kraniopharyngiome	58	29	50%
Gesamtkollektiv	335	106	32%

Literatur

1. ABERNATHEY, C. D., A. CAMACHO, P. J. KELLY — Stereotaxic suboccipital transcerebellar biopsy of pontine mass lesions. J. Neurosurg. 70 (1989) 195–200
2. BACKLUND, E. O. — A new instrument for stereotaxic brain tumour biopsy. Acta Chir. Scand. 137 (1971) 825–827
3. BACKLUND, E. O. — Studies on craniopharyngiomas. III. Stereotactic treatment with intracystic Yttrium-90. Acta Chir. Scand. 139 (1973) 237–247
4. BACKLUND, E. O. — Studies on craniopharyngiomas. IV. Stereotaxic treatment with radiosurgery. Acta Chir. Scand. 139 (1973) 344–351
5. BACKLUND, E. O. — Solid craniopharyngiomas treated by stereotactic radiosurgery. In: G. Szikla (ed): Stereotactic Cerebral Irradiation. INSERM Symp. No. 12, Elseveer/North-Holland. Biomedical Press, pp. (1979) 271–281
6. BACKLUND, E. O., B. AXELSSON, C. G. BERGSTRAND, A. L. ERIKSON, G. NOREN, E. RIBBESJÖ, T. RÄHN, P. O. SCHNELL, L. TALLSTEDT, M. THOREN — Treatment of craniopharyngiomas – the stereotactic approach in a ten to twentyy-three years perspective. I. Surgical, radiological and ophtalmological aspects. Acta Neurochir. 99 (1989) 11–19
7. BASKIN, D. S., C. B. WILSON — Surgical management of craniopharyngioma. A review of 74 cases. J. Neurosurg. 65 (1986) 22–27
8. BAUER, B., W. SCHLEGEL, H. SCHARFENBERG, V. STURM, W. J. LORENZ — Computerized Optimization of Treatment Planning in the Brachytherapy of Brain Tumors. Proceedings of the 8th International Conference on the Use of Computers in Radiation Therapy, IEE (1984) 395–398
9. BAUER-KIRPES, B., V. STURM, W. SCHLEGEL, W. J. LORENZ — Computerized optimization of iodine-125 implants in brain tumors. Int. J. Rad. Oncol. Biol. Phys. 14 (1988) 1013–1023
10. BERNSTEIN, M., P. H. GUTIN — Interstitial irradiation of brain tumors: A review. Neurosurgery 9 (6) (1981) 741–750
11. BINGAS, B., M. WOLTER — Das Kraniopharyngiom. Fortschr. Neurol. Psychiat. 36 (3) (1968) 118–195
12. BROGGI, G., A. FRANZINI, F. MIGLIAVACCA, A. ALLEGRANZA — Stereotactic biopsy of deep brain tumors in infancy and childhood. Child's brain 10 (1983) 92–98
13. DOLL, J., W. SCHLEGEL, O. PASTYR, V. STURM, W. MAIER-BORST — The Use of an Industrial Robot as a Stereotactic Guidance System. Proc. Int. Symp. CAR' 87 (1987) 374–378
14. DONAUER, E., J. R. MORINGLANE, C. B. OSTERTAG — Colloid cysts of the third ventricle. Open operative approach or stereotactic aspiration? Acta Neurochir. 83 (1986) 24–30
15. FISCHER, E. G., K. WELCH, J. A. BELLI, J. WALLMAN, J. J. SHILLITO, K. R. WINSTON — Treatment of craniopharyngiomas in children: 1972–1981. J. Neurosurg. 62 (1985) 496–501
16. GAHBAUER, H., V. STURM, W. SCHLEGEL, O. PASTYR, H. SCHARFENBERG, H. J. ZABEL, G. van KAICK, G. NETZEBAND, K. E. SCHEER, S. SCHABBERT — Comined Use of Stereotaxic CT and Angiography for Brain Biopsies and Stereotaxic Irradiation. AJNR 4 (1983) 715–718
17. GEORGI, P., L. STRAUSS, V. STURM, H. OSTERTAG, H. SINN, T. ROMMEL — Prä- und intraoperative Volumenbestimmung bei Kraniopharyngiomzysten. Nucl. Med. 14 (1980) 187–190
18. GUTIN, P. H., W. M. KLEMME, R. L. LAGGER, A. R. McKAY, L. H. PITTS, Y. HOSOBUCHI — Management of the unresectable cystic craniopharyngioma by aspiration through an Ommaya reservoir drainage system. J. Neurosurg. 52 (1980) 36–40
19. GUTIN, P. H., S. A. LEIBEL, M. W. WARA, A. CHOUCAIR, V. A. LEVIN, T. L. PHILIPS, P. SILVER, V. da SILVA, M. S. B. EDWARDS, R. L. DAVIS, K. A. WEAVER — Recurrent malignant gliomas: survival following interstitial brachytherapy with high-activity iodine-125 sources. J. Neurosurg. 67 (1987) 864–873
20. HALL, W. A., L. D. LUNSFORD — Changing concepts in the treatment of colloid cysts. An 11-year experience in the CT era. J. Neurosurg. 66 (2) (1987) 186–192

21 HOOD, T. W., S. S. GEBARSKI, P. E. McKEEVER, J. L. VENES
Stereotaxic biopsy of intrinsic lesions of the brain stem.
J. Neurosurg. 65 (1986) 172–176

22 KARNOFSKY, D. A., J. H. BURCHENAL
The clinical evaluation of chemotherapeutic agent in cancer. In: C. M. McLeod (ed.). Evaluation of chemotherapeutic agents.
Columbia University press., New York, pp (1949) 191–205

23 KATZ, E. L.
Late results of radial excison of craniopharyngiomas in children.
J. Neurosurg. 42 (1975) 86–90

24 KELLY, P. J.
Future possibilities in stereotactic neurosurgery.
Surg. Neurol. 19 (1983) 4–9

25 KELLY, P. J., C. DAUMAS-DUPORT, D. B. KISPERT, B. A. KALL, B. W. SCHEITHAUER, J. J. ILLIG
Imaging-based stereotaxic serial biopsies in untreated intracranial glial neoplasms.
J. Neurosurg. 66 (1987) 865–874

26 KERNOHAN, J. W., G. P. SAYRE
Atlas of tumor pathology 10, Fascicle 35 and 37.
Armed Forces Institute of Pathology, Washington DC, pp (1952) 17–42

27 KIESSLING, M., P. KLEIHUES, E. GESSAGA, F. MUNDINGER, C. B. OSTERTAG, K. WEIGEL
Morphology of intracranial tumours and adjacent brain structures following interstitial iodine-125 radiotherapy.
Acta Neurochir. (Suppl.) 33 (1984) 218–289

28 KÖNIG, A., D. K. LÜDECKE, H.-D. HERRMANN
Transnasal surgery in the treatment of craniopharyngiomas.
Acta Neurochir. 83 (1986) 1–7

29 LEKSELL, L., K. LIDEN
A therapeutic trial with radioactive isotopes in cystic brain tumour. In: Radioisotope techniques. Vol. 1, Medical and physiological applications.
H. M. Stationery Office, Oxford, pp. (1952) 1–4

30 LUNSFORD, L. D., A. J. MARTINEZ, R. E. LATCHOW
Stereotaxic surgery with a magnetic resonance – and computerized tomography – compatible system.
J. Neurosurg. 64 (1986) 872–878

31 MANAKA, S., A. TERAMOTO,
The efficacy of radiotherapy for craniopharyngioma.
J. Neurosurg. 62 (1985) 648–656

32 MANN, K. S., C. P. YUE, G. B. ONG
Percutaneous sump drainage: A palliation for oft-recurring intracranial cystic lesions.
Surg. Neurol. 19 (1983) 86–90

33 MOHADJER, M., E. TESHMAR, F. MUNDINGER
CT-stereotaxic drainage of colloid cysts in the foramen of Monro and the third ventricle.
J. Neurosurg. 67 (1987) 220–223

34 MUNDINGER, F., B. BUSAM, W. BIRG, J. SCHILDGE
Results of interstitial Iridium-192 Brachy-Curie therapy and Iridium-192 protracted long term irradiation. Stereotactic Cerebral Irradiation.
INSERM Symposium No. 12 (Ed. G. Szikla) Elsevier/North-Holland, Biomedical Press (1979) 303–319

35 MUNDINGER, F., C. B. OSTERTAG, W. BIRG, K. WEIGEL
Stereotactic treatment of brain lesions.
Appl. Neurophysiol. 43 (1980) 198–204

36 MUNDINGER, F., K. WEIGEL
Long-term results of stereotactic interstitial curietherapy.
Acta Neurochir. (Suppl.) 33 (1984) 367–371

37 NETZEBAND, G., V. STURM, P. GEORGI et al.
Results of stereotactic intracavitary irradiation of cystic craniopharyngiomas: Comparison of the effects of yttrium-90 and rhenium-186.
Acta Neurochir. (Suppl.) 33 (1984) 341–344

38 OSBORNE, D. R. S., R. IACONO, B. S. NASHOLD, P. J. DUBOIS, B. P. DRAYER, E. R. HEINZ
Computed tomography in the planning and evaluation of therapeutic stereotaxic surgical procedures of the brain.
AJNR 4 (1983) 807–809

39 OSTERTAG, C. B.
Reliability of Stereotactic Brain Tumor Biopsy. In: L. D. Lunsford (ed.): Modern Stereotactic Neurosurgery.
Martinus Nijhoff Publ., Boston – Dordrecht – Lancaster, pp. (1988) 129–136

40 OSTERTAG, C. B.
Stereotactic brachytherapy of gliomas. In: F. Pluchino & G. Broggi (eds). Advanced Technology in Neurosurgery.
Springer Verlag, Berlin – Heidelberg – New York, pp. (1988) 132–139

41 OSTERTAG, C. B., P. C. WARNCKE,
Brachytherapy in low grade gliomas.
J. Neurooncol. 5 (1987) 179

42 POLLACK, I. F., L. D. LUNSFORD, T. L. SLAMOVITIS, L. W. GUMERMAN, G. LEVINE, A. G. ROBINSON
Stereotaxic intracavitary iradiation for cystic craniopharyngioma.
J. Neurosurg. 68 (1988) 227–233

43 POLZ-TEJERA, G., L. SOD, D. KOTSILIMBAS
Recurrent cystic craniopharyngioma management and course.
Neurochirurgia 29 (1986) 48–49

44 POTHE, H
Zur Diagnostik und Therapie der Foramen-Monroi-Verschlüsse.
Neurochirurgia 29 (1986) 105–108

45 RIECHERT, T., F. MUNDINGER — Beschreibung und Anwendung eines Zielgerätes für stereotaktische Hirnoperationen (II. Modell).
Acta Neurochir. (Suppl. III) (1955) 308

46 RIVAS, J. J., R. D. LOBATO — CT-assisted stereotactic aspiration of colloid cysts of the third ventricle.
J. Neurosurg. 62 (1985) 238–242

47 ROSENTHAL, R., A. GAMROTH, V. STURM, B. WOWRA, G. van KAICK — Zystische Kraniopharyngiome: computertomographische prätherapeutische Beurteilung und Kontrolle der Behandlungsergebnisse nach intrazystischer Kontaktbestrahlung.
Strahlentherapie und Onkologie 163 (9) (1987) 621–625

48 RYDER, J. W., B. K. KLEINSCHMIDT-DeMASTERS, T. S. KELLER — Sudden deterioration and death in patients with benign tumors of the third ventricle area.
J. Neurosurg. 64 (1986) 216–223

49 SÄÄF, M., M. THOREN, C. G. BERGSTRAND, G. NOREN, T. RÄHN, L. TALLSTEDT, E. O. BACKLUND — Treatment of craniopharyngiomas – the stereotactic approach in a ten to twenty-three years' perspective. II. Psychological situation and pituitary function.
Acta Neurochir. 99 (1988) 97–103

50 SCHAD, L., R. BOESECKE, W. SCHLEGEL, G. H. HARTMANN, V. STURM, L. G. STRAUSS, W. J. LORENZ — Three dimensional image correlation of CT, MR, and PET studies in radiotherapy treatment planning of brain tumors.
J. Comp. Assist. Tomog. 11 (6) (1987) 948–954

51 SCHAD, L., S. LOTT, F. SCHMITT, V. STURM, W. J. LORENZ — Correction of spatial distortion in MR imaging: A prerequisite for accurate stereotaxy.
J. Comp. Assist. Tomog. 11 (3) (1987) 499–505

52 SCHALTENBRAND, G., A. E. WALKER (eds.) — Stereotaxy of the human brain.
Georg Thieme Verlag, Stuttgart – New York, pp. (1982) 686–689

53 SCHLEGEL, W., H. SCHARFENBERG, V. STURM, H. PENZHOLZ, W. J. LORENZ — Direct visualization of intracranial tumours in stereotactic and angiographic films by computer calculation of longitudinal CT-sections: A new method for stereotactic localization of tumour outlines.
Acta Neurochir. 58 (1981) 27–35

54 SCHLEGEL, W., H. SCHARFENBERG, J. DOLL, O. PASTYR, V. STURM, G. NETZEBAND, W. J. LORENZ — CT-Images as the Basis of Operation Planning in Stereotactical Neurosurgery.
Proceedings of the 1st International Symposium on Medical Imaging and Image Interpretation ISMIII (1982)

55 SCHMITT, H. P., B. WOWRA, V. STURM — Diagnostic value of the stereotactic approach to focal lesions in the deep brain of children and adolescents.
Brain Dev. 10 (1988) 305–311

56 SHAPIRO, K., K. TILL, D. N. GRANT — Craniopharyngiomas in childhood.
J. Neurosurg. 50 (1979) 167–623

57 SPIEGEL, E. A., H. T. WYCIS, M. MARKS, A. S. LEE — Stereotaxic apparatus for operations on the human brain.
Science 106 (1947) 349–350

58 STRAUSS, L., V. STURM, P. GEORGI, W. SCHLEGEL, G. HARTMANN, H. OSTERTAG, J. CLORIUS, G. van KAICK — Radioisotope therapy of cystic craniopharyngiomas.
Int. J. Rad. Oncol. Biol. Phys. 8 (1982) 1581–1585

59 STURM, V., H. GEORGI, G. NETZEBAND, K. E. SCHEER, L. STRAUSS, W. SCHLEGEL, H. SCHARFENBERG, H. SINN, H. GAHBAUER, H. PENZHOLZ — Experiences with the treatment of cystic craniopharyngiomas by stereotactically injected radioisotopes.
In: D. Voth, P. Gutjahr, C. Langmaid (eds.): Tumours of the central nervous system in infancy and childhood.
Springer Verlag, Berlin – Heidelberg, pp. (1982) 310–314

60 STURM, V., O. PASTYR, W. SCHLEGEL, H. SCHARFENBERG, H.-J. ZABEL, G. NETZEBAND, S. SCHABBERT, W. BERBERICH — Stereotactic Computed Tomography with a Modified Riechert-Mundiger. Device as the Basis for Integrated Stereotactic Neuroradiological Investigations.
Acta Neurochir. 68 (1983) 11–17

61 STURM, V., K. E. SCHEER, W. SCHLEGEL, L. STRAUSS, H. PENZHOLZ, P. GEORGI — Intrakavitäre Kontaktbestrahlung von zystischen Kraniopharyngeomen durch stereotaktisch appliziertes Y-90. In: M. Wannemacher et al. (ed): Kombinierte chirurgische und radiologische Therapie maligner Tumoren. Urban und Schwarzenberg, München – Wien – Baltimore, pp. (1981) 113–117

62 STURM, V., W. SCHLEGEL, B. BAUER, B. WOWRA, S. KUNZE, W. J. LORENZ — Interstitial Irradiation of Low Grade Gliomas with 125-I. Treatment Planning, Possibilities and Limitations.
J. Neurooncol. 5 (1987) 184

63 STURM, V., B. WOWRA et al. — Response of low grade gliomas and malignant gliomas to iodine-125 interstitial irradiation.
(in preparation, 1989)

64	STURM, V., B. WOWRA, J. CHLORIUS, H. SINN, A. GAMROTH, U. STEUDE, S. KUNZE, W. LORENZ	Intracavitary Irradiation of Cystic Craniopharyngiomas. In: L. D. Lunsford, (ed.): Modern Stereotactic Surgery. Martinus Nijhoff Publishing, Boston – Dordrecht – Lancaster (1988) 229–233
65	SYMAN, L., W. SPRICH	Radical excision of craniopharyngioma. Results in 20 patients. J. Neurosurg. 62 (1985) 174–181
66	SZIKLA, G.	Some comments on the INSERM symposium on stereotactic cerebral irradiations held on Friday, July 13, 1979. Acta Neurochir. (Suppl.) 30 (1980) 195–197
67	SZIKLA, G. et al.	Combined interstitial and external irradiation of gliomas. Stereotactic cerebral irradiation. INSERM Symposium No. 12, Editor: G. Szikla, Elsevier, North-Holland. Biomedical Press. (1979) 329–338
68	WILDEN, J. N., P. J. KELLY	CT computerized stereotactic biopsy for low desity CT lesions presenting with epilepsy. J. neurol. Neurosurg. Psychiatry 50 (10) (1987) 1302–1305
69	WOWRA, B., A. GAMROTH, U. STEUDE, J. CHLORIUS, B. KIMMIG, S. KUNZE, W. J. LORENZ, V. STURM	Stereotaktische Therapie von Kraniopharyngeomen. Symposium Therapie Primärer Hirntumoren. Therapy of Primary Brain Tmours, Essen (1987) Poster
70	WOWRA, B., A. GAMROTH, U. STEUDE, R. LUDWIG, V. STURM	Stereotactic treatment of craniopharyngiomas. SIOP XVIII Annual Meeting, Beograd, Sava Centar Publ. 26 (1986)
71	WOWRA, B., E. IRLE, M. PEPER, W. J. ZELLER, St. KUNZE	Evaluation of lesion volumes in neuro-oncology. Basic data for local carrier-mediated chemotherapy (CMC). Reg. Cancer Treat. (submitted) (1989)
72	WOWRA, B., L. R. SCHAD, W. SCHLEGEL, S. KUNZE	Scopes of computer application in stereotactic neurosurgery. In: H. U. Lemke (ed.). Computer Assisted Radiology – CAR '89. Springer Verlag, Heidelberg, pp. (1989) 296–301
73	WOWRA, B., H. P. SCHMITT, V. STURM	Incidence of late radiation necrosis with transient mass effect after interstitial low dose rate radiotherapy for cerebral gliomas. Acta Neurochir. 99 (1989) 104–108
74	WOWRA, B., V. STURM, W. SCHLEGEL, O. PASTYR, H. TREUER, W. J. LORENZ	Computergestützte stereotaktische 125-Jod-Implantation bei inoperablen Gliomen. 39. Jahrestagung Dt. Ges. Neurochir., Köln (1988) (Poster)
75	ZÜLCH, K. J.	Histological typing of tumours of the central nervous system. World Health Organisation, Geneva (1979)

Strahlentherapie primärer Hirntumoren
B. KIMMIG, M. WANNENMACHER

Einleitung
Mit einer Inzidenz von ca. 10 Neuerkrankungen pro 1.000.000 Einwohner jährlich machen die primären Hirntumoren 1–2% aller menschlichen Neoplasien aus (21, 22, 32). Kinder und Jugendliche sind überproportional betroffen – in der pädiatrischen Onkologie stellen die Hirntumoren die zweithäufigste Tumorkategorie nach den Leukämien dar.
Die verschiedenen histologischen Entitäten treten in bevorzugten Lokalisationen auf und haben charakteristische Altersverteilungen (Abb. 1). Etwa die Hälfte der primären intrakraniellen Tumoren sind neuroektodermaler Herkunft und werden als Gliome bezeichnet. Die häufigsten Gliome sind die benignen und malignen Astrozytome einschließlich der Glioblastome, die Neurinome, die Oligodentrogliome, die Medulloblastome und die Ependymome. Ektodermalen Ursprungs sind Hypophysenadenome und Kraniopharyngeome, bei den mesodermalen Tumoren überwiegen die Meningeome (21, 23).

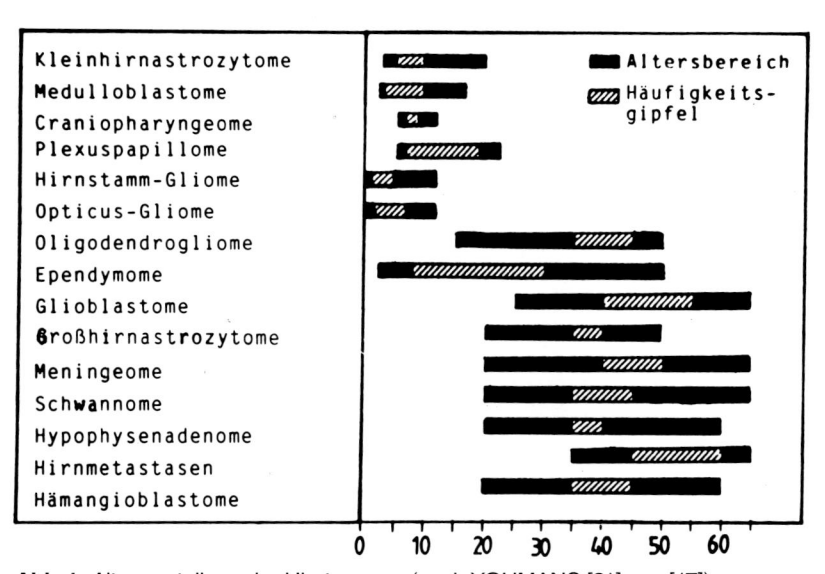

Abb. 1: Altersverteilung der Hirntumoren (nach YOUMANS [31] aus [17]).

Äthiologie und Pathogenese der primären Hirntumoren sind unklar. Externe Noxen werden diskutiert, sind aber für den Menschen nicht sicher belegt. Hinweise auf eine genetische Disposition zu Hirntumoren geben familiäre Häufungen in Zusammenhang mit hereditären Syndromen wie Neurofibromatose oder tuberöse Sklerose (15).

Innerhalb der Onkologie nehmen die primären Hirngeschwülste eine Sonderstellung ein, da sie – von seltenen Ausnahmen abgesehen – nicht hämatogen metastasieren. Eine lymphogene Metastasierung ist ausgeschlossen, da im ZNS keine Lymphgefäße existieren. Eine Metastasierung über den Liquorraum ist bei Pinealistumoren, Medulloblastomen und Ependymomen von Bedeutung. Ungewöhnlich ist außerdem, daß Hirntumoren nicht selten eine Entwicklung mit Verschlechterung der histologischen Dignität durchmachen – so ist zum Beispiel bei den benignen Astrozytomen im Erwachsenenalter in etwa zwei Drittel der Fälle mit einer spontanen progredienten Malignisierung zu rechnen (4). Generell hängt die klinische Wertigkeit primärer Hirntumoren allerdings weniger von der histologischen Dignität als von der speziellen Lokalisation so wie der lokalen Wachstumstendenz und Rezidivneigung ab.

Die Einführung der Computertomographie bedeutete für Diagnose, Therapieplanung und Verlaufskontrolle der Hirntumoren geradezu eine Revolution (17), obwohl sich die anfänglichen Hoffnungen auf die Möglichkeit einer sicheren Artdiagnostik nicht erfüllt haben. Ein weiterer diagnostischer Fortschritt wurde durch die Entwicklung der Magnetresonanztomographie erreicht (5). Trotz der enormen Verbesserung der bildgebenden Verfahren bleibt die histologische Verifikation der Diagnose eine zentrale Forderung.

Die Behandlung primärer Hirntumoren stellt ein lokales Problem und damit für die Strahlentherapie eine besondere Herausforderung dar. Verbesserungen der strahlentherapeutischen Planung und Technik, systematische Erweiterung des strahlentherapeutischen Zielvolumens und rationelle Kombination der Radiatio mit der neurochirurgischen Therapie haben die Behandlungsergebnisse in den letzten Jahrzehnten deutlich verbessert – das betrifft vor allem die strahlensensiblen Tumoren, wie Medulloblastome, Ependynome und Hypophysenadenome, eine Ausnahme bilden die nahezu therapierefraktären Glioblastome.

Im folgenden werden Indikation und Methodik der Strahlentherapie primärer Hirntumoren sowie radiogene Komplikationsmöglichkeiten dargestellt und diskutiert. Die heute erreichbaren Behandlungsergebnisse sind summarisch für die wichtigsten Tumorentitäten zusammengestellt.

Indikationen zur Strahlentherapie

Im Gegensatz zur operativen Indikation hängt die Indikation zur Strahlentherapie weniger von Tumorlokalisation und -ausdehnung als von der histologischen Klassifikation (20) ab. Vor Einleitung einer Strahlentherapie sollte daher grundsätzlich eine histologische Diagnose vorliegen. Die Entwicklung der stereotaktisch gezielten Nadelbiopsie in Kombination mit den modernen bildgebenden Verfahren bietet bei inoperablen Tumoren dafür die besten Voraussetzungen (7). Eine Ausnahme von dieser Forderung stellen cerebrale Metastasen bei bekanntem Primärtumor sowie endokrin aktive Tumoren der Hypophyse und der Pinealisregion dar.

Die primäre Radiatio ist indiziert bei den primären ZNS-Lymphomen sowie bei allen inoperablen Hirntumoren, sofern sie symptomatisch sind oder eine Progredienz aufweisen. Indikationen zur postoperativen Radiatio sind Tumoren, die operativ nicht vollständig reseziert werden konnten, sowie Tumoren, die nach der klinischen Erfahrung eine hohe Rezidivneigung haben – dazu gehören die malignen Astrozytome, Glioblastome, Hypophysenadenome mit suprasellärem Anteil, Ependymome, Pinealistumoren und Medulloblastome (22). Bei den strahlensensiblen Tumoren, wie Medulloblastomen und Pinealomen wird der primäre chirurgische Eingriff zur histologischen Diagnosesicherung sowie zur Tumorverkleinerung, aber nicht mit dem Ziel einer radikalen Resektion, durchgeführt – was die Komplikationsrate deutlich gesenkt hat (2). Bevorzugt diskutiert werden sollte die Strahlentherapie bei allen Rezidivtumoren.

Kontraindikationen zur Strahlentherapie sind eine vorausgegangene hochdosierte Radiatio der gleichen Region, der Nachweis einer diffusen degenerativen Encephalitis (z.B. Urämie, schwere Anorexie) und ein vorbestehendes Hirnödem mit ausgeprägter intrakranieller Drucksteigerung. Dieses sollte vor Einleitung der Strahlentherapie medikamentös (Glukosteroide, Saludiuretika, Osmodiuretika) kontrolliert sein.

Strahlentherapeutische Methodik

Zur Strahlentherapie von ZNS-Tumoren werden ^{60}Co-Gammastrahlen (Telekobaltgerät) und ultraharte Photonen (Betatron, Linearbeschleuniger) verwendet. Die Orthovolt-Behandlung mit Röntgentherapiegeräten ist obsolet. Die Strahlung im Megavoltbereich hat den Vorteil einer hohen relativen Tiefendosis und eines steilen Dosisgradienten außerhalb der Feldgrenzen, was die Applikation hoher Tumordosen mit homogener Dosisverteilung im Behandlungsvolumen bei optimaler Schonung benachbarter Risikostrukturen ermöglicht. Wegen der günstigeren Energieposition im Knochen können Osteoradionekrosen im Bereich von Schädelkalotte und Schädelbasis vermieden werden. Der Aufbaueffekt schont Haut- und Hautanhangsgebilde, so daß radiogene Dermatitiden über ein leichtes Erythem hinaus nicht mehr beobachtet werden. Auch die irreversible Epilation kann durch den Aufbaueffekt häufig vermieden werden. Die Verwendung schneller Elektronen mit ihrer begrenzten Reichweite kann für spezielle Indikationen wie z.B. die Behandlung peripher gelegener oder die Kalotte infiltrierender Tumoren und die Bestrahlung des Spinalkanals nützlich sein. Bestrahlungsplanung und Therapiekontrolle sollten computertomographisch anhand individuell berechneter Dosisverteilungen erfolgen. Maßgeblich für die Therapieplanung bei einer postoperativen Bestrahlung ist das präoperative Computertomogramm (9, 20).

Entsprechend der histologischen Vielfalt variiert auch die Strahlensensibilität primärer Hirntumoren. Relativ strahlensensibel sind Medulloblastome, maligne Lymphome, Pinealome, Hypophysenadenome und Ependymome, weniger strahlensensibel sind Kraniopharyngeome, Oligodendrogliome und Astrozytome, relativ strahlenresistent sind Meningeome und Glioblastome (Tab.1). Um die Toleranz des gesunden Gewebes zu erhöhen und die therapeutische Breite zu vergrößern wird die Dosis fraktioniert appliziert mit Einzeldosen von 1,5–2 Gy pro Tag.

Das strahlentherapeutische Zielvolumen schließt das neuroradiologisch dargestellte Tumorvolumen ein mit einem Sicherheitsabstand, der die Einstellgenauigkeit und die lokale Infiltrationstiefe des Tumors berücksichtigt. Bei diffus infiltrierenden oder sich subarachnoidal ausbreitenden Tumoren, wie z.B. malignen Lymphomen, Pinealomen und Ependymomen, muß das gesamte Gehirn in das Zielvolumen einbezogen werden. Liegt eine Tendenz zur spinalen Metastasierung über den Liquor vor, muß darüber hinaus auch der Spinalbereich bestrahlt werden. Dementsprechend ergeben sich drei Zielvolumina – die erweiterte Tumorregion, das Ganzhirn und der gesamte Liquorraum –, die in Abhängigkeit von der behandelten Tumorentität strahlentherapeutisch erfaßt und mit unterschiedlichen Dosen belastet werden müssen. So wird z.B. beim Glioblastom die hochdosierte Bestrahlung (60–65 Gy) des Tumorbettes mit einem Sicherheitsabstand von 2 cm nach allen Seiten gefordert (12). Bei Medulloblastomen ist dagegen die Bestrahlung des gesamten Liquorraumes entscheidend. Sie erfolgt mit 35 Gy, während der Bereich des manifesten Tumorgewebes 55 Gy benötigt (Abb.2).

Bei der Ganzhirnbestrahlung ist darauf zu achten, daß die gesamte Schädelbasis unter Einschluß der Retrobulbärräume, der Fossa cibriformis und der seitlich weit nach caudal reichenden Temporallappen erfolgt. Eine untere Feldbegrenzung entlang der Linie äußerer Gehörgang-Orbitaoberrand ist nicht ausreichend und kann zu Rezidiven führen.

Tab. 1: Empfohlene Tumordosen für primäre Hirntumoren unterschiedlicher Histologie. Die Daten beziehen sich auf die übliche Fraktionierung mit 1,8–2 Gy/d Einzeldosis und 10 Gy/Woche.

Histologie	Tumordosis (Gy)
Pinealom	30–40
Hypophysenadenom	40–50
malignes Lymphom	50
Ependyom	55
Medulloblastom	55
Kraniopharyngeom	50–60
Astrozytom I, II	50–60
Meningeom	55–60
Astrozytom III	55–65
Glioblastom	60–65

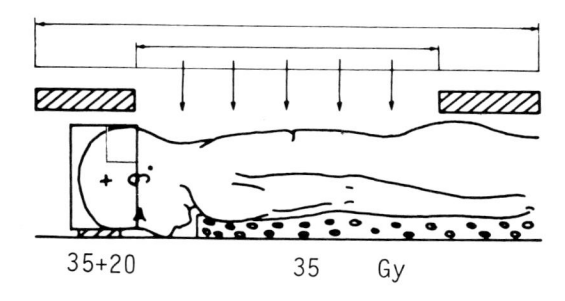

Abb. 2: Schema zur Bestrahlung der Tumorregion und des gesamten cerebrospinalen Liquorraums beim Medulloblastom.

Die Bestrahlung des gesamten Liquorraumes schließt den Spinalbereich mit ein – einschließlich der Durataschen an den Spinalwurzeln – und reicht bis zum Abschluß des Durasackes in Höhe von S4. Sie wird als adjuvante prophylaktische Maßnahme bei Medulloblastomen, Pinealblastomen, allen infratentoriellen Ependymomen und den supratentoriellen Ependymomen hoher Malignität durchgeführt. Bei malignen Lymphomen und Pinealomen ist die Liquorraumbestrahlung nur bei positiver Liquorzytologie indiziert (2, 18).

Radiogene Komplikationen

Die Strahlenreaktionen des Hirngewebes lassen sich nach ihrem zeitlichen Verlauf in drei Phasen unterteilen (2, 23, 25); die akute Phase ist eine Frühreaktion und kann sich innerhalb von Tagen oder Wochen ausbilden. Sie beruht auf einer akuten Vaskulitis mit Ödembildung und Hirndrucksteigerung. Das klinische Beschwerdebild ist in der Regel vollständig reversibel.

In der frühen Spätphase kommt es zu uncharakteristischen neurologischen Symptomen wie Somnolenz und Lethargie. Übelkeit und Erbrechen Wochen bis Monate nach Abschluß der Radiatio. Vermutlich sind herdförmige Demyelinisierungen verantwortlich. In der Regel bildet sich die klinische Symptomatik innerhalb weniger Wochen vollständig zurück. Die späte Spätphase ist durch eine Hirnnekrose charakterisiert mit einer Latenz von mehreren Monaten bis Jahren. Eine Hirnnekrose kann klinisch einen progredienten Verlauf nehmen, einen raumfordernden Charakter aufweisen und von einem perifokalen Ödem begleitet werden (21). Computertomographisch ist die Differenzierung von einem Tumorrezidiv in der Regel nicht möglich. Ein Hinweis auf ein Rezidiv kann unter Umständen die Angiographie mit dem Nachweis pathologischer Gefäße geben. Die Behandlung besteht in der medikamentösen Therapie des Ödems und – falls möglich – in der operativen Ausräumung der Nekrose.

Das Risiko einer Hirnnekrose wächst mit der applizierten Gesamtdosis und der Größe des bestrahlten Volumens. Auch die Lokalisation spielt eine gewisse Rolle: Die weiße Substanz ist radiosensibler als die graue, Hirnstamm, Chiasma und Hypothalamus sind empfindlicher als Frontal-, Temporal- und Occipitallappen (14). Wie bei allen radiogenen Spätreaktionen ist – neben der Gesamtdosis – die Höhe der Einzeldosis, also die Zahl der Fraktionen, der entscheidende Parameter für das Auftreten radiogener Komplikationen. Bei 52 Gy Gesamtdosis in üblicher Fraktionierung mit 2 Gy Einzeldosis liegt das Risiko einer Hirnnekrose unter 0,5%. Erhöht man die Gesamtdosis einer Ganzhirnbestrahlung auf 60 Gy, liegt das Risiko bei 5% (2, 23). Wird die Einzeldosis auf 2,5 Gy und mehr erhöht, steigt das Risiko einer radiogenen ZNS-Schädigung deutlich an. Herabgesetzt wird die Strahlentoleranz des Hirngewebes durch Zytostatika. In diesen Fällen wird empfohlen, die Einzeldosis zu reduzieren und die Zahl der Fraktionen zu erhöhen.

Bei Kindern ist der Reifungsgrad des Gehirns zu berücksichtigen: Die volle Ausreifung mit einer Radiotoleranz, die der des Erwachsenen entspricht, wird erst im fünften Lebensjahr erreicht. Die bei Erwachsenen vorgesehenen Dosen sollten für Kinder unter drei Jahren um 50% und für Kinder unter 5 Jahren um 25% reduziert werden (10).

Für die karzinogene Wirkung ionisierender Strahlung gibt es epidemiologische Hinweise vorwiegend aus der Orthovoltära. Zweittumoren nach hochdosierter Strahlentherapie von Gehirntumoren werden in einzelnen kasuistischen Berichten beschrieben. Am häufigsten wurden Meningiome, Glioblastome und Fibrosarkome beschrieben mit einer Latenz von 5–25 Jahren (22).

Behandlungsergebnisse

Über die Strahlentherapie von primären Hirntumoren gibt es zwar jahrzehntelange Erfahrungen, historische Daten sind aber nur bedingt auf die heutigen diagnostischen und therapeutischen Verhältnisse übertragbar. Fortschritte bei den bildgebenden Verfahren und den hormonchemischen Analysen sowie in der operativen Technik und strahlentherapeutischen Methodik müssen berücksichtigt werden. Im folgenden kann nur ein summarischer Überblick über neuere Ergebnisse gegeben werden, eine ausführliche Diskussion und umfangreiche Literaturangaben finden sich bei GAHBAUER et al., BAMBERG sowie BAMBERG und SACK (2, 3, 8).

Die Nachbestrahlung inkomplett resezierter Hypophysenadenome vermindert die Rezidivrate. Unsere Ergebnisse an einem Kollektiv von 45 Patienten mit Hypophysenadenomen in prognostisch ungünstiger Situation (mehrfache Voroperation, suprasellare Ausbreitung, Tumorrezidiv) ergaben eine klinische und hormonchemische Befundbesserung durch Strahlentherapie in 82% (1) (Abb. 3). Zu beachten ist, daß die radiogene Einschränkung der pathologischen Hormonsekretion nicht sofort eintritt, sondern bis zur vollen Wirkung Monate

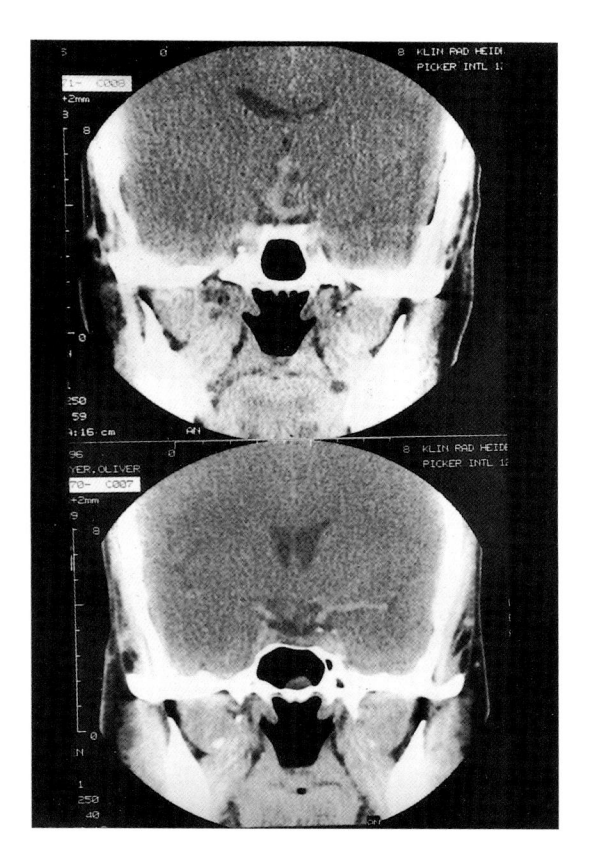

Abb. 3: Suprasellläres, beta-HCG-sezernierendes Germinom bei einem 20jährigen Patienten. Koronare CT-Schnitte vor und nach Strahlentherapie. Komplette Remission nach Applikation von 55 Gy.

und unter Umständen Jahre benötigt – ein Phänomen, das man auch aus der Strahlentherapie anderer endokriner Organe wie der Schilddrüsen- oder Nebennierentumoren kennt. Bei den STH-produzierenden Tumoren wird durch die Strahlentherapie in 50–90% der Fälle eine Normalisierung der Hormonkonzentration im Serum (unter 10 ng/ml) mit einer Latenz von 2–4 Jahren erzielt (2). Beim Cushing-Tumor werden Remissionsraten mit Normalisierung des ACTH-Spiegels von 50–80% angegeben (8). Die radiogene Latenz liegt unter einem Jahr, ist also deutlich kürzer als bei den STH-produzierenden Tumoren. Bei den Prolaktinomen führt die Strahlentherapie entweder als alleinige Maßnahme oder nach inkompletter Tumorresektion in etwa einem Drittel der Fälle zur Besserung, die Prolaktinspiegel werden allerdings nur selten normalisiert (2, 8). Hinzuweisen ist auf die Möglichkeit einer medikamentösen antisekretorischen Therapie mit Bromocryptin. Bei hormoninaktiven und ausgedehnten raumfordernden hormonaktiven Hypophysenadenomen wird durch die postoperative Radiatio eine drastische Senkung der Rezidivrate erreicht: Während bei alleiniger Operation innerhalb von 5 Jahren etwa 75% der Patienten ein Rezidiv entwickeln, kann durch eine kombinierte chirurgisch-radiologische Therapie die Rezidivrate auf 10% gesenkt werden (8). Eine radiogene Beeinträchtigung der Sehfunktion nach Radiatio von Hypophysenadenomen kann bei Gesamtdosen um 45 Gy mit vorsichtiger Fraktionierung ausgeschlossen werden. Mit einer radiogenen Hypophyseninsuffizienz muß dagegen in ca. 10% der Fälle gerechnet werden (2, 8).

Kraniopharyngeome sind dysontogenetische Geschwülste. Sie sind histologisch benigne aber wegen der topographischen Lage und ihrer extremen Rezidivneigung klinisch als maligne anzusehen. Die Rezidivrate nach operativer Resektion liegt bei 50% und kann durch eine Nachbestrahlung auf 20% gesenkt werden (2). Auch die 5- und 10-Jahres-Überlebenszeiten werden durch eine Nachbestrahlung deutlich verbessert und erreichen bei adäquater Technik Werte von mehr als 90 bzw. 80% (4, 16). Es müssen allerdings mit 50–55 Gy höhere Dosen als bei den Hypophysenadenomen appliziert werden. Die Gefahr einer radiogenen Schädigung der Sehfunktion nimmt damit beträchtlich zu. Zystische Anteile können stereotaktisch gezielte intrakavitäre Instillation von ^{198}Au- der ^{90}Y-Suspension behandelt werden (19, 26).

Meningeome gehören zu den weniger strahlensensiblen primären Hirntumoren. Belegt ist der Nutzen der Strahlentherapie bei inkomplett operierten und malignen Meningeomen mit deutlich reduzierten Rezidivraten und signifikant verlängerten rezidivfreien Intervallen (26). TAYLOR et al. konnten bei 132 Patienten mit benignen Meningeomen zeigen, daß die lokale Kontrolle bei subtotal operierten und nachbestrahlten Tumoren sich nicht signifikant von komplett resezierten (R0-Resektion) unterscheidet: Die Rezidivrate bei Nachbestrahlung betrug 18% gegenüber einer Rezidivrate von 82% bei alleiniger subtotaler Resektion (27). Diese Ergebnisse spiegeln sich auch in den 10-Überlebensraten wieder: 49% bei alleiniger subtotaler Resektion, 81% bei subtotaler Resektion und Nachbestrahlung sowie 93% bei kompletter Resektion. Vergleichbare Verbesserungen durch Nachbestrahlung finden sich bei Meningeomrezidiven, die operiert wurden (27).

Beim Medulloblastom konnten in den letzten Jahrzehnten die Ergebnisse durch Kombination von Operation und Strahlentherapie durch systematische Ausdehnung des strahlentherapeutischen Zielvolumens auf den gesamten Liqourraum und durch Optimierung der Bestrahlungstechnik die Ergebnisse dramatisch verbessert werden (2, 4, 8, 16). Dadurch wurden Heilungsraten um 40% erreicht. Ziel gegenwärtig durchgeführter prospektiver randomisierter Studien ist eine weitere Verbesserung der Ergebnisse durch die Kombination mit zusätzlicher Chemotherapie. Die Spätfolgen der kombinierten Therapie sind tolerabel. Häufig sind Wachstumsstörungen der Wirbelsäule, neurologische und endokrinologische Ausfälle sind relativ selten und gering ausgeprägt. Die neuropsychologischen und psychosozialen Folgen werden unterschiedlich gewertet: Es kann aber davon ausgegangen werden, daß etwa zwei Drittel der erfolgreich behandelten Medulloblastompatienten ein normales Leben führen, einschließlich ihrer schulischen und beruflichen Ausbildung (2).

Auch bei den Ependymomen hat die Ausweitung des strahlentherapeutischen Zielvolumens entsprechend Lokalisation und histologischem Grad eine Verbesserung der Ergebnisse gebracht (4, 8). Bei aggressivem Vorgehen werden 10-Jahres-Überlebensraten von 75% für Ependymome bei niedrigen und von 87% für die hohen Malignitätsgrade erreicht (2, 16).

Die Inzidenz der primären Lymphome des ZNS hat eine deutlich steigende Tendenz – sowohl spontan als auch durch die zunehmende Zahl von Patienten mit Aids sowie von Patienten mit iatrogener Immunsuppression (13). Behandlung der Wahl stellt die Strahlentherapie dar (20). Über Dosierung und Ausdehnung des Zielvolumens liegt allerdings bisher kein einheitliches Konzept vor (2). Obwohl durch die Radiatio häufig eine Remission erreicht werden kann, beträgt die mediane Überlebenszeit der Patienten nur ca. 1 Jahr und nur in Einzelfällen wird die 5-Jahresgrenze erreicht (13). Die primären ZNS-Lymphome benötigen höhere Dosen als die peripheren Lymphome: Patienten die mit 50 Gy und mehr behandelt wurden, scheinen eine deutlich bessere Prognose zu haben (20). Um Erfahrungen bei dieser seltenen Tumorkategorie zu sammeln und die Ergebnisse verbessern zu können, sollten maligne ZNS-Lymphome ausschließlich im Rahmen prospektiver Studien behandelt werden (sie sind einbezogen in die Studie „NHL-frühe Stadien"!, die von Prof. H. SACK, Essen, geleitet wird).

Bei den Astrozytomen ist der entscheidende Parameter für Prognose und Nutzen einer Strahlentherapie der Malignitätsgrad. Benigne Kleinhirn-Astrozytome sind in der Regel radikal resezierbar und rezidivieren selten. Eine Nachbestrahlung sollte nur bei inkompletter Resektion durchgeführt werden. Benigne Großhirn-Astrozytome sollten ebenfalls bei inkompletter Resektion nachbestrahlt werden. Wie retrospektive Untersuchungen gezeigt haben, wird dadurch die 5-, 10- und 20-Jahres-Überlebensrate deutlich verbessert (24).

Eine Alternative zur perkutanen Strahlentherapie von low-grade-Gliomen ist die stereotaktisch gezielte interstitielle Therapie mit den Radioisotopen ^{125}J oder ^{192}Ir. Es handelt sich hierbei um eine effektive Therapie mit Remissionsraten von mehr als 80% (190, 30).

Bei den malignen Astrozytomen und insbesondere den Glioblastomen treten Lokalrezidive nach Operation nahezu gesetzmäßig auf. Bei hochdosierter Nachbestrahlung sind bei Astrozytomen Grad III 5-Jahres-Überlebensraten im Bereich von 20% erreichbar (2, 8, 16) (Abb. 4). Beim Glioblastom versterben dagegen praktisch alle Patienten innerhalb von 2 Jahren unbeeinflußbar durch die Radikalität der Operation oder Ausdehnung und Dosierung einer Strahlentherapie. Der Effekt einer postoperativen Bestrahlung ist palliativ und beschränkt sich auf einen passageren Rückgang der neurologischen Symptomatik und eine kurzzeitige Lebensverlängerung. Die mediane Überlebenszeit nach alleiniger Operation liegt bei 4–5 Monaten und wird durch eine hochdosierte Nachbestrahlung auf 9–12 Monate gesteigert (14, 28). Um die Dauer der Hospitalisation zu verringern, erscheinen unkonventionelle Fraktionierungsschemata mit höheren Einzeldosen oder mehrmaliger Bestrahlung pro Tag sinnvoll (11). Eine Verbesserung der Ergebnisse dürfte nur durch ganz neue therapeutische Ansätze möglich sein. Die strahlenbiologische Seite propagierte Verwendung strahlensensibilisierender Medikamente oder dichtionisierender Strahlenarten wie Neutronen, hat klinisch bisher keine signifikanten Ergebnisse gebracht, obwohl die Neutronentherapie nachweislich zu einer besseren lokalen Tumorkontrolle führt (2, 6, 18, 29).

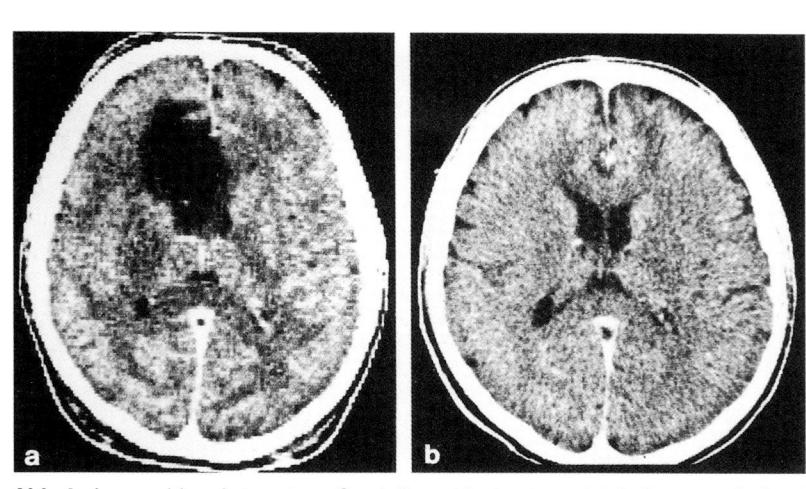

Abb. 4: Inoperables Astrozytom Grad III rechts fronto-parietal. Ausgangsbefund und Kontrolle 3 Jahre nach hochdosierter Strahlentherapie mit 60 Gy.

Literatur

1	ADOLPH, J., B. KIMMIG, K. KNOBLOCH, J. GOTTSWINTER, K. ZUM WINKEL	Radiation therapy of pituitary adenomas with hight-energy rational technique: Indications and results. Radiology 160, 207
2	BAMBERG, M.	Nervensystem. In: E. Scherer (ed.). Strahlentherapie. Radiologische Onkologie. 3. Auflage. Springer Verlag, Berlin – Heidelberg – New York, 964
3	BAMBERG, M., H. SACK (eds.)	Therapie primärer Hirntumoren. W. Zuckschwerdt Verlag, München – Bern – Wien – San Francisco

4 BLOOM, H. J. G. Intercranial tumors: response and resistance to therapeutic endeavors, 1970–80.
Int. J. Radiat. Oncol. Biol. Phys. 8 (1982) 1083

5 BRUGG, D. G., H. R. HARMSBERGER Newer radiologic techniques. In: V. T. de Vita, S. Hellman, S. A. Rosenberg (eds.). Cancer: Principles and practice of oncology.
J. B. Lippincott Company, Philadelphia (1985)

6 DUNCAN, W., J. McLELLAND, P. DAVEY, W. J. L. JACK, S. J. ARNOTT, A. GORDDON, G. R. KERR, J. R. WILLIAMS A pase I study of mixed (neutron and photon) irradiation using two fractions per day in the treatment of high-grade astrocytomas.
Brit. J. Radiol. 49 (1986) 441

7 DYCK, P. Stereotactic biopsy and brachytherapy of brain tumors.
University Park Press, Baltimore (1984)

8 GAHBAUER, R., J. BAY External beam therapy of brain tumors. In: H. P. Heilmann (ed.). Handbuch der Medizinischen Radiologie, Bd. XIX Teil 4.
Springer Verlag, Berlin – Heidelberg – New York (1985) 85

9 HACKL, A. Strahlentherapie. Indikationen, CT-Bestrahlungsplanung, Dosierung.
Edition Medizin, VHG Verlagsgemeinschaft, Weinheim (1987)

10 HINKELBEIN, W., M. WANNENMACHER The radiosensitivity of the infant brain. In: D. Voth, P. Gutjahr, C. Langmaid (eds.). Tumours of the central nervous system in infancy and childhood.
Springer Verlag, Berlin – Heidelberg – New York (1982) 291

11 HINKELBEIN, W., G. BRUGGMOSER, M. SCHMITT, Die Kurzzeitbestrahlung des Glioblastoms mit hohen Einzelfraktionen.
Strahlentherapie 160 (1984) 301

12 HOCHBERG, F. H., A. PRUITT Assumptions in the radiotherapy of glioblastoma.
Neurology 30 (1980) 907

13 HOCHBERG, F. H., D. G. MILLER Primary central nervous system lymphoma.
J. Neurosurg. 68 (1988) 835

14 HOLDORF, B. Der Unterschied zwischen zerebralen Hemisphären- und Mittellinien-Strahlenspätnekrosen und seine Bedeutung für die Strahlentherapie.
Strahlentherapie 156 (1980) 530

15 KORNBLITH, P. L., M. D. WALKER, J. R. GASSADY Neoplasms of the central nervous system. In: V. T. de Vita, S. Hellman, S. A. Rosenberg (eds.). Cancer. Principles and practice of oncology (2nd Ed.).
J. B. Lippincott Company, Philadelphia (1985)

16 KUN, L. E. The brain and spinal cord. In: W. T. Moss, J. D. Cox (eds.). Radiation oncology. Rationale, technique, results.
The G. V. Mosby Company, St. Louis – Baltimore – Toronto (1989) 597

17 LANGE, S., T. GRUMME, W. MEESE Zerebrale Computertomographie.
Buchreihe der Schering AG, Berlin (1977)

18 LARAMORE, G. E., M. DIENER-WEST, T. W. GRIFFIN, J. S. NELSON, M. L. GRIEM, F. J. THOMAS, F. R. HENDRICKSON, B. R. GRIFFIN, L. G. MYRIANTHOPOULOS, J. SAXTON Randomized neutron dose searching study for malignant gliomas of the brain: results of an RTOG study.
Int. J. Radiat. Oncol. Biol. Phys. 14 (1988) 1093

19 MUNDINGER, F. Technik und Ergebnisse der interstitiellen Hirntumorbehandlung. In: H. P. Heilmann (ed.). Handbuch der Medizinischen Radiologie Bd. XIX Teil 4.
Springer Verlag, Berlin – Heidelberg – New York (1985) 179

20 RICHTER, E. Strahlentherapie der primär extranodalen Non-Hodgkin-Lymphome des ZNS. In: M. Bamberg, H. Sack (eds.). Therapie primärer Hirntumoren.
W. Zuckschwerdt Verlag, München – Bern – Wien – San Francisco (1988) 318

21 RUSSEL, D. S., L. J. RUBINSTEIN Pathology of tumours of the nervous system (5th Ed.).
Eduard Arnold, London – Melbourne – Auckland (1989)

22 SACK, H. Hirntumoren – Epidemiologie, Diagnostik und Methodik von Strahlen- und Chemotherapie. In: H. P. Heilmann (ed.). Handbuch der Medizinischen Radiologie, Band XIX Teil 4.
Springer Verlag, Berlin – Heidelberg – New York (1985) 67

23 SAUER, R. Klinik der Strahlenfolgen am Hirn und Nervengewebe. In: F. Heuck, E. Scherer (eds.). Handbuch der Medizinischen Radiologie, Bd. XX.
Springer Verlag, Berlin – Heidelberg – New York (1985) 317

24 SHELINE, G. E. Radiation therapy of brain tumours.
Cancer 39 (1977) 873

25	SHELINE, G. E., W. M. WARA, V. SMITH	Therapeutic radiation and brain injurry. Int. J. Radiat. Oncol. Biol. Phys. 6 (1980) 1215
26	STURM, V., K. E. SCHEER, W. SCHLEGEL, L. STRAUSS, H. PENZHOLZ, P. GEORGI	Intrakavitäre Kontaktbestrahlung von zystischen Kraniopharyngeomen durch stereotaktisch appliziertes Y-90. In: M. Wannenmacher (ed.). Kombinierte chirurgische und radiologische Therapie maligner Tumoren. Urban und Schwarzenberg, München – Wien – Baltimore (1981)
27	TAYLOR, B. W., R. B. MARKUS, W. FRIEDMAN, W. E. BALLINGER,	The meningioma controversy: postoperative radiation therapy. Int. J. Radiat. Oncol. Biol. Phys. 15 (1988) 299
28	WALKER, M. A., E. J. ALEXANDER, W. E. HUNT, G. S. MACCARTY, M. S. MAHALEX, J. MENLEY, H. A. NORELL, G. OWENS, J. RAMSHOFF, C. B. WILSON, E. A. GEHAM, T. A. STRIKE	Evaluation of BCNU and/or radiotherapy in the treatment of anaplastic gliomas. J. Neurosurg. 49 (1978) 333
29	WAMBERSIE, A., J. J. BUTTERMANN	Reviews and evaluation of clinical results in EORTG heavy-particle therapy group. Strahlentherapie 161 (1985) 746
30	WOWRA, B., V. STURM	Persönliche Mitteilung (1988)
31	YOUMANS, J. R.	Neurological surgery, vol. III. Saunders, Philadelphia (1973)
32	ZÜLCH, K. J.	Brain Tumours. Their biology and pathology (3rd ed.). Springer Verlag, Berlin – Heidelberg – New York – Tokyo (1986)

Stereotaktische Photonen-Konvergenzbestrahlung

B. KIMMIG, B. WOWRA, R. ENGENHART

Einleitung

Mit dem etwas provokativen Begriff „Radiochirurgie" bezeichnete der Neurochirurg LEKSELL 1951 ein spezielles Konzept der percutanen Strahlentherapie: Eine stereotaktisch gezielte, extrem fokusierte, hoch dosierte Einzeitbestrahlung zur Behandlung umschriebener cerebraler Läsionen (17). Die präzise stereotaktische Lokalisation und der steile Dosisabfall außerhalb des Zielvolumens ermöglichen die Applikation hoher nekrotisierender Dosen bei Schonung des umliegenden Hirngewebes. Einrichtungen zur Radiochirurgie gibt es seit mehr als zwei Jahrzehnten in Boston und in Stockholm. In Boston werden Protonen eines 160-MeV-Zyklotrons zur Therapie verwendet, in Stockholm wurde eine spezielle Bestrahlungseinheit entwickelt, die mit multiplen Cobalt-60-Quellen arbeitet (14, 15, 23). Seit 1980 werden auch Heliumionen des Synchrozyklotrons in Berkley zur Radiochirurgie eingesetzt (8). Wegen des enormen apparatischen und technischen Aufwandes und wegen der hohen Kosten konnten diese Verfahren trotz guter klinischer Ergebnisse keine weite Verbreitung finden. Ein wesentlich einfacheres, vielseitigeres und kostengünstigeres Verfahren wird seit 1982 im Deutschen Krebsforschungszentrum Heidelberg entwickelt und kann seit Ende 1983 für klinische Belange eingesetzt werden: Das Verfahren nutzt die Photonen-Strahlung eines Linearbeschleunigers und wird als stereotaktische Photonen-Konvergenzbestrahlung bezeichnet (12). Ähnliche Therapieeinrichtungen, die ebenfalls mit ultraharten Photonen eines Linearbeschleunigers arbeiten, wurden Anfang der 80er Jahre in Buenos Aires, in Vicenza (Italien) und kürzlich auch in Montreal und Boston eingerichtet (2, 4, 18, 21).

Klassische Indikationen zur Radiochirurgie sind cerebrale arterio-venöse Malformationen und benigne relativ strahlenresistente primäre Hirntumoren wie Meningeome, solide Kraniopharyngeome und Akustikusneurinome. In Heidelberg wurde die Indikation ausgeweitet auf solitäre Hirnmetastasen wenig strahlensensibler Primärtumoren (26). Im folgenden wird über die Heidelberger Bestrahlungstechnik und über erste klinische Erfahrungen in der Behandlung von solitären Hirnmetastasen und cerebralen vasculären Malfomationen berichtet.

Bestrahlungsplanung und -technik

Maßgeblichen Anteil an der Entwicklung der stereotaktischen Photonen-Konvergenzbestrahlung in Heidelberg hatten STURM, HARTMANN und PASTYR (12, 22, 25). Das System besteht aus 3 Komponenten:

1. Ein modifizierter Linearbeschleuniger (Mevatron 77 der Fa. Siemens)
2. Ein stereotaktisches Lokalisations- und Einstell-Gerät (Fa. Fischer, Freiburg)
3. Ein 3-dimensionales EDV-gestütztes Bestrahlungsplanungssystem (SCHLEGEL et al., 1984)

Zur stereotaktischen Zielpunktbestimmung wird ein modifiziertes stereotaktisches System nach RIECHERT-MUNDINGER verwendet. Der an der Schädelkalotte des Patienten scharf befestigte Ring kann mit 3 Aufsätzen versehen werden, die das gleiche patienten-bezogene stereotaktische Koordiantensystem repräsentieren. Der erste Aufsatz ermöglicht die Definition eines Koordinatensystems mittels axialer computertomographischer Serienschnitte. Der 2. Aufsatz erlaubt die Berechnung der stereotaktischen Koordinaten aus cerebralen Angiogrammen, die in 2 Ebenen aufgenommen wurden. Der 3. Aufsatz dient zur exakten Einstellung eines beliebigen Zielpunktes innerhalb des stereotaktischen Koordinatensystems und zur genauen Positionierung des Patienten bei der Bestrahlung.

Die Behandlung erfolgt in Form einer speziellen Bewegungsbestrahlung mit Photonen von 15 MeV durch Kombination von mehreren Pendelfeldern, deren Achsen sich in einem Zielpunkt schneiden, deren Ebenen aber gegeneinander versetzt sind. Dazu rotiert der Patiententisch nach jeder Bewegung des Strahlerkopfes um ein Segment weiter wie in Abbildung 1 demonstriert. Das Bestrahlungsfeld wird durch einen zylindrisch ausgebohrten Wolfram-Kollimator ausgeblendet. Zur Verfügung stehen 25 solcher Kollimatoren für Feldbreiten zwischen 2 und 54 mm. Bei dieser Technik wird eine Dosisverteilung mit extrem steilem Gradienten außerhalb des Betrahlungsfeldes erzielt. Der Gradient beträgt außerhalb des Behandlungsvolumens je nach Kollimatorgröße 7 bis 14,5% pro mm. Die resultierenden Dosisprofile sind durchaus vergleichbar mit den Profilen die durch die Stockholmer Cobalt-60-Einheit oder durch die Bostoner Zykloton-Protonen erzielt werden können (Abb. 2).

Wesentliche Voraussetzung der hier vorgestellten Technik ist eine genauere Justierung der verschiedenen Koordinatensysteme auf den Zielpunkt: Der Zentralstrahl des Bestrahlungsfeldes, die Achse der Tischbewegung und die Drehachse des Beschleunigers müssen sich in 1 Punkt – dem Isozentrum – schneiden. Dieses Isozentrum entspricht dem Zielpunkt und wird über ein im Bestrahlungsraum befestigtes System von 3 Lasern angezeigt. Entscheidend dabei ist, daß das Isozentrum und der durch die Laser bestimmte Zielpunkt innerhalb der stereotaktischen Genauigkeit (unter 1 mm) definiert sind und mit gleicher

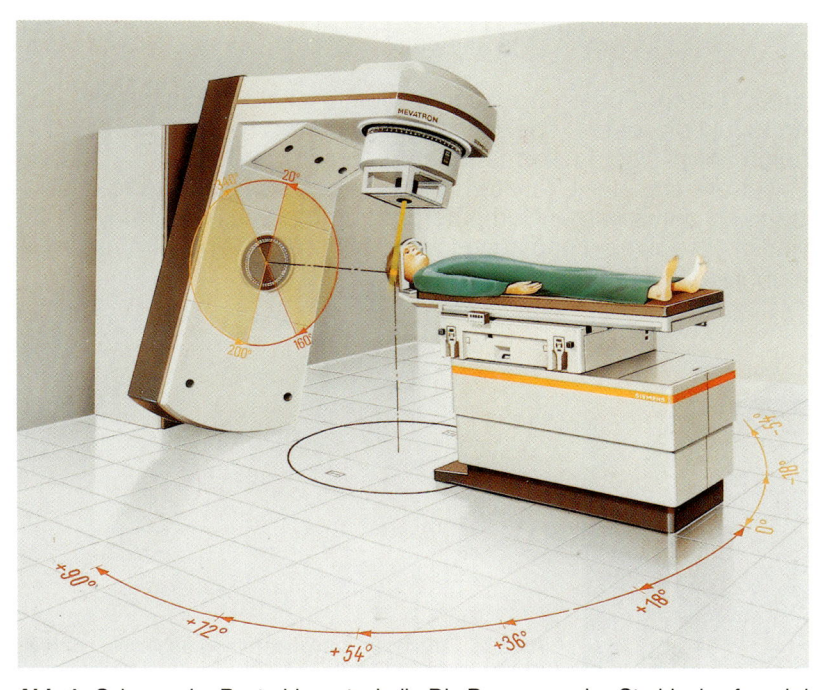

Abb. 1: Schema der Bestrahlungstechnik: Die Bewegung des Strahlenkopfes wird kombiniert mit einer sukzessiven Rotation des Patiententisches um dasselbe Isozentrum.

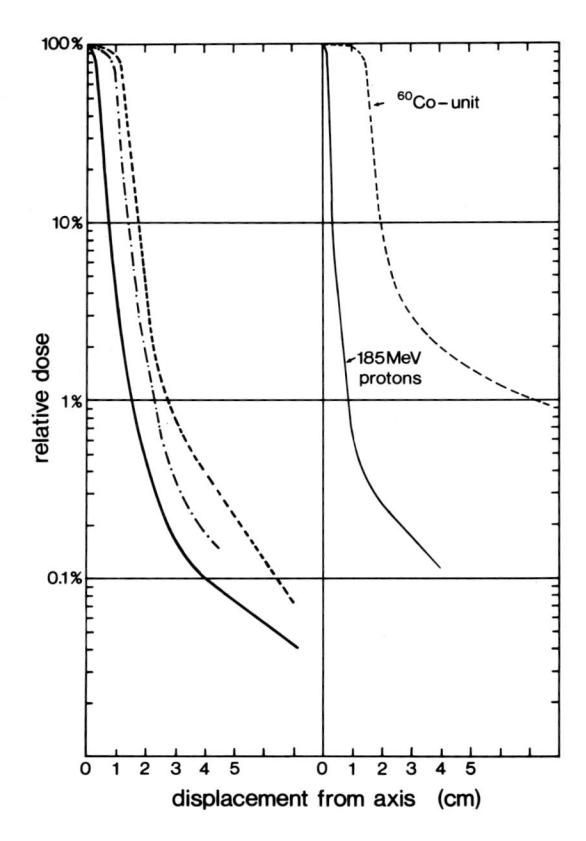

Abb. 2: Vergleich der Dosisprofile verschiedener radiochirurgischer Methoden. Links: Das Profil des Linearbeschleunigers bei 9, 21 und 26 mm Felddurchmesser. Rechts: Die Profile bei Verwendung von 185-Protonen und bei der Stockholmer Co-60-Einheit (nach [12]).

Genauigkeit übereinstimmen. Diese Forderung konnte durch exakte Einstellung des Beschleunigers, durch Konstruktion eines speziellen steuerbaren Karussells für den Bestrahlungstisch sowie durch sorgfältige Justiermaßnahmen erfüllt werden.
Die Bestrahlungsplanung wird anhand der CT-Daten mittels eines speziell für die stereotaktische Konvergenzbestrahlung entwickelten Computerprogramms durchgeführt (Abb. 3). Das Programm ist geschwindigkeitsoptimiert und ausreichend schnell um eine intraoperative Bestrahlungsplanung durchführen zu können (12, 22).

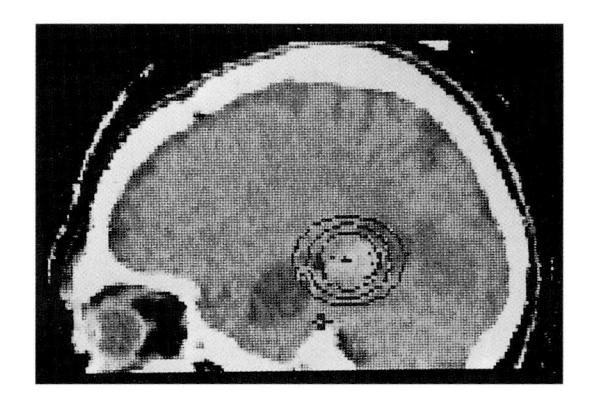

Abb. 3: Sagittaler computertomographischer Schnitt (Rekonstruktion) durch ein Angiom im Bereich der Stammganglien. Eingezeichnet die Dosisverteilung bei der stereotaktischen Konvergenzbestrahlung mit den Isodosen 80%, 50% und 30%.

Behandlung solitärer Hirnmetastasen

Etwa 20% aller Patienten mit Malignomen entwickeln im Laufe ihrer Krankengeschichte symptomatische Hirnmetastasen, die dann in der Regel Verlauf und Prognose entscheidend beeinträchtigen. Methode der Wahl für multiple Hirnmetastasen ist die Strahlentherapie. In 20 bis 30% der Fälle sind die Hirnmetastasen solitär. Bei ausreichendem Allgemeinzustand kommt hier die chirurgische Resektion in Betracht. Die Strahlentherapie ist bei solitären Metastasen indiziert, die inoperabel sind oder aufgrund ihrer Lokalisation nur mit unvertretbar hohem Risiko operiert werden können. Eine Alternative zur konventionell fraktionierten Strahlentherapie inoperabler solitärer Hirnmetastasen relativ strahlenresistenter Primärtumoren, wie Hypernephrome, Adenocarcinome des Gastro-Intestinaltraktes und Sarkome, ist die Radiochirurgie. Wir haben seit 1984 in Heidelberg 37 Patienten mit solitären Metastasen unter stereotaktischen Bedingungen mittels der Photonen-Konvergenzbestrahlung behandelt. Bis auf 5 Fälle waren die Metastasen supratentoriell lokalisiert. Es handelte sich vorwiegend um Hypernephrome (13/37) und nicht-kleinzellige Bronchialcarcinome (11/37). Bei 23 Patienten war die Strahlentherapie die primäre Behandlung, bei 14 Patienten wurde ein Lokalrezidiv behandelt – in 5 Fällen nach operativer Resektion, in 9 Fällen nach konventionell fraktionierter Strahlentherapie.

Computertomographisch fand sich bei der Bestrahlungsplanung bei 12 Patienten mehr als eine Metastase – auch in diesen Fällen wurde eine Behandlung durchgeführt, sofern nicht mehr als 3 Läsionen vorlagen. Appliziert wurden Dosen zwischen 10 und 40 Gy in Abhängigkeit von Tumorhistologie, Lokalisation und Volumen. Zum Schutz vor akuten Komplikationen erfolgte die Behandlung unter Fortecortin-Medikation.

Die mediane Überlebenszeit des Patientenkollektivs nach stereotaktischer Bestrahlung betrug 5 Monate mit einer mittleren Nachbeobachtungszeit von 6,7 Monaten. 28 Patienten verstarben an einer extracraniellen Tumorprogression, 2 Patienten am Fortschreiten der Hirnmetastasierung, 7 Patienten sind noch am Leben. Eine deutliche Besserung der neurologischen Symptomatik konnte bei 26 Patienten (84%) erzielt werden, 10 dieser Patienten hatten klinisch eine komplette Remission. Computertomographisch war eine Tumorverkleinerung in 70% der Patienten objektivierbar mit kompletter Remission in 4 und partieller Remission in 10 Fällen (Abb. 4).

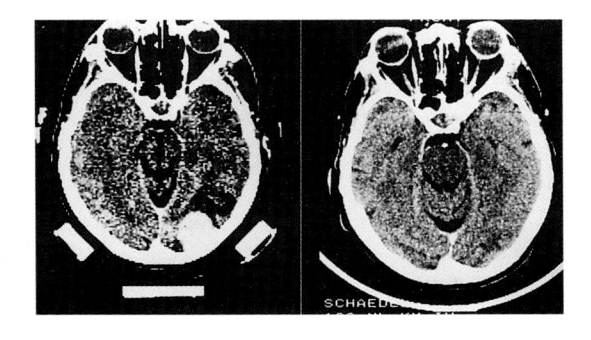

Abb. 4: Occipitale Metastase eines Adenocarcinoms der Lunge vor und einen Monat nach stereotaktischer Konvergenzbestrahlung mit 20 Gy.

Eine schwere akute Komplikation trat bei einer Patientin mit einer schnell wachsenden infratentoriellen Metastase mit ausgeprägtem perifokalen Ödem auf: Diese Patientin verstarb 15 Stunden nach Bestrahlung an einer unteren Einklemmung, verursacht durch eine medikamentös nicht mehr zu kontrollierende Zunahme des vorbestehenden Ödems. 3 andere Patienten entwickelten reversible perifokale Ödeme 2 bis 6 Monate nach Bestrahlung, die aber auf Fortecortin gut ansprachen. 1 Patient entwickelte ein irreversibles radiogenes Ödem, er benötigt 4 mg Fortecortin pro Tag und ist unter dieser Medikation frei von neurologischen Symptomen.

Zusammengefaßt konnte trotz der ungünstigen Ausgangssituation – Inoperabilität bei relativ strahlenresistenten Primärtumor – ein befriedigender palliativer Effekt bei 85% der Patienten erreicht werden. Die mediane Überlebenszeit unterscheidet sich nicht von der historischer Kollektive nach Operation oder Strahlentherapie. Der wesentliche Vorteil der Radiochirurgie gegenüber einer konventionell fraktionierten Radiatio ist die kurze Behandlungsdauer und das relativ schnelle Einsetzen der klinischen Besserung – beides Faktoren, die bei der schlechten Prognose dieser Patienten von besonderer Bedeutung sind. Ein weiterer Vorteil ist die Möglichkeit der Kombination mit einer Ganzhirnbestrahlung und die Tatsache, daß eine vorausgegangene Ganzhirnbestrahlung bei Rezidiven keine Kontraindikation zur stereotaktischen Einzeitbestrahlung darstellt.

Behandlung arterio-venöser Malformationen

Cerebrale arterio-venöse Malformationen ähneln vom makroskopischen Aspekt und vom klinischen Verlauf her langsam wachsenden benignen Tumoren. Sie sind jedoch keine echten Neoplasien, da sie nicht auf einer autonomen zellulären Proliferatien beruhen – vielmehr handelt es sich um kongenitale Anomalien, bei denen die Entwicklung eines normalen Kapillarnetzes gestört ist, mit Persistenz embryonaler arterio-venöser Shunts. Unter dem arteriellen Druck kommt es zu einem tumorähnlichen Wachstum sowie zur Dilatation der zu- und abführenden Gefäße (Abb. 5). Der Anteil der cerebralen Angiome an den intracerebralen Tumoren ist regional unterschiedlich und reicht von 0,5 bis 7%, die Mortalität wird insgesamt mit 15% angegeben, kann aber bei ungünstiger Lokalisation bis zu 25% erreichen – eine für eine benigne Geschwulst ungewöhnlich hohe Rate (5, 6, 11). Die häufigsten klinischen Symptome sind Kopfschmerzen, Krampfanfälle und neurologischer Ausfälle. Die gefährlichste Komplikation ist die spontane Blutung mit einer Frequenz von 2 bis 4% pro Jahr (5, 6, 23). Therapie der Wahl ist die Operation. Eine Alternative stellt die Embolisation dar, die häufig mit dem chirurgischen Vorgehen kombiniert ist.

Die Indikation zur Strahlentherapie ist gegeben bei unvertretbarem Risiko eines Eingriffes und bei Resttumor nach erfolgter Operation oder Embolisation. Die effektivste Form der

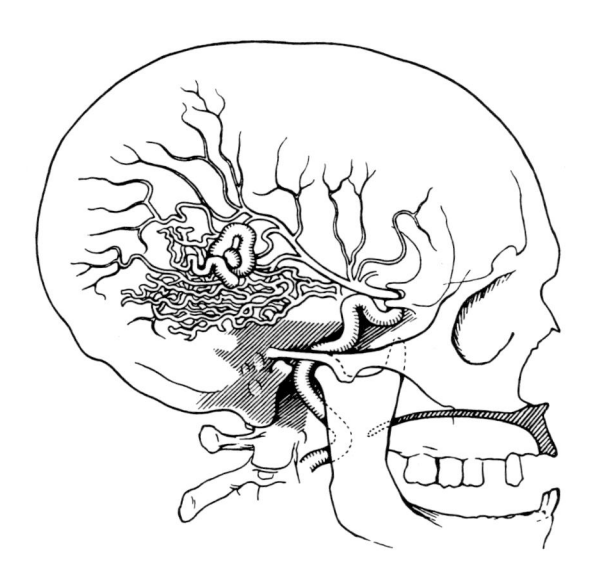

Abb. 5: Historische Zeichnung einer arterio-venösen Malformation nach einer Angiographie von N. DOTT aus dem Jahr 1922 (aus M. G. YASARGIL: Microneurosurgery III A, 1987).

Strahlentherapie ist aus strahlenbiologischen Gründen eine hochdosierte Einzeitbestrahlung, die Obliteration der pathologischen Gefäße ist ein radiogener Späteffekt mit einer Latenz von 1 bis 2 Jahren.

In Heidelberg wurden seit 1983 bisher insgesamt 90 Patienten (f: 42, M: 48) mit cerebralen arterio-venösen Malformationen mittels der stereotaktisch gezielten Photonen-Konvergenzbestrahlung behandelt. Das mittlere Alter der Patienten betrug 33 (7–64) Jahre. Initiale Symptome waren bei 23 Patienten Kopfschmerzen oder Schwindel, bei 26 neurologische Fokalsymptome und bei 32 epileptische Anfälle. Cerebrale Massenblutungen waren bei 46 Patienten aufgetreten, Subarachnoidalblutungen bei 4. 11 Patienten waren voroperiert, 6 teilembolisiert. Die Tumordosis bezogen auf die 80% Isodose lag zwischen 8 und 29 Gy, der mittlere Felddurchmesser lag bei 29 (10–54) mm.

Die mittlere Nachbeobachtungszeit beträgt 24 Monate (Stichtag 10. 5. 90).

Bei 30 der 90 Patienten konnte bisher eine angiographische Kontrolle 18 Monate oder länger nach Therapie durchgeführt werden. Bei 14 dieser 30 Patienten war eine komplette Obliteration der pathologischen Gefäße zu verzeichnen, eine partielle Obliteration fand sich bei 5 weiteren Patienten. Der Therapieeffekt ist deutlich dosisabhängig: zur kompletten Obliteration kam es im Mittel bei einer Dosis von 28,5 Gy (100%-Isodose) zur partiellen Obliteration im Mittel bei 17,1 Gy und keine Änderung fand sich bei Dosen unterhalb von 15 Gy (Abb. 6).

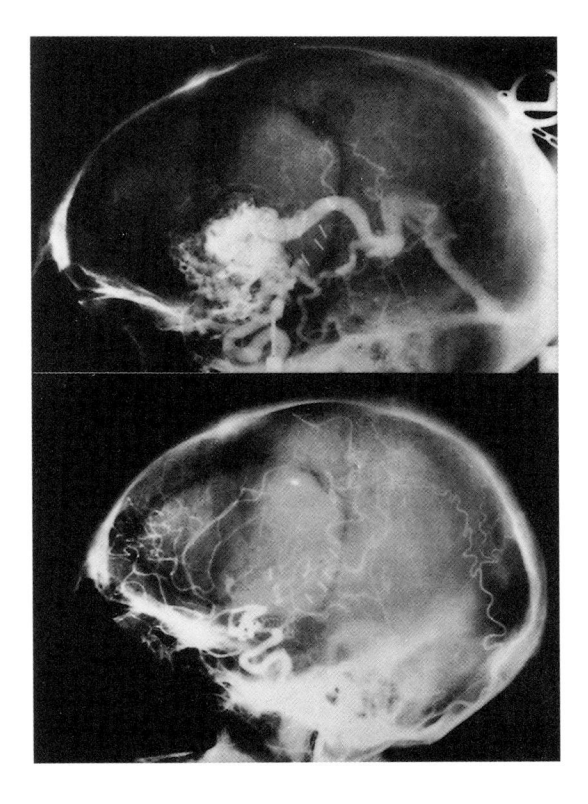

Abb. 6: 18jähriger Patient mit arterio-venöser Malformation li. temporobasal. Z.n. intracerebraler Blutung, operativer Teilresektion und erneuter Blutung. Angiogramme vor und nach 16 Monaten nach stereotaktischer Konvergenzbestrahlung mit 25 Gy (100%).

Akute Nebenwirkungen unter Strahlentherapie traten nicht auf. Mit einer Latenz von 6 bis 12 Monaten kam es bei 14 Patienten zu einem perifokalen Ödem mit neurologischen Ausfällen, das in 11 Fällen reversibel war. Permanente neurologische Ausfälle traten bei 2 Patienten in Form einer inkompletten Hemiparese auf. Cerebrale Blutungen traten bei 7 Patienten auf, bei 5 dieser Patienten innerhalb der radiogenen Latenzzeit. Die Blutung verlief bei 3 Patienten tödlich.

Die Effektivität einer fraktionierten Bestrahlung bei arterio-venösen Malformationen wird kontrovers beurteilt: GLANZMANN berichtete über 18 Fälle mit großen intracraniellen arterio-venösen Mißbildungen die konventionell fraktioniert bestrahlt wurden mit Dosen zwischen 40 und 60 Gy. Ein Vergleich der klinischen Symptomatik und der angiographischen Befunde nach Bestrahlung ließen keinen nachweisbaren Effekt der Strahlentherapie im Vergleich zu unbehandelten Fällen erkennen (10). JOHNSON berichtete dagegen über 20 konventionell fraktioniert bestrahlte Patienten die angiographisch nachuntersucht werden konnten und in 50% völlige Obliteration, 25% deutliche Besserung und nur 25% Therapieversager zeigten (13). Allerdings waren auch hier die größeren corticalen Angiome durch Strahlentherapie weniger beeinflußbar. MAKOSKI, ZEILSTRA et al., konnten durch fraktionierte Bestrahlung mit 50 Gy bei 22 angiographisch kontrollierten Patienten in 50% eine Volumenverkleinerung der Angiome erreichen, bei 6 dieser Patienten um mehr als die Hälfte des Ausgangsvolumens. Vollständige Obliterationen wurden in diesem Kollektiv nicht beobachtet (19, 20). Eine Übersicht über die Ergebnisse der konventionell fraktionierten Strahlentherapie gibt STEINER: Er kommt zu dem Schluß, daß trotz gelegentlicher Erfolge die konventionell fraktionierte Bestrahlung bei arteriovenösen Malformationen ineffektiv ist und zugunsten radiochirurgischer Methoden verlassen werden sollte (23).

KJELLBERG et al. erreichten mit radiochirurgischen Methoden (160 MeV-Zyklotron-Protonen) in 22% komplette Obliterationen und in 56% partielle Obliterationen (14, 15, 16). FABRIKANT erzielte mit einem Strahl von schweren Ionen (Synchro-Zyklotron Berkley) in 65% der Fälle komplette Obliterationen und in 25% partielle Remissionen (8, 9). STEINER hat bisher das größte Patientenkollektiv behandelt und berichtet über die besten Ergebnisse: Die Therapie erfolgte radiochirurgisch mit einer Cobalt-60-Einheit, wobei Zielpunktdosen zwischen 30 und 100 Gy appliziert wurden. Bei über 600 Patienten mit Nachbeobachtungszeiten von mehr als 2 Jahren konnte in 90% der Fälle komplette Obliterationen und in 3 bis 6% partielle Obliterationen nachgewiesen werden (23, 24).

Unsere eigenen Ergebnisse liegen mit 46% kompletter und 17% partielle Obliteration in einem mittleren Bereich (Tab. 1). Soweit das bei dem noch relativ kleinen Kollektiv beurteilbar ist, scheinen die Ergebnisse besser als nach Protonentherapie zu sein. Wir haben uns in der Anfangszeit an einer Dosisvolumen-Effekt-Beziehung von KJELLBERG orientiert und offensichtlich zu niedrige Dosen appliziert: Bei keinem Patienten mit einer Dosis unter 15 Gy war angiographisch ein Effekt auf die pathologischen Gefäße nachweisbar, während umgekehrt bei allen Patienten die Dosen über 21 Gy erhalten hatten, bisher eine komplette Obliteration zu verzeichnen war. Von STEINER wurden aus technischen Gründen überwiegend Angiome mit Durchmesser kleiner als 2,5 cm behandelt. Der mittlere Felddurchmesser bei unserem Kollektiv betrug 2,9 cm. Zu berücksichtigen ist dabei, daß eine Verdoppelung des Durchmessers eine Volumenvergrößerung um den Faktor 8 bedeutet. Wahrscheinlich ist die Größe der Angiome für die Effektivität einer Strahlentherapie von besonderer Bedeutung. Größere Angiome scheinen bei gleicher Dosierung schlechter anzusprechen als kleine Angiome (10, 20), außerdem ist zu berücksichtigen, daß für große Felder die applizierbare Dosis limitiert ist, da mit der Feldgröße das Nekroserisiko ansteigt. Mit den Einschränkungen, die sich aus der Berücksichtigung des kleinen Patientenkollektivs und der kurzen Nachbeobachtungszeit ergeben, kann aus unseren bisherigen Ergebnissen gefolgert werden, daß die stereotaktisch gezielte Einzeldosisbehandlung mittels der Photonen-Konvergenzbestrahlung eine effektive Methode zur Behandlung von cerebralen arterio-venösen Malformationen darstellt. Während die technischen Probleme weitgehend gelöst sind, gibt es noch eine Reihe offener strahlenbiologischer Fragen. Das betrifft vor allem die Relation von effektiver Tumordosis zu der Toleranzdosis des normalen Hirngewebes in Abhängigkeit von dem behandelten Volumen. Offen ist bisher auch noch die Frage, ob der radiogene Effekt einer Gefäßwandfibrosierung auch ohne vollständige Obliteration der pathologischen Gefäße einen Schutz vor spontanen Blutungen bildet oder ob strahlentherapeutischen in jedem Fall eine komplette Obliteration anzustreben ist (6).

Tab. 1: Ergebnisse der Strahlentherapie arterio-venöser Malformationen

Autor		n	Therapieergebnis komplette Obliteration	partielle Obliteration
JOHNSON	1975	20	45%	25%
GLANZMANN	1978	13	0%	0%
MAKOSKI et al.	1988	25	12%	48%
KJELLBERG et al.	1983/86	439	22%	56%
FABRIKANT	1988	300	65%	25%
STEINER	1988	600	90%	3–6%
KIMMIG et al.		30	47%	17%

Literatur

1. BAMBERG, M. — Nervensystem. In: E. Scherer (Hrsg.). Strahlentherapie. 3. Aufl. Springer, Berlin – Heidelberg – New York (1987) 964–1079

2. BETTI, O., V. DERECHINSKY — Irradiation stereotaxique multifaisceaux. Neurochirurgie 29 (1983) 295–298

3. BORGELT, B., R. GELBER, S. KRAMER, L. W. BRADY, C. H. CHANG, L. W. DAVIS, C. A. PEREZ, F. R. HENDRICKSON — The palliation of brain metastases: final results of the first two studies. Int. J. Radiat. Oncol. Biol. Phys. 6 (1980) 1–9

4. COLOMBO, F., A. BENEDETTI, F. POZZA et al. — Radiosurgery using a 4 MeV linear accelerator. Acta Radiol. Suppl. 369 (1986) 60–607

5. DAVIS, CH., L. SYMON — The management of cerebral arteriovenous malformations. Acta Neurochir. 74 (1985) 4–11

6. DRAKE, C. G. — Arteriovenous malformations of the brain. The options for management. New Engl. J. Med. 309 (1983) 308–310

7. ENGENHART, R., B. KIMMIG, B. WOWRA, V. STURM, K. H. HÖVER, S. SCHNEIDER, M. WANNENMACHER — Stereotaktische Einzeitbestrahlung cerebraler Angiome. Radiologie 29 (1989) 219–223

8. FABRIKANT, J. I., J. T. LYMANN, Y. HOSOBUCHI — Stereotactic heavy-ion Bragg peak radiosurgery for intracranial vascular disorders: method for treatment of deep arteriovenous malformations. Brit. J. Radiol. 57 (1984) 479–490

9. FABRIKANT, J. I. — Radiosurgery Workshop. National Institutes of Health, USA, June (1988) 9–10

10. GLANZMANN, C. — Zerebrale arteriovenöse Mißbildungen: Verlauf bei 18 Fällen nach Radiotherapie. Strahlentherapie 154 (1978) 305–308

11. GRAF, C. J., G. E. PERRET, J. C. TORNER — Bleeding from cerebral arteriovenous malformations as part of their natural history. J. Neurosurg. 58 (1983) 331–337

12. HARTMANN, G. H., U. SCHLEGEL, V. STURM, B. KOBER, O. PASTYR, W. J. LORENZ — Cerebral radiation surgery using moving field irradiation at a linear accelerator facility. Int. J. Radiat. Oncol. Biol. Phys. 11 (1985) 1185–1192

13. JOHNSON, R. T. — Radiotherapy of cerebral angiomas. With a note on some problems in diagnosis. In: H. W. von Pia (Hrsg.). Cerebral Angiomas. Springer Verlag, Berlin – Heidelberg – New York (1975) 256–259

14 KJELLBERG, T. H., T. HANAMURA, K. R. DAVIS, S. L. LYONS, R. D. ADAMS
Bragg peak proton-beam therapy for arteriovenous malformations of the brain.
New Engl. J. med. 309 (1983) 269–274

15 KJELLBERG, T. H., K. R. DAVIS, S. L. LYONS, W. BUTLER, R. D. ADAMS
Bragg peak proton-beam therapy for arteriovenous malformations of Clinical Neurosurgery 31 (1983) 248–290

16 KJELLBERG, R. N.
Stereotactic bragg peak proton-beam radiosurgery for cerebral arteriovenous malformations.
Ann. Clin. Res. Suppl. 47 (1986) 17–19

17 LEKSELL, L.
The stereotaxic method and radiosurgery of the brain.
Acta Chir. Scan. 102 (1951) 316–319

18 LUTZ, W., K. R. WINSTON, N. MALEKI
A system for stereotactic radiosurgery with a linear accelerator.
Int. J. Radiat. Oncol. Biol. Phys. (14) (1988) 373–381

19 MAKOSKI, H. B., U. NOCKEN, B. J. O. FIEBACH, D. J. ZEILSTRA
Die Radiotherapie arteriovenöser Malformation des Hirns.
Strahlentherapie 160 (1984) 159–165

20 MAKOSKI, H. B., D. J. ZEILSTRA, U. NOCKEN
Arteriovenöse Malformationen des Hirnschädels – Strahlentherapeutische Aspekte. In: M. Bamberg, H. Sack (Hrsg.). Therapie primärer Hirntumoren.
Zuckschwerdt, München – Berlin – Wien – San Franciso (1988) 245–249

21 PODGORSAK, E. B., A. OLIVIER, M. PLA, P. Y. LEFEBVRE, J. HAZEL
Dynamic stereotactic radiosurgery.
Int. J. Radiat. Oncol. Biol. Phys. 14 (1988) 155–126

22 SCHLEGEL, W., H. SCHARFENBERG, J. DOLL, G. HARTMANN, V. STURM, W. J. LORENZ
Three dimensional dose planing using tomographic data. In: Proc. of the Eight Int. Conference on the Use of Computers in Radiation Therapy. IEEE Comp. Society (Ed.). Silver Spring, IEEE Comp. Soc. Press, pp (1984)

23 STEINER, L.
Radiosurgery in cerebral arteriovenous malformation. In: J. Fein, E. Flamm (Hrsg.). Text book of Cerebro-Vascular Surgery.
Springer Verlag, New York 4 (1986) 1161–1215

24 STEINER, L.
Radiosurgery in arterio-venous malformation.
Meeting: Surgical Neuroangiography, New York, My (1988) 2–6

25 STURM, V., O. PASTYR, W. SCHLEGEL, H. SCHARFENBERG, H. J. ZABEL, G. NETZEBAND, S. SCHABBERT, W. BERBERICH
Stereotactic computer tomography with a modified Richart-Mundinger device qas the basis for integrated stereotactic neuroradiological investigations.
Acta Neurochir. 64 (1983) 87–102

26 STURM, V., B. KOBER, K. H. HÖVER, W. SCHLEGEL, R. BOESECKE, O. PASTYR, G. HARTMANN, S. SCHABBERT, K. ZUM WINKEL, St. KUNZE, W. J. LORENZ
Stereotactic percutaneous single dose irradiation of brain metastases with a linear accelerator.
Int. J. Radiat. Oncol. Biol. Phys. (1987) 279-282

27 ZIMM, S., G. L. WAMPLER, D. STABLEIN, T. HAZRA, H. F. YOUNG
Intracerebral metastases in solid – tumor patients: natural history and results of treatment.
Cancer 48 (1981) 384–394

Aspekte der Immuntherapie bei Hirntumoren
G. SCHACKERT

Die Immuntherapie gewinnt in den letzten Jahren zunehmend als vierte Modalität in der Behandlung maligner Tumoren an Beachtung. P. EHRLICH (1909) postulierte erstmals, daß das Immunsystem auch der Verhinderung einer malignen Entartung diene. BURNET schloß auf Grund genetischer Überlegungen, daß beim Menschen, der sich aus etwa 10^{14} immer wieder teilender Zellen zusammensetzt, sich täglich Millionen von Fehlermöglichkeiten ergeben bzw. Mutationen auftreten können. Von THOMAS (1959) wurde die Theorie entwickelt, daß die Evolution des spezifischen Immunapparates und insbesondere der T-Zellreaktivität weitgehend auf die Verhinderung einer malignen Entartung ausgerichtet sei. Dies wurde von BURNET (1970) als Theorie der „immunological surveillance" aufgegriffen. Auch wenn diese Theorien teilweise modifiziert und ergänzt sind, so bilden sie doch Grundlagen zu Immuntherapiekonzepten, die heute verfolgt werden. Durch Erkenntnisse in der Gentechnologie und die Entwicklung monoklonaler Antikörper (KÖHLER und MILSTEIN, 1975) wurde die Immuntherapie in der jetzigen Form möglich.

Das Gehirn, ein partiell immunologisch privilegiertes Organ
Vor Bekanntwerden der athymen Nacktmaus mit einem Mangel an reifen T-Lymphozyten wurden Xenotransplantate in das Gehirn oder auch in die vordere Augenkammer transplantiert (GREENE, 1938). Die Xenotransplantate wurden in der Regel nicht, wie an anderen Körperstellen abgestoßen, und machten das Studium des biologischen Verhaltens der Transplantate möglich.
In grundlegenden Arbeiten von MEDAWAR (1948) und SCHEINBERG (1964) wurde die besondere Situation des Gehirns als ein „immunologisch privilegiertes" oder zumindest „partiell privilegiertes" Organ herausgestellt. Während MEDAWAR bei Hauttransplantationen in das Gehirn keine Abstoßung im Vergleich neben einer 100%igen Angehrate von syngenen murinen Tumoren eine verminderte Tumorinzidenz nach Transplantation von allogenen Tumoren in das Mausgehirn. Nach Immunisierung gegen den syngenen Tumor stellte er neben einer verminderten Tumormanifestation eine deutliche Immunantwort mit vermehrter Lymphozyteninfiltration in dem entstehenden Tumor fest.
In den 70ger Jahren finden sich eine Reihe von Arbeiten, die sich mit der Immunantwort innerhalb von Hirntumoren auseinandersetzen. Es wurden massive Lymphozyteninfiltrationen in Tumoren gesehen und eine Korrelation zwischen Ausmaß der Lymphozyteninfiltration und Aggressivität des Tumorwachstums aufgestellt (PALMA, 1978; BROOKS, 1981). Von MORANTZ (1979) und WOOD (1979) wurden die Tumoren hinsichtlich ihrer Makrophageninfiltration ausgewertet, und dabei ebenfalls ein unterschiedliches Ausmaß der Makrophageneinwanderung festgestellt.
Sowohl Lymphozyten als auch Makrophagen stellen Zielzellen der Immuntherapie dar.

1. LAK-Zelltherapie (LAK = lymphokine activated killer cells)
(Abb. 1)
Aus dem peripheren Blut werden durch Leukapherese monokleäre Zellen isoliert und mit Interleukin-2 inkubiert. Die Dauer der Inkubation beträgt in der Regel bis zu fünf Tage.

Immuntherapie mit LAK-Zellen

① Gewinnung von Lymphozyten aus dem Blut mittels Leukapherese

② Inkubation mit IL-2 für 5 Tage

③ Erzeugung von LAK-Zellen

20 Milliarden LAK-Zellen
+
IL-2

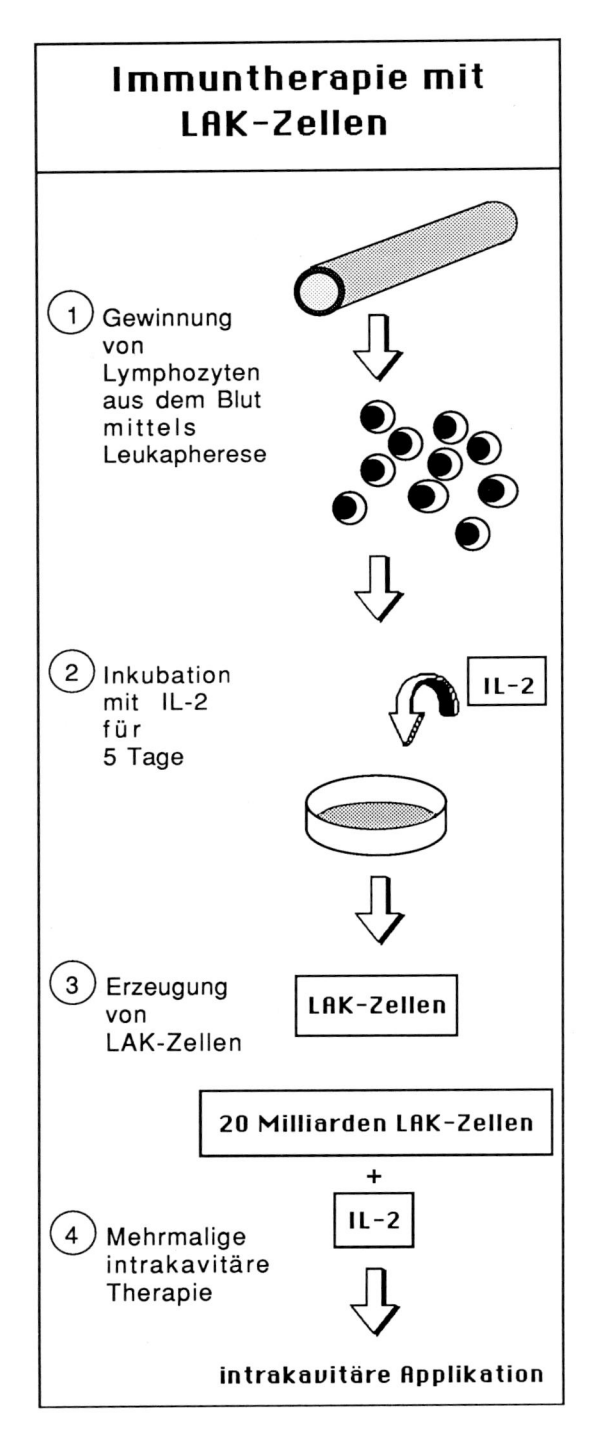

④ Mehrmalige intrakavitäre Therapie

intrakavitäre Applikation

Abb. 1

Interleukin 2 (IL-2) ist ein Wachstums- und Aktivierungsfaktor für Lymphozyten. Die auf diese Weise aktivierten Zellen, die sich aus „large granular lymphocytes" rekrutieren, werden LAK-Zellen oder „lymphokine-activated killer cells" genannt.
In vitro wird die Zytotoxizität der Zellen verfifiziert, indem die LAK-Zellen als Effektorzellen gegen radioaktiv-markierte Tummorzellen als Targetzellen ausgewertet werden.
Erste Aufsehen erregende Ergebnisse wurden von ROSENBERG veröffentlicht, der bei metastasierendem Hypernephrom und Melanom durch die kombinierte Therapie von LAK-Zellen und Interleukin-2 eine Verkleinerung der Tumoren beim Patienten nachwies (1987).
Bei Hirntumoren konnten durch in vitro Vergleichsuntersuchungen von LAK-Zellen und nicht stimulierten peripheren Blut-Lymphozyten eine deutlich erhöhte Zytotoxizität von LAK-Zellen gegenüber Gliomen nachgewiesen werden (JACOBS, 1986; AUSIELLO, 1988; BOSNES, 1988). Es wurde gezeigt, daß LAK-Zellen sowohl bei gesunden Spendern als auch bei Gliompatienten gewonnen werden können. Die Zytotoxizität beider Gruppen ist vergleichbar (32–38%) und richtet sich gegen autologe und allogene Tumoren. Der Einfluß der Dexamethasontherapie auf die Gewinnung von LAK-Zellen ist nachweisbar und führt zu einer verminderten Anzahl an LAK-Zellen. Nach Absetzen der Therapie ist in kurzer Zeit eine Normalisierung der Lymphozytenzahl zu erreichen.
Am Patienten wird die Therapie in loco durchgeführt, d.h. intrakavitäre oder intratumorale Applikation der LAK-Zellen und Interleukin 2.
Die Ergebnisse waren teilweise ermutigend. Bei Rezidiven maligner Gliome wurden neben computertomographisch nachweisbaren Tumorregressionen durchschnittliche Überlebenszeiten von 30 Wochen beobachtet (MERCHANT, 1988; YOSHIDA, 1988; BARBA, 1989). Die Ergebnisse wurden ohne zusätzliche Strahlen- oder Chemotherapie erzielt. Als wichtige Voraussetzung für die Effektivität der Therapie wird die maximale Tumorverkleinerung postuliert (MERCHANT, 1988).
Eine wesentliche Frage der LAK- und Interleukin-2-Therapie bezieht sich auf die Neurotoxizität der Behandlung (Tab 1).
Die Nebenwirkungen der Therapie bestehen in einer vorübergehenden Steigerung des intrakraniellen Druckes mit Zunahme des perifokalen Ödems, Kopfschmerzen, Übelkeit und u.U. Zunahme neurologischer Ausfallserscheinungen. Die aufgeführten Symptome sind in der Regel reversibel. Allgemein werden die Nebenwirkungen als gering beschrieben.

Tab. 1:

Nebenwirkungen bei LAK-Zell- und Interleukin-2 Therapie
Zunahme des intrakraniellen Druckes
Zunahme des Ödems
Kopfschmerzen
Übelkeit
Erbrechen
Fieber, Schüttelfrost
Lethargie, Krankheitsgefühl, Schwäche
Hautreaktion

2. TIL-Zelltherapie (TIL = tumor infiltrating lymphocytes)
(Abb. 2)

Um TIL-Zellen (tumor infiltrating lymphocytes) zu erzeugen, wird Tumorgewebe direkt nach Entnahme in Kultur gebracht und mit Interleukin 2 inkubiert. Ziel dieser Maßnahme ist, die

Immuntherapie mit Tumor-infiltrierenden Lymphozyten (TIL)

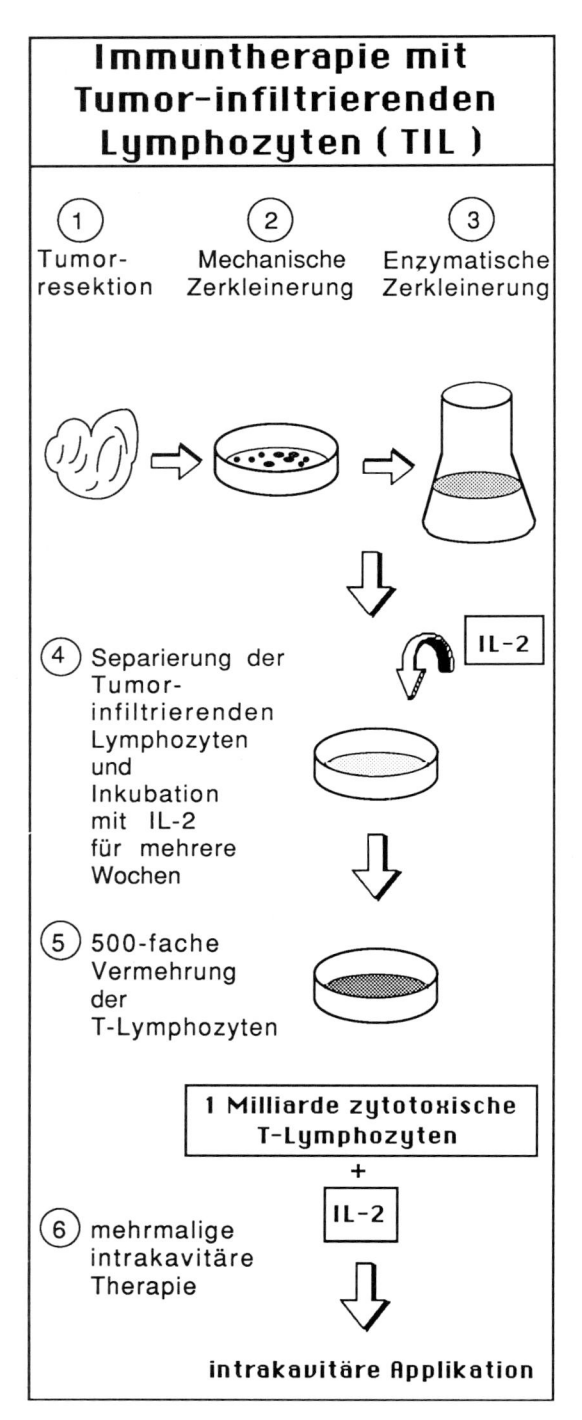

① Tumorresektion
② Mechanische Zerkleinerung
③ Enzymatische Zerkleinerung

④ Separierung der Tumor-infiltrierenden Lymphozyten und Inkubation mit IL-2 für mehrere Wochen

⑤ 500-fache Vermehrung der T-Lymphozyten

1 Milliarde zytotoxische T-Lymphozyten
+
IL-2

⑥ mehrmalige intrakavitäre Therapie

intrakavitäre Applikation

Abb. 2

bereits im Tumor vorhandenen T-Lymphozyten zu vermehren. Da diese Lymphozyten mit dem Tumor Kontakt hatten und damit spezifisch aktiviert sein könnten, erhofft man sich von ihnen eine höhere Zytotoxizität als von LAK-Zellen. Innerhalb von drei Wochen können in der Regel genügend T-Lymphozyten gewonnen werden, so daß jetzt eine Immuntherapie mit Injektion von $> 10^8$ Zellen in die Tumorhöhle begonnen werden kann.

1986 veröffentlichte ROSENBERG eine Arbeit über die Wirkung von TIL-Zellen an extrakraniellen Tumoren. Neben einer erhöhten Zytotoxität gegenüber autologen Tumoren, konstatierte er eine nur geringe Effektivität der TIL-Zellen gegenüber allogenen Tumoren und zwar geringer als die der LAK-Zellen. In einer Arbeit von KITAHARA (1987) an Gliomen konnte gezeigt werden, daß aus dem Blut gewonnene Lymphozyten, die mit Tumorzellen inkubiert werden, eine erheblich höhere Zytotoxizität gegenüber autologen Tumorzellen aufweisen als LAK-Zellen desselben Patienten. Gleichzeitig wurde gezeigt, daß die Tumor-sensibilisierten Lymphozyten neben einer höheren Zytotoxizität auch eine höhere Spezifität besitzen: Gegenüber allogenen Tumorzellen ist die Zytotoxizität der Tumor-sensibilisierten Lymphozyten geringer als die der LAK-Zellen (Tab. 2).

Klinische Studien mit TIL-Zell-Therapie am Gliompatienten wurden begonnen.

Tab. 2:

Unterschied der TIL-Zell-Therapie zur LAK-Zell-Therapie
— hohe Zytotoxizität
— hohe Tumor-Spezifität

3. Aktivierung von Makrophagen
(Abb. 3)

Aus dem Blut werden über den Ficoll oder Percoll-Gradienten Monozyten isoliert. Diese werden durch Inkubation mit biological response modifers (BRMs) (z.B. Interferon, MDP [Muramyldipeptid]), LPS (Lipopolysaccharid) über 24 Stunden aktiviert. Danach werden radioaktiv markierte Tumorzellen zugesetzt und die zytotoxische Funktion der Makrophagen ausgewertet.

Für die systemische Makrophagenaktivierung beim Patienten wird MTP-PE (Muramyltripeptid-Posphatidyläthanolamin), die lipidlösliche Vorstufe des MDP, in Liposomen der Komposition PC/PS (Phosphatidylcholin/Phosphatidylserin) intravenös verabreicht. Da die Liposomen von Blut-Monozyten aufgenommen werden, und dabei das MTP in seine aktive Form MTP gespalten wird, erfolgt auf diese Weise eine gezielte Aktivierung der Makrophagen (SCHROIT, 1982). Die Makrophagen werden vornehmlich im retikuloendothelialen System aufgenommen und abgebaut.

In vitro Experimenten konnte von FIDLER (1984) an verschiedenen menschlichen Tumorzellinien eine bis zu 50%ige Zytotoxizität nachgewiesen werden.

In Tierexperimenten wurde durch Verabreichung von MTP-PE-Liposomen nach i.v. Applikation Metastasenwachstum in der Lunge verhindert oder vermindert (FIDLER, 1982). Dabei ist wieder die frühzeitige Therapie bei nur geringer Tumormasse entscheidend für die Effektivität der Behandlung. Klinische Phase I Studien wurden abgeschlossen: In Phase II Studien wird die Makrophagenaktivierung z.B. bei Osteosarkom im Kindesalter und Melanom am M. D. Anderson Hospital in Houston oder bei colorektalem Karzinom in Heidelberg untersucht.

In einer Arbeit von FIDLER/KLEINERMAN aus dem Jahre 1984 wurde in vitro der zytotoxische Effekt aktivierter Makrophagen gegen die Glioblastomlinie Natusch getestet. Neben dem zytotoxischen Effekt auf die Gliomlinie, wurde an Hand von normalen Leber- und Lungenzellen

Makrophagenaktivierung

MTP-PE + Phosphatidylcholin + Phosphatidylserin

① Herstellung von MTP-PE-Liposomen

② Mehrmalige intravenöse Gabe

intravenöse Applikation

③ Makrophagen phagozytieren Liposomen

④ MTP aktiviert Makrophagen

Makrophagenzytotoxizität

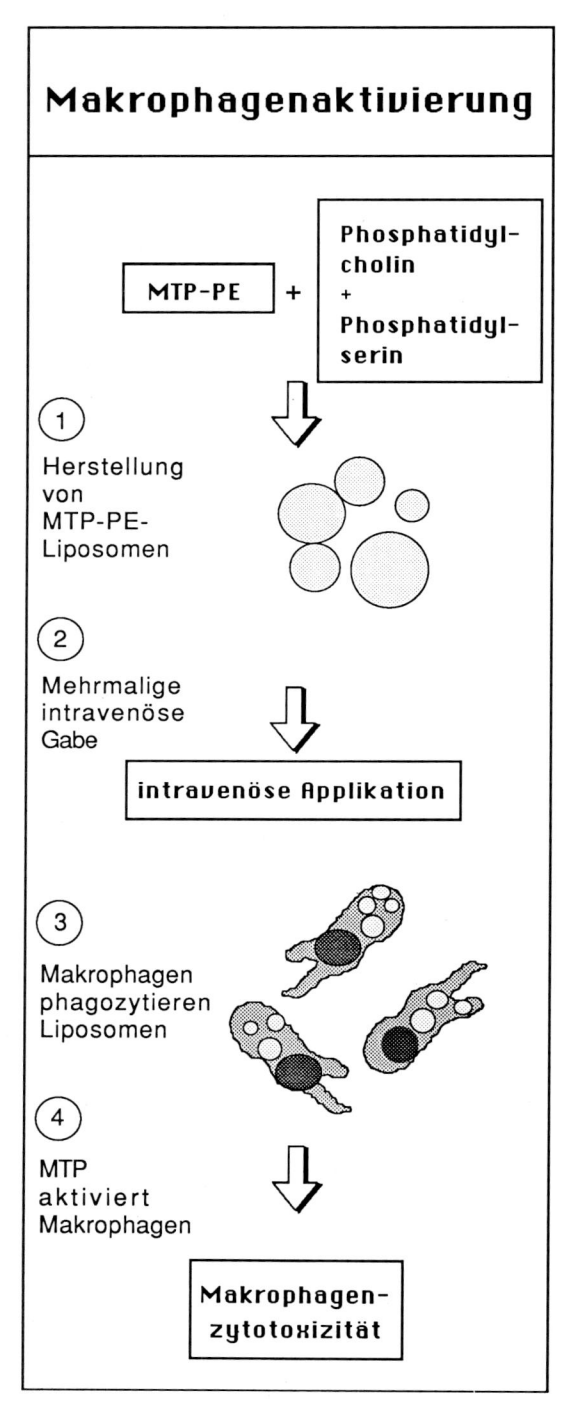

Abb. 3

das tumorspezifische Killing durch Monozyten demonstriert. Während zytotoxische Makrophagen Tumorzellen verschiedenen Ursprungs (Melanom, Kolonkarzinom und Glioblastom) in 45–50% lysierten, wurden Normalzellen von Niere und Lunge nicht angegriffen.

Eine in situ Aktivierung von Makrophagen zur Bekämpfung von Hirntumoren am Patienten wurde bisher nicht vorgenommen.

In diesem Zusammenhang soll auf eine besondere Problematik des Gehirns hingewiesen werden: Ein lange bestehender Streit befaßt sich mit der Frage, ob die Makrophagen, die im Gehirn nachweisbar sind, eingewanderte Blutmonozyten sind oder es sich um reaktivierte Mikrogliazellen, d.h. hirneigene Makrophagen handelt (SCHELPER, 1986; OEHMICHEN, 1982; WOOD, 1979). Bis heute ist die Frage nicht eindeutig entschieden. In eigenen Arbeiten untersuchten wir in experimentell erzeugten Hirnmetastasen die Funktion der Blut-Hirn-Schranke und Makrophageninfiltration im Mausmodell (SCHACKERT, 1988). Dabei stellten wir bei intakter Blut-Hirn-Schranke eine massive Makrophageninfiltration in den Tumoren fest. Durch Anwendung unterschiedlicher Oberflächenmarker idenfiziert, halten wir diese Zellen für aus dem Blut eingewanderte Monozyten. Immunhistochemische Untersuchungen hinsichtlich der Expression von IL-1 als Ausdruck der Altivierung der Makrophagen zeigten einen negativen Befund und werfen die Frage auf, ob die Immunkompetenz des Gehirns weniger im Mangel immunkompetenter Zellen als vielmehr in einer Neutralisierung des Funktionszustandes dieser Zellen begründet liegt.

Da erhebliche Makrophageninfiltrationen in Hirntumoren nachweisbar sind, könnte es möglich sein, über eine systemische Aktivierung mit BRMs u.U. unter Modifizierung der Blut-Hirn-Schranke diesen Schenkel der Immuntherapie allein oder in Zusammenhang mit anderen Methoden zur Behandlung von Hirntumoren zu nutzen.

4. Aktiv spezifische Immunisierung
(Abb. 4)

Das Prinzip der aktiv spezifischen Immunisierung beruht auf der Annahme, daß auf Tumorzellen Transplantationsantigene exprimiert werden. Durch das zusätzliche Einbringen eines Fremdantigens auf die Zelloberfläche wird die Antigenität und damit die Immunogenität der Zelle verstärkt. Nach intradermaler Applikation dieser xenogenisierten, bestrahlten Tumorzellen soll eine Immunreaktion ausgelöst werden, die zur Abstoßung des Tumors führt.

Nach Tumorresektion erfolgt eine mechanische und enzymatische Zerkleinerung des Materials, aus der schließlich eine Einzelzellsuspension von Tumorzellen gewonnen wird. Diese werden mit 20.000 rad bestrahlt. Danach Vermischung der Tumorzellen mit z.B. BCG oder New Castle Disease Virus. Am Patienten wird durch mehrmalige intradermale Applikation der xenogenisierten Tumorzellen eine spezifische Immunisierung gegen den eigenen Tumor vorgenommen.

In eigenen tierexperimentellen Versuchen mit aktiv spezifischer Immunisierung wurde die Maus-Colonkarzinomlinie CT-26, syngen zu Balb/c Mäusen benutzt. Nach Transfektion der Zellinie mit dem Hämagglutiningen wurde das entsprechende Antigen exprimiert. Diese Xenogenisierung der CT-26 Zellinie verstärkt die Immunogenität des vermuteten tumorassoziierten Transplantationsantigens (TATA). Die daraus resultierende Linie war CT-26 Cl 5 (FEARON, 1988). In den in vivo Experimenten (SCHACKERT, 1989) wurden die Mäuse in Präventivexperimenten durch s.c. Injektion der transfizierten Tumorzellen 2× in wöchentlichem Abstand immunisiert und zwei Wochen später wurden nicht transfizierte Tumorzellen injiziert. Der Effekt der Immunisierung wurde im Hinblick auf die Entwicklung von Lungenmetastasen, Lebermetastasen und Hirnmetastasen ausgewertet. Das Ergebnis wies eine weitgehende Prävention von extrazerebralen Metastasen auf, während intrazerebrale Metastasen durch die Immunisierung nicht verhindert werden konnten.

Dieses Ergebnis knüpft wieder an die Frage der immunologischen Privilegiertheit des Gehirns an, und welche Rolle in diesem Zusammenhang die Blut-Hirn-Schranke spielt.

Aktiv spezifische Immuntherapie

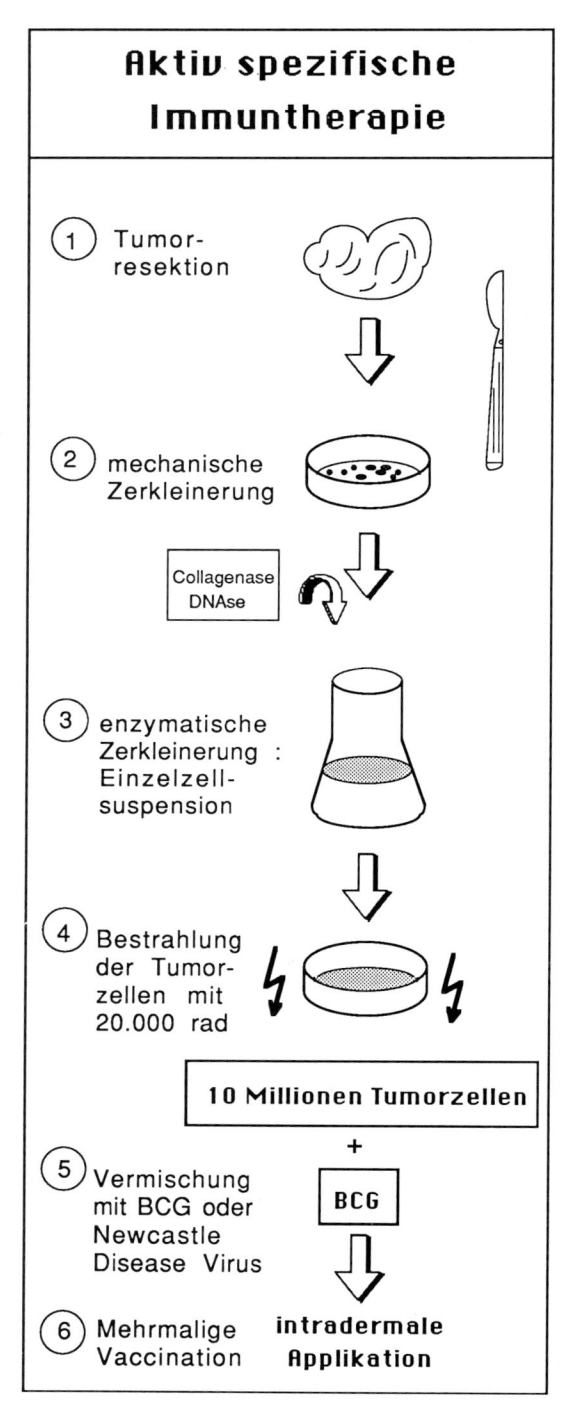

1. Tumorresektion
2. mechanische Zerkleinerung

   Collagenase DNAse
3. enzymatische Zerkleinerung: Einzelzellsuspension
4. Bestrahlung der Tumorzellen mit 20.000 rad

   10 Millionen Tumorzellen
   +
   BCG
5. Vermischung mit BCG oder Newcastle Disease Virus

   intradermale Applikation
6. Mehrmalige Vaccination

Abb. 4

Zusammenfassung:

1. LAK-Zell-Therapie ermöglicht eine autologe und allogene Tumortherapie.
2. TIL-Zellen wirken hochspezifisch gegen autologe Tumoren, sind jedoch gegen allogene Tumoren weniger effektiv als LAK-Zellen.
3. In vitro Untersuchungen mit LAK-Zellen und TIL-Zellen weisen eine 30%, resp. 60% Zytotoxizität gegen Gliomzellen auf.
4. Durch aktivierte Makrophagen können Tumorzellen lysiert werden.
5. Stellt das Gehirn als immunologisch privilegiertes Organ besondere Probleme für die Immuntherapie dar?
   a) Bei Tumorwachstum kommt es zu einer Immunantwort.
   b) Ist die Blut-Hirn-Schranke ein wichtiges Hindernis für die Immuntherapie?

Literatur

AUSIELLO, C., A. MALECI, G. C. SPAGNOLI et al.
Cell-mediated cytotoxicity in glioma-bearing patients: differential responses of peripheral blood mononuclear cells to stimulation with interleukin-2 and microbial antigen.
J. Neuro-Oncol. 6 (1988) 329

BARBA, D., S. C. SARIS, C. HOLDER et al.
Intratumoral LAK cell and interleukin-2 therapy of human gliomas.
J. Neurosurg. 70 (1989) 175

BOSNES, V., H. HIRSCHBERG
Human interleukin-2 activated cytotoxic cells kill autologous glioma cells in vitro.
J. Neuro-Oncol. 6 (1988) 85

BROOKS, W. H., R. B. LATTA, M. S. MAHALEY et al.
Immunobiology of primary intracranial tumors. Part 5: Correlation of a lymphocyte index and clinical status.
J. Neurosurg. 54 (1981) 331

BURNET, F. M.
Immunological surveillance.
Sydney: Pergamon Press (1970)

FEARON, E. R., T. ITAYA, B. HUNT et al.
The induction of immunogenic variants by transfection with a foreign gene.
Cancer Res. 48 (1988) 2975

FIDLER, I. J., Z. BARNES, W. E. FOGLER et al.
Involvement of macrophages in the eradication of established metastases following intravenous injection of liposomes containing macrophages activators.
Cancer Res. 42 (1982) 496

FIDLER, I. L., E. S. KLEINERMAN
Lymphokine-activated human blood monocytes destroy tumor cells but not normal cells under concultivation conditions.
J. Clin. Oncol. 2 (1984) 937

EHRLICH, P.
Über den jetzigen Stand der Karzinomforschung. In: F. Himmelweit, M. Marquardt, H. Dale, (1957). The collected papers of Paul Ehrlich, Vol. 2.
Pergamon Press, London – New York – Paris (1909)

GREENE, H. S. N.
Heterologous transplantation of human and other mammalian tumors.
Science 88 (1938) 357

JACOBS, S. K., D. J. WILSON, P. L. KORNBLITH et al.
Interleukin-2 or autologous lymphokine-activated killer cell treatment of malignant glioma: phase I trial.
Cancer Res. 46 (1986) 2101

KITAHARA, T., O. WATANABE, A. YAMAURA et al.
Establishment of interleukin 2 dependent cytotoxic T lymphocyte cell line specific for autologous brain tumor and its intracranial administration for therapy of the tumor.
J. Neuro-Oncol. 4 (1987) 329

KÖHLER, G., C. MILSTEIN
Continuous cultures of fused cells secreting antibody of predefined specificity.
Nature 256 (1975) 495

MEDAWAR, P. B.
Immunity to homologous grafted skin. III. The fate of skin homografts transplanted to the brain, to subcutaneous tissue, and to the anterior chamber of the eye.
Br. J. Exp. Pathol. 29 (1948) 58

MERCHANT, R. E., L. H. MERCHANT, S. H. S. COOK et al.
Intralesional infusion of lymphokine-activated killer (LAK) cells and recombinant interleukin-2 (rIL-2) for the treatment of patients with malignant brain tumor.
Neurosurg. 23 (1988) 725

MERCHANT, R. E., A. J. GRANT, L. H. MERCHANT et al.
Adoptive immunotherapy for recurrent glioblastoma multiforme using lymphokine activated killer cells and recombinant interleukin-2.
Cancer 62 (1988) 665

MORANTZ, R. A., G. W. WOOD, M. FOSTER
Macrophages in experimental and human brain tumors. Part 1: studies of the macrophage content of experimental rat brain tumors of varying immunogenicity.
J. Neurosurg. 50 (1979) 298

MORANTZ, R. A., G. W. WOOD, M. FOSTER
Macrophages in experimental and human brain tumors. Part 2. Studies of the macrophage content of human brain tumors.
J. Neurosurg. 50 (1979) 305

OEHMICHEN, M.
Are resting and/or reactive microglia macrophages?
Immunobiology 161 (1982) 246

PALMA, L., N. DI LORENZO,
Lymphocytic infiltrates in primary glioblastomas and recidivous gliomas.
J. Neurosurg. 49 (1978) 854

ROSENBERG, S. A., P. SPIESS, R. LAFRENIERE
A new approach to the adoptive immunotherapy of cancer with tumor-infiltrating lymphocytes.
Science 223 (1986) 1318

ROSENBERG, S. A., M. T. LOTZE, L. M. MUUL et al.
A progress report on the treatment of 157 patients with advanced cancer using lymphokine activated killer cells and interleukin-2 or high dose interleukin-2 alone.
N. Engl. J. Med. 316 (1987) 889

ROSENBERG, S. A.
Cancer therapy with interleukin-2: immunologic manipulations can mediate the regression of cancer in humans.
J. Clin. Oncol. 6 (1988) 403

SCHACKERT, H. K., T. ITAYA, G. SCHACKERT et al.
Systemic immunity against a murine colon tumor (CT-26) produced by immunization with syngeneic cells expressing a transfected viral gene product.
Int. J. Cancer 43 (1989) 823–827

SCHACKERT, G., R. D. SIMMONS, T. M. BUZBEE
Macrophage infiltration into experimental brain metastases: occurence through an intact blood-brain barrier.
J. Natl. Cancer Inst. 80 (1988) 1027

SCHEINBERG, L. C., F. L. EDELMAN, W. A. LEVY
Is the brain „an immunologically privileged site"?
Arch. Neurol. 11 (1964) 248

SCHELPER, R. L., E. L. ADRIAN jr.
Monocytes become macrophages; they do not become microglia.
J. Neuropathol. Exp. Neurol. 45 (1986) 1

SCHROIT, A. J., I. J. FIDLER
Effects of liposome structure and lipid composition on the activation of the tumoricidal properties of macrophages by liposomes containing muramyl dipeptide.
Cancer Res. 42 (1982) 161

THOMAS, I.
Discussion in H. S. Lawrence (ed.): Cellular and humoral aspects of the hypersensitive states.
New York: P. B. Hoeber, pp (1959) 529

WOOD, G. W., K. A. GOLLAHON, S. A. TILZER
The failure of microglia in normal brain to exhibit mononuclear phagocyte markers.
J. Neuropathol. Exp. Neurol. 38 (1979) 369

WOOD, G. W., R. A. MORANTZ
Immunohistologic evaluation of the lymphoreticular infiltrate of human central nervous system tumors.
JNCI 62 (1979) 485

YOSHIDA, S., R. TANAKA, N. TAKAI et al.
Local administration of autologous lymphokine-activated killer cells and recombiant interleukin 2 to patients with malignant brain tumors.
Cancer Res. 48 (1988) 5011

Kriterien der Malignität bei Hirntumoren im Computertomogramm

K. KRETZSCHMAR, W. MÜLLER-FORELL

Zur Festlegung der Therapiestrategie zerebraler Tumoren und bei der Abschätzung der Prognose für den Patienten stellt sich dem Untersucher immer wieder die Frage, in welchem Umfange und mit welcher Zuverlässigkeit lassen sich die pathohistologischen Merkmale der Malignität im computertomographischen Bild erfassen und darstellen. Die Beantwortung dieser Frage zeigt in einem allgemeinen Teil die morphologischen Charakteristika maligner Geschwülste auf und legt die Spezifität dieser Zeichen für die Ausgrenzung benigner Geschwulstformen dar. Anschließend wird anhand einzelner, exemplarisch ausgewählter Tumorarten die Aussagekraft dieser Kriterien überprüft.

Allgemein wird einem Hirntumor eine maligne Entartung zugesprochen, wenn Metastasen auftreten, sich sein Charakter von einem gut abgrenzbaren expansiven zu einem infiltrativ destruktiven Wachstum wandelt und die Geschwulst einer Anaplasie, also einen geringeren Grad der Differenzierung der Zelle im Vergleich zur Stammzelle zeigt (ZÜLCH, 1986). Die **Metastasierung** der Hirntumoren erfolgt zum geringeren Teil hämatogen. Auf diesem Wege können Medulloblastome in anderen Organen oder Knochen Tochtergeschwülste bilden. Aber auch Tumoren ohne jegliche Zellanaplasie können auf diesem Wege metastasieren, wie es von Kraniopharyngeomen bekannt ist. Selbst von hämatogenen Metastasen eines Meningeom Grad I gibt es etwa ein Dutzend Veröffentlichungen in der Weltliteratur.

Weitaus häufiger sind Ansiedlungen entlang der Liquorwege anzutreffen. Bei den Tumoren hohen Malignitätsgrades folgen diesem Metastasierungstyp die Medulloblastome, Pineoblastom und Ependymom Grad IV. Wiederum weisen aber auch als benigne oder semibenigne klassifizierte Hirntumoren Liquorabsiedlungen auf: Plexuspapillome, Ependyome Grad I, Oligodendrogliome, Germinome der Pinealis und Hypophysenadenome.

Das Kriterium der **örtlichen Infiltration** besitzt für sich alleine bei den zerebralen Tumoren keine malignitätsabhängige Spezifität. Eine leptomeningeale oder ependymale Infiltration wird zwar beim Glioblastom häufiger als bei einem Gliom niedriger Malignitätsstufe beobachtet, aber selbst das piloytische Astrozytom als gutartigste Form ist zerebellär oder innerhalb der Opticusscheide zu dieser Infiltration befähigt. Ihr Nachweis gelingt computertomographisch mit Hilfe hochauflösender Schichten bei sorgfältiger Analyse der Tumorausbreitung nach Kontrastmittelgabe.

Für das **Tumorgewebe** selbst sollte die Ausbildung einer Anaplasie im Computertomogramm faßbar sein. Der geringere Grad der Differenzierung ist mit einem erhöhten Zellgehalt, Pleomorphismus und ungeordneter Struktur der Zellen verbunden. Dazu kommt eine Verschiebung der Nukleus-Zytoplasma-Relation sowie eine gesteigerte Mitoserate. Proportional zum Zellreichtum ergibt sich daraus eine Zunahme der Geschwulstdichte, das Absorptionsvermögen steigt, so daß als Malignitätskriterium im nativen Computertomogramm ein höherer Meßwert der Hounsfield-Einheiten gegenüber der benignen Geschwulstform zu verzeichnen ist.

Als weiteres Kriterium fügt sich zur Bewertung die Desorganisation des **Stromas.** Sie ist mit einer Destruktion der Blut-Hirn-Schranke oder Umwandlung in eine Blut-Tumor-Schranke verbunden. Zusammen mit einer Neovaskularisation, teilweise in der Form von Fisteln oder arteriovenösen Shuntbildungen, teilweise als pathologische Gefäßeinsprossung, ergibt sich computertomographisch der Befund eines Enhancements des entarteten Tumorgewebes nach Kontrastmittelgabe.

Dieses Malignitätskriterium könnte die Art oder Kinetik der **Kontrastmittelanreicherung** des vitalen Tumorgewebes unterstreichen. So folgt beim Glioblastom auf eine schnelle Anreicherung infolge der pathologischen Geschwulstvaskularisation und arteriovenösen Shuntbildungen eine verzögerte Phase, die eine Kontrastmittelextravasation durch die gestörte Blut-Hirn-Schranke repräsentiert. Daher erfolgt die Kontrastmittelaufnahme im Glioblastom rasch, erreicht bereits nach wenigen Minuten sehr hohe Werte, die im Verlauf über 20 Minuten noch weiter bis zu einem Plateau ansteigen. Erst eine Stunde nach Kontrastmittelgabe beginnt dann ein langsamer Dichteabfall.

Diese Kontrastmittelkinetik ergibt zu angiomatösen Geschwülsten niedrigen Malignitätsgrades, z.B. Meningeomen, in der schnellen Anreicherungsphase eine Übereinstimmung, während ein verzögerter Anstieg auch bei gefäßarmen oder nur mit geringer Schrankenstörung verbundenen Hirntumoren unterschiedlichsten Malignitätsgrades zu finden ist. Infolge der Phasenüberschneidungen erlangt daher die Kontrastmittelkinetik als Bemessungsgrundlage der Tumormalignität nur eine begrenzte Aussagekraft.

Im Tumorzentrum führt die Zellanaplasie zu einem nekrotischen Zerfall. Diese **Nekrose** entsteht infolge einer Gefäßokklusion bei endothelialer Proliferation oder Thrombose. Gewöhnlich findet man Tumornekrosen in multiformen Glioblastomen, in Metastasen, selten jedoch im hochmalignen Medulloblastom. Aber auch in gutartigen, eher mit zystisch regressiven Veränderungen verbundenen Geschwülsten der Oligodendrogliome, Ependyome oder pilozytischen Astrozytome werden in seltenen Fällen kleinere Nekrosen beobachtet. So verliert durch dieses Auftreten bei benignen Geschwülsten und unter Berücksichtigung einer möglichen Koinzidenz mit Zysten die Nekrose als Malignitätskriterium an Gewicht. Zudem lasse sich in der computertomographischen Bildanalyse Nekrose und Zyste nur mangelhaft differenzieren. Beide weisen eine niedrigere Dichte auf, die Absorptionswerte liegen zwischen 16 bis 22 Hounsfield-Einheiten. Je nach dem Grad der Verflüssigung der Nekrose ergeben sich daher Überschneidungen mit dem Absorptionsprofil einer Zyste.

Schließlich muß man noch als möglichen Ausdruck einer Geschwulstanaplasie den perifokalen **Ödemsaum** betrachten. In der Gliomreihe ist er bei wenigen Patienten abgrenzbar. Mit der Dedifferenzierung zu Grad III steigt die Intensität und Ausdehnung auf ein gering- bis mittelgradiges Ödemstadium bei 68% der Patienten und für das Glioblastom Grad IV läßt sich ein deutliches Ödem in über 90% der Fälle nachweisen (KAZNER et al.). Allerdings kann diese Korrelation zwischen Dignitätsgrad und Ödemsaum bei anderen Tumoren (Ependymomem, Meningeomen) nicht sicher oder signifikant korreliert werden, so daß die Ausprägung des perifokalen Ödemsaums als Malignitätskriterium nur eingeschränkt zu werten ist.

Inwieweit sich diese Malignitätsmuster in der computertomographischen Diagnostik verifizieren lassen, soll die folgende Analyse einzelner Hirntumoren unterschiedlicher Graduierung zeigen (ZÜLCH, 1979).

Bei den **Gliomen** ergibt eine atrozytäre Zelldifferenzierung die Ausbildung von **Astrozytomen,** bei denen hauptsächlich fibrilläre und protoplasmatische Formen mit WHO Grad II angetroffen werden. Diese langsam wachsenden Tumoren stellen sich im Computertomogramm als mehr oder weniger scharf begrenzte, hypodense Areale dar, die als fibrilläre Längsstrahler Kontakt zur Hirnoberfläche aufweisen und diffus wachsend meist im frontotemporalen Marklager lokalisiert sind.

Die Absorptionswerte entsprechen denen des Hirnödems. Dafür ist ein hoher Wassergehalt (über 80%) infolge einer mukoiden Transformation, eines mikrozystischen Wachstums oder infolge der Ausbildung großer Zysten verantwortlich. Eine Kontrastmittelanreicherung fehlt, so daß sich Nativ- und Kontrastscans ohne Dichteänderung gleichen.

Logischerweise transformiert die Ausbildung anaplastischer Astrozytomanteile des WHO-Grades III mit höherer Zelldichte und Mitoserate die hypodensen Tumorareale zu nativ isodensen Dichtewerten im CT. Nach Kontrastmittelgabe bestimmen das Erscheinungsbild der Astrozytome Grad III Anreicherungen im Tumorgewebe, die sich typischerweise teils als schmaler Randsaum eine Zyste oder teils als inhomogenes schlierenförmiges Enhancement zeigen. Histopathologisch beruht die Anreicherung auf unruhigen Gefäßstrukturen und Störungen der Blut-Tumor-Schranke, so daß das Kontrastmittel die Gefäßwände permeieren kann (Abb. 1).

Die maligne Entartung wird bei etwa 23% der Astrozytome beobachtet und besonders für operativ oder strahlentherapeutisch behandelte Tumoren berichtet.

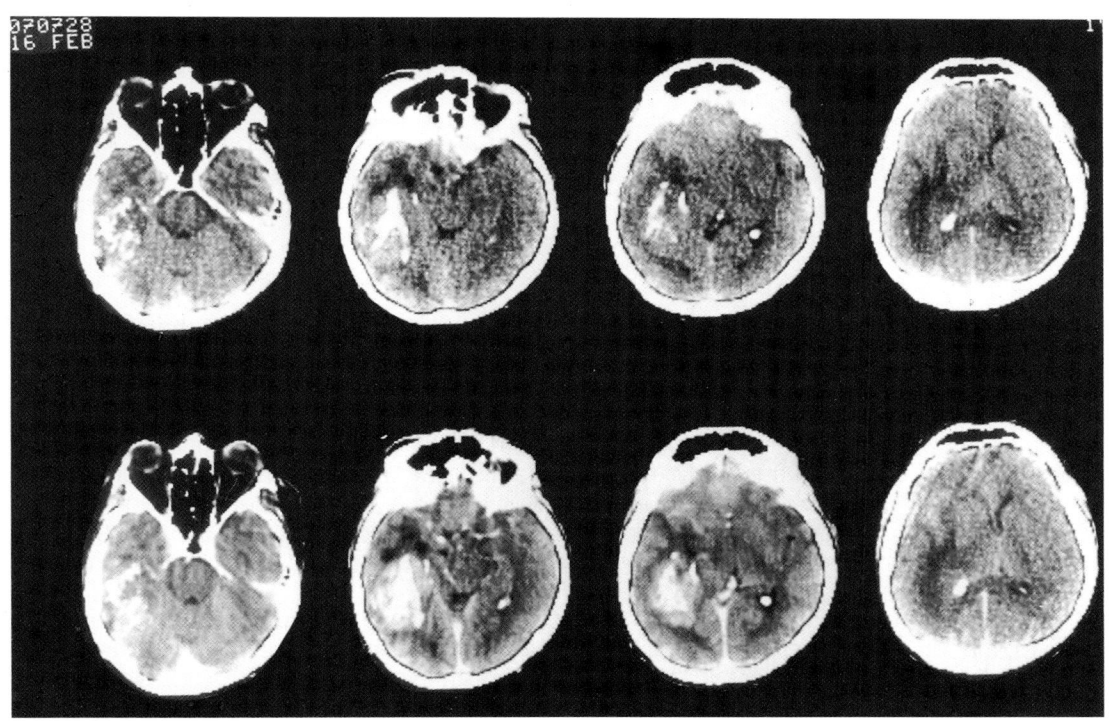

Abb. 1: 32jähriger Patient.
Obere Reihe: Die CT-Untersuchung nach einem Krampfanfall ergibt keinen krankhaften Befund.
Untere Reihe: Das Kontroll-CT 7 Monate später bei Ausbildung einer linksseitigen Hemisymptomatik zeigt rechts temporal ein Astrozytom Grad III, das sich nach i.v. Kontrastmittelgabe als gering anreichernde, schmale Ringstruktur mit deutlichem perifokalen Ödemsaum darstellt.

Zystenbildung und spärlich anreichernde Ringformationen unterstreichen die Ansicht, daß das Grad III Astrozytom nur eine Übergangsstufe zum **Glioblastom** bildet. In der höchsten Malignitätsstufe finden wir dann ein inhomogenes Dichtemuster, das sich aus den drei konzentrischen Schichten der zentralen Nekrose, der immer Kontrastmittel aufnehmenden, ring- oder girlandenförmigen Struktur des vitalen Tumorgewebes sowie aus dem perifokalen Ödemsaum zusammensetzt (Abb. 2).

Wie in der Astrozytomreihe findet sich auch für die **Oligodendrogliome** die Möglichkeit zur computertomographischen Graduierung. Die Verwandschaft beider Gliomreihen ergibt sich pathohistologisch nicht nur aus dem Nebeneinander der Tumorzellen als Mischgliome in der Mehrzahl beider Geschwulstformen sondern auch aus dem Problem, indifferente Gliazellen der entsprechenden Reihe zuzuordnen.

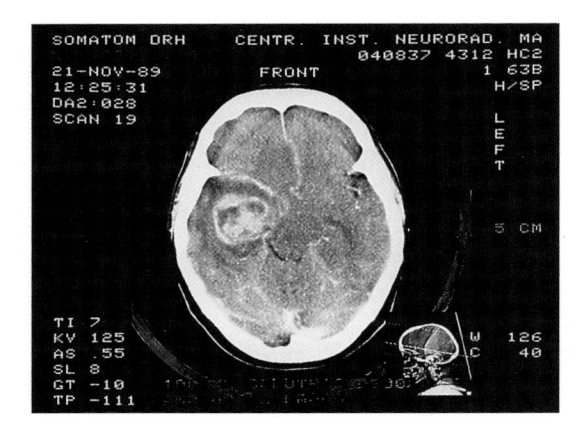

Abb. 2: 52jährige Patientin mit einem Gliobastoma multiforme.
Kontrast-CT: Ring- bis girlandenförmig anreichernde Struktur temporal. Perifokaler Ödemsaum und Verlagerung der Mediagefäße rostralwärts.

Im Unterschied zu der vorherrschend zystischen Regression der Astrozytome charakterisieren die Oligodendrogliome Kalkinkrustationen (Abb. 3). Die Geschwulst ist im Grad II hypo- bis isodens und zeigt erst als anaplastisches Oligodendrogliom eine positive Kontrastmittelaufnahme (Abb. 4). Dadurch entstehen in den soliden, nicht verkalkten Tumoranteilen homogene, selten ringförmige Anreicherungsbezirke. Der perifokale Ödemsaum ist in der niedrig malignen Stufe gering, aber mit 38% häufiger als bei den entsprechenden Astrozytomen. Beim anaplastischen Oligodendrogliom wird er in 70–80% der Fälle angetroffen. Schließlich weisen Verkalkungen im Glioblastom auf die oligodendrogliäre Stammzelle.
Für die übrigen Hirntumoren verlieren die Kriterien oder die diagnostischen Bestimmmungsmuster des Malignitätsgrades im CT ihre Gültigkeit.
Schon bei der **gemistozytischen** Form der Astrozytome Grad II versagt die Prädikation der Dignität anhand dieser Richtlinien. Die gemästeten Astrozyten weisen bereits primär ein iso- bis hyperdenses Erscheinungsbild der soliden Tumoranteile auf. Die Dichte der Geschwulst kann sich daher von der Grundform zur malignen Entartung nur in einem kleinen Skalenbereich verändern. Zudem zeigen bereits die gutartigen Tumorknoten eine Kontrastveränderung. Ergeben sich dazu noch Schwierigkeiten, Zysten oder Tumornekrosen zu differenzieren, so entbehren die Malignitätskriterien der Aussagekraft.
Die gleiche Problematik stellt sich beim **pilozytischen Astrozytom** des Großhirns. Neben den zystischen oder verkalkten Arealen finden sich solide, benigne Tumorknoten, die eine ausgeprägte Dichtezunahme mit verzögertem Abfall nach Kontrastmittelgabe aufweisen (Abb. 5). So lassen sich die besonders im Erwachsenenalter anzutreffenden Anaplasien der pilozytischen Astrozytome computertomographisch nicht charakterisieren.
Ependymome unterscheiden sich nach ihrer Lokalisation in Tumoren am Boden des 4. Ventrikels oder innerhalb des Lumens der ersten 3 Ventrikelabschnitte und in Großhirnependymome des Jugendalters, die sich paraventrikulär in der weißen Hirnsubstanz temporoparieto-occipital ausdehnen. Die Großhirnependymome des Jugendalters bilden ebenso wie die Ependymome des Erwachsenen hochmaligne Geschwülste (Grad III–IV). Dazu können Ependymome im 4. Ventrikel besonders bei Kindern bösartig sein, so daß sich aus der Lokalisation oder Altersverteilung keine zuverlässigen Daten zur Charakterisierung der Malignitätsstufe ableiten lassen.
In jeder Tumorlokalisation weisen Ependymome bereits primär eine leicht erhöhte Dichte auf. Die Kontrastmittelaufnahme ist in der Mehrzahl der Fälle positiv. Auch Verkalkungen des Tumorgewebes oder die Ausbildung großer Zysten wird in allen Graduierungen angetroffen. Insgesamt fehlen daher spezifische Kriterien der Anaplasie, so daß im Computertomogramm keine Aussage zum Malignitätsgrad getroffen werden kann.

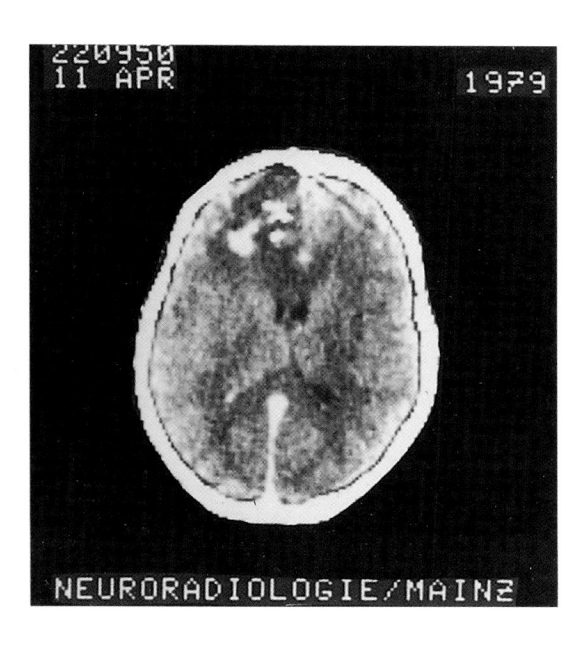

Abb. 3: 29jährige Patientin im Status epilepticus. Hypodenser Tumor links frontal mit zentral fleckförmigen Verkalkungen. Oligodendrogliom Grad II.

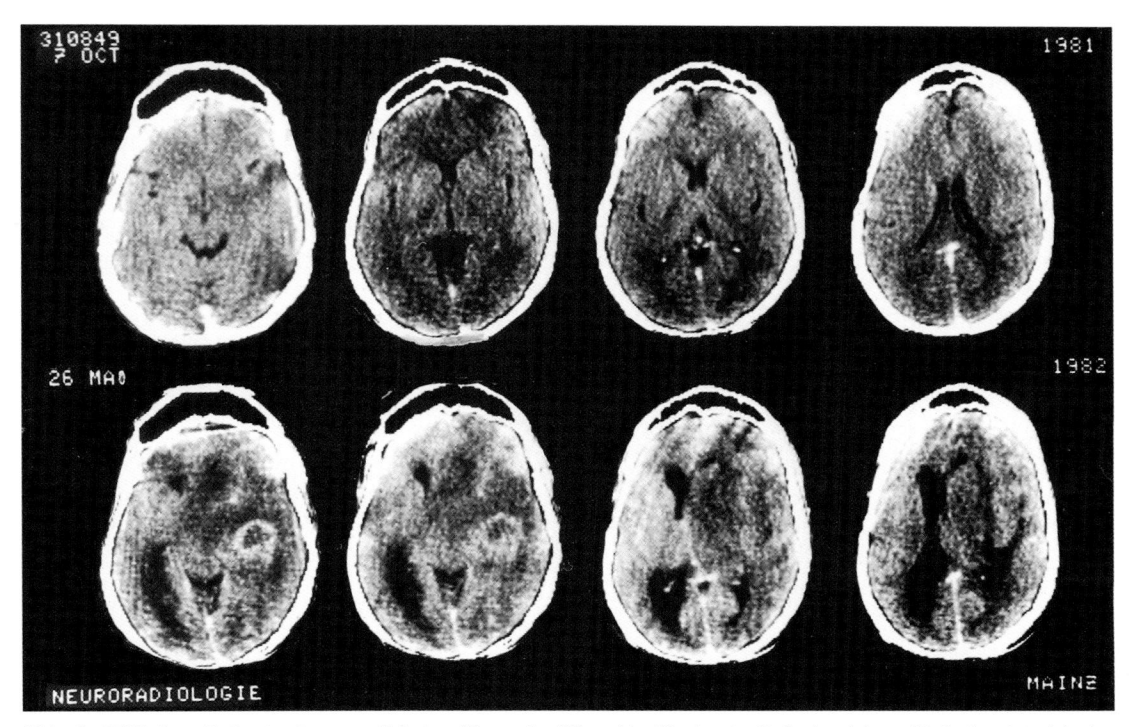

Abb. 4: 55jähriger Patient mit generalisierten Krampfanfällen. Vor Kontrastmittelgabe (obere Reihe) zeigt sich der Tumor iso- bis hypodens mit Kalkinkrustationen links temporo-parieto-occipital.
Kontrast-CT (untere Reihe): Deutliche Anreicherung der soliden, nicht verkalkten Anteile des anaplastischen Oligodendroglioms.

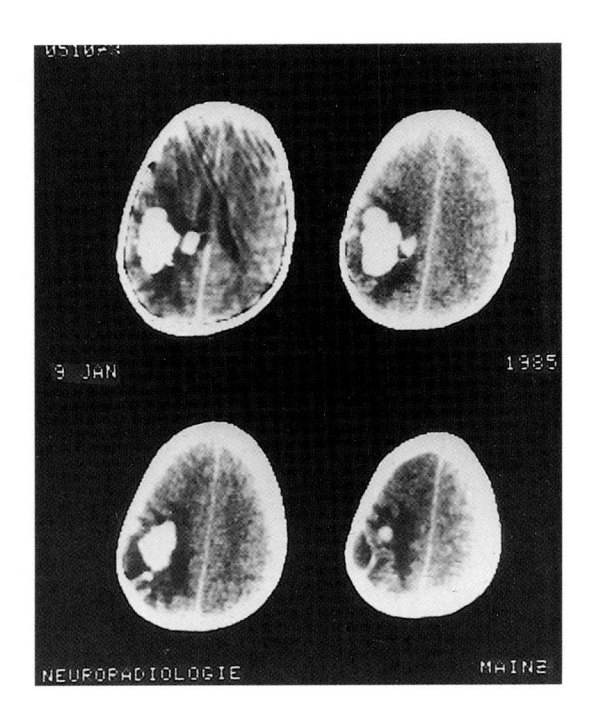

Abb. 5: 12jähriger Junge mit Kopfschmerzen, Erbrechen und Diplopie.
Kontrast-CT: Ausgeprägtes Kontrastenhancement der soligen Tumoranteile links temporo-parietal. Intensiver perifokaler Ödemsaum. Pilozytisches Astrozytom Grad II.

Schließlich sollen die Kriterien der computertomographisch vorhersagbaren Malignität an einem intrakraniellen, extrazerebralen Tumor überprüft werden. Beispielhaft dient uns dazu das **Meningeom**. In der Regel sind Meningeome langsam wachsende, benigne Geschwülste Grad I. Anaplastische Wachstumstendenzen werden in 5% der Fälle beobachtet und führen zu einem nach Ausprägung und Lokalisation unterschiedlichen Verlust der typischen Meningeomzeichen. Das homogene, deutlich und regelmäßig Kontrastmittel aufnehmende Meningeom wandelt sich zu einem unscharf bis zapfenförmig begrenzten, inhomogen dichten Tumor mit einem fleckförmigen Kontrastenhancement. Statt der vorherrschenden Kalkeinlagerungen des Grad I finden sich regressive Veränderungen, die dem malignen Meningeom ein unsolides Erscheinungsbild verleihen.

Leider verwischen atypische Erscheinungsformen in der benignen Graduierung diese Differenzierung. Zudem sind die Umgebungsprozesse der Knocheninfiltrationen und ausgedehnter Ödemsäume auch ohne Anaplasie anzutreffen, so daß die Diagnose eines malignen Meningeoms bzw. Meningosarkoms nur bei einem ausgedehnten infiltrativ-destruierenden Wachstum gestellt werden kann.

Zusammenfassend ergeben sich für jeden Hirntumor im Computertomogramm je nach der Art, Altersverteilung oder Lokalisation unterschiedlich aussagekräftige Malignitätskriterien. Beachtet man die wechselnde Akzentuierung, Aussagekraft oder Wertigkeit dieser Kriterien innerhalb der diagnostischen Muster, so kann eine Anaplasie zerebraler Geschwülste in etwa 80% der Fälle vorhergesagt werden.

Literatur

KAZNER, E., S. WENDE, T. GRUMME, O. STOCHDORPH, R. FELIX, Computed tomography and magnetic resonance tomography of intracranial tumors. A clinical perspective.

C. CLAUSSEN Springer, Berlin – Heidelberg – New York – London – Paris – Tokyo – Hong Kong, 2. Edition (1989)

ZÜLCH, K. J. Histological typing of tumors of the central nervous system.
World Health Organization, Geneva (1979)

ZÜLCH, K. J. Their biology and pathology.
Springer, Berlin – Heidelberg – New York – Tokyo, 3. Edition (1986)

Magnetresonanztomographie (MRT) bei Hirntumoren

K. SARTOR

Allgemeine Betrachtungen

Kranielle Tumoren werden im MRT in erster Linie anhand von fokalen Signalveränderungen und Raumforderungszeichen erkannt. Die meisten Hirntumoren haben verlängerte T1- und T-2-Werte und erscheinen daher hypointens verglichen mit normalem Hirngewebe auf T1-gewichteten Aufnahmen, aber hyperintens auf T2-gewichteten Aufnahmen; auf Protonen-Dichte (PD)-gewichteten Aufnahmen sind sie in der Regel leicht hyperintens. Davon abweichend haben Fett-enthaltende Tumoren, die allerdings selten sind, ein erhöhtes Signal auf T1-gewichteten Aufnahmen und ein relativ niedriges Signal auf T2-gewichteten Aufnahmen. Einige Tumoren, in aller Regel extrazerebrale Geschwülste, haben ein fast hirnisointenses Signal in allen Sequenzen. Obwohl sie damit schwerer von ihrer Umgebung abgrenzbar sind, lassen sich diese Tumoren dennoch meist an ihren Auswirkungen auf die benachbarten Weichteile und Knochen erkennen. Weiter können sie von perifokalen Veränderungen begleitet sein, die ihrerseits ein auffälliges Signal aufweisen, und sie können mittels paramagnetischer Kontrastverstärkung besser sichtbar gemacht werden. Insgesamt aber, auch wegen möglicher sekundärer Tumorveränderungen wie Nekrose, Blutung und zystische Degeneration, sollte man nicht erwarten, daß das Signalverhalten intrakranieller Tumoren strengen Regeln gehorcht. Wenn man Spinecho-Sequenzen verwendet, sind Tumoren durchweg am besten auf den Bildern zu erkennen, auf denen sie relativ zum normalen Hirngewebe am hellsten erscheinen; bei den meisten Tumoren ist das erwartungsgemäß auf Aufnahmen mit langem TR und langem TE der Fall. Umgekehrt werden morphologische Details sehr oft am eindrucksvollsten auf Aufnahmen mit kurzem TR und kurzem TE dargestellt. Bei neoplastischen Veränderungen an der Schädelbasis oder in der Orbita sind T1-gewichtete Aufnahmen oft ebenso wichtig wie T2-gewichtete, in vielen Fällen sogar wichtiger.

Charakteristische Hirntumoreigenschaften und -effekte

1. Hirnödem

Tumor-induziertes Hirnödem ist hauptsächlich vasogen und breitet sich, unter weitgehender Verschonung der Hirnrinde, vorzugsweise entlang der Faserbahnen der weißen Substanz aus, daher die bekannten fingerförmigen Ausläufer bei ausgeprägtem Ödem; bemerkenswerterweise stellt dabei das Corpus callosum ein gewisses Hindernis dar. Entsprechend der Zunahme an freiem Gewebswasser mit den zugehörigen Veränderungen der Relaxationswerte läßt sich Hirnödem im MRT leicht nachweisen. Leider ist es aber nicht immer so leicht, Ödem von Tumor zu unterscheiden. Auf T1-gewichteten Aufnahmen hat Tumorgewebe zwar häufig ein niedrigeres Signal als ödematöses Hirngewebe, aber auf PD- und T2-gewichteten Aufnahmen können Tumor und Ödem fast das gleiche hohe Signal annehmen; der Tumor erscheint dann größer als er in Wirklichkeit ist. In weniger problematischen Fällen bleibt das Tumorsignal auf T2-gewichteten Bildern niedriger als dasjenige des perifokalen Ödems, und gelegentlich markiert ein vergleichsweise niedersignaliger Saum die Grenze zwischen Tumor und Ödem (SMITH et al., 1985). Gegenwärtig erfolgt die Unterscheidung zwischen Tumor und Ödem wohl am besten mit paramagnetischem Enhancement, jedenfalls bei Tumoren mit hinreichender Bluthirnschrankenstörung (Abb. 1). Bei anderen Tumoren kann die Anwendung von Sequenzen mit kurzem und langen TR, letztere mit Doppel- oder Mehrfachecho, die Antwort liefern.

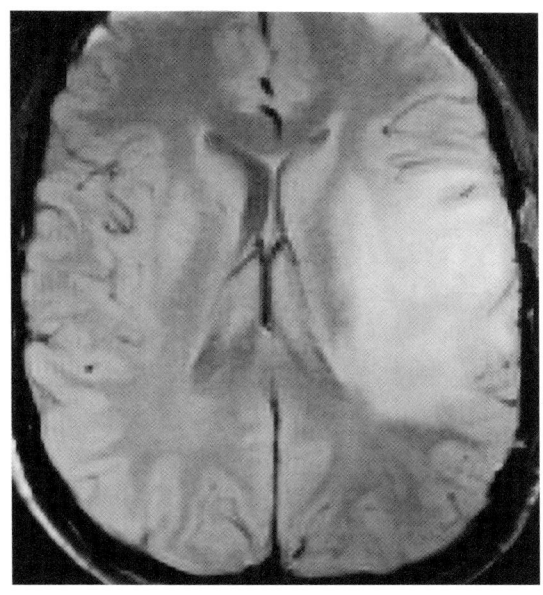

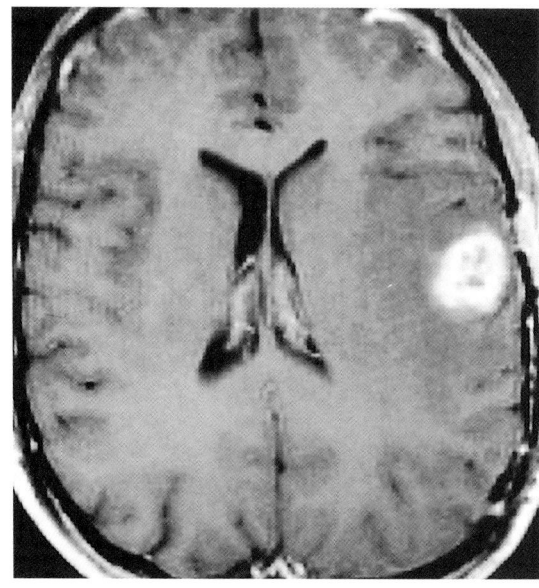

Abb. 1a **Abb. 1b**

Abb. 1: Glioblastom-Rezidiv mit massivem Hirnödem. A: T2-gewichtete axiale MR-Aufnahme, B: T1-gewichtete axiale MR-Aufnahme nach Gabe von Gd-DTPA

2. Zystenbildung

Tumorzysten haben in der Regel längere Relaxationswerte als Tumorgewebe und erscheinen daher auf T1-gewichteten Aufnahmen dunkler, dafür auf T2-gewichteten Aufnahmen heller. Daß Zysten auf T2-gewichteten Aufnahmen oft ein relativ höheres Signal als Liquor haben, obwohl Liquor ein längeres T2 als die meisten biologischen Flüssigkeiten besitzt, ist als T1-Effekt gedeutet worden (KJOS et al., 1985). Danach erhöht das kürzere T1 von eiweißreichen oder hämorrhagischen Flüssigkeiten die Signalintensität so sehr, daß bei den üblichen Repetitionszeiten der T1-Einfluß durchschlägt, außer in sehr späten Echos. Neben der Eiweißkonzentration des Zysteninhalts spielen möglicherweise auch paramagnetische Substanzen eine Rolle bei der Signalgebung (HACKNEY et al., 1987). Andere Tumorzysten haben prinzipiell das gleiche Relaxationsverhalten wie Liquor. Wie im CT werden auch im MRT gelegentlich Sedimentationsphänomene innerhalb von Zysten beobachtet (Abb. 2). Gelegentlich zeigt eine Zyste auch das gleiche Signal wie solides Tumorgewebe, oder ein zystisch imponierender Tumoranteil stellt sich bei der Operation als solide heraus. In solchen Fällen hilft die sorgfältige morphologische Analyse Fehldeutungen zu vermeiden.

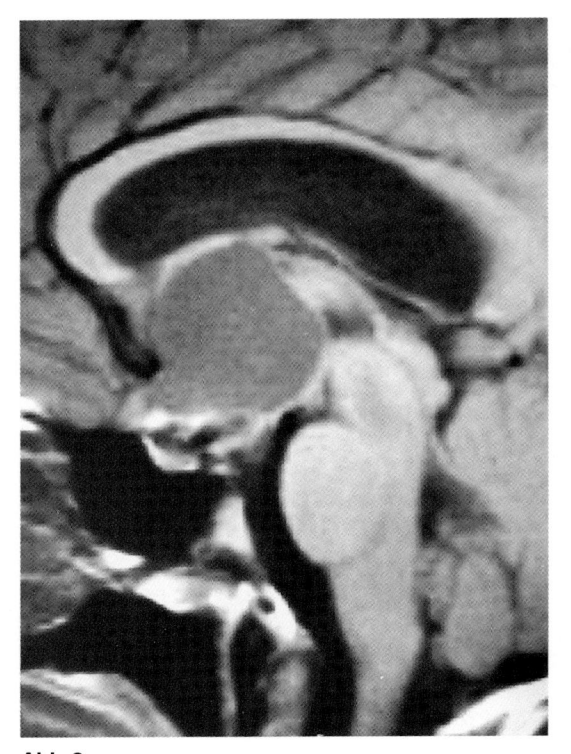

Abb. 2a

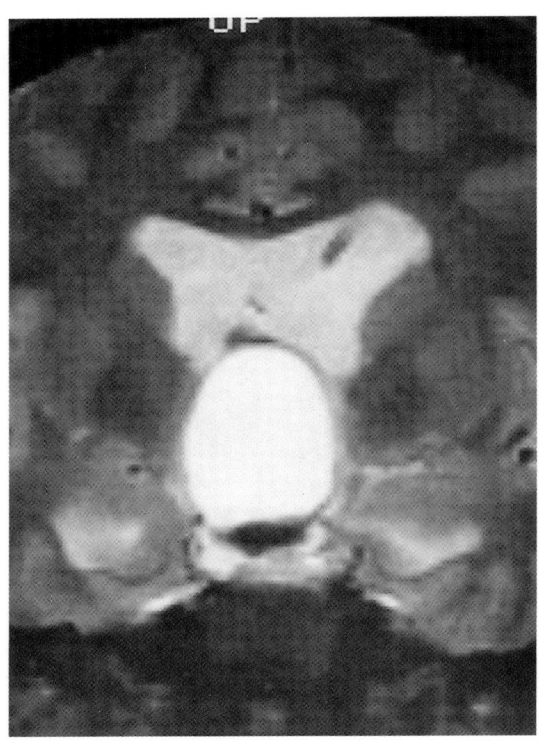

Abb. 2b

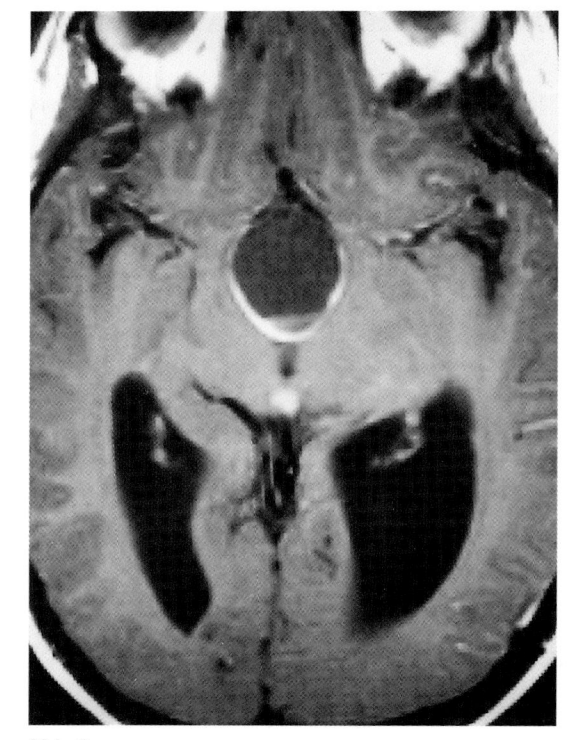

Abb. 2c

Abb. 2:
Zystisches Kraniopharyngiom.
A: T1-gewichtete sagittale MR-Aufnahme (nativ)
B: T2-gewichtete koronare MR-Aufnahme
C: T1-gewichtete axiale MR-Aufnahme nach Gabe von Gd-DTPA

Einigermaßen verläßliche, aber keineswegs narrensichere Zystenzeichen sind eine glatte Kontur und eine rundliche Form; die Zystenwand kann außerdem ein Signal haben, das sich vom Zysteninhalt unterscheidet. Paramagnetische Kontrastverstärkung kann zusätzlich nützlich sein. Bei der Frage „Zyste oder nicht"? ist die MRT nach unserer Erfahrung verläßlicher als die CT.

3. Verkalkungen und Knochenbeteiligung

Da Tumorverkalkungen kaum mobile Protonen enthalten, sind sie im MRT schlecht nachzuweisen. Diagnostisch hat sich das zumindest im Hinblick auf die Sensitivität der MRT glücklicherweise als unwesentlich herausgestellt; in den meisten Fällen kann auch dann ein abnormer Gewebsbefund festgestellt werden, wenn Verkalkung im CT das einzige Tumorzeichen ist. Diffus verkalkte Geschwülste geringer Abmessung, z.B. psammomatöse Meningeome, können im Nativ-MRT jedoch dem Nachweis entgehen. Grobverkalkungen sind oft in allen Sequenzen sichtbar, am deutlichsten aber auf mehr T2-gewichteten Bildern (OOT et al., 1986) (Abb. 3a). Gelegentlich können Verkalkungen und Blutgefäße sehr ähnlich aussehen, doch bei näherem Hinsehen zeigen die Verkalkungen mehr eine Signaldämpfung als die Signalauslöschung, die für rasch fließendes Blut charakteristisch ist (HOLLAND et al., 1985). Den Tumorverkalkungen fehlt im allgemeinen auch das bei Gefäßen zu erwartende Verzweigungs-Muster. Im Zweifelsfall können Standardsequenzen durch flow-sensitive Gradientenechosequenzen ergänzt werden. Auf Gradientenecho-Bildern erscheinen durch-

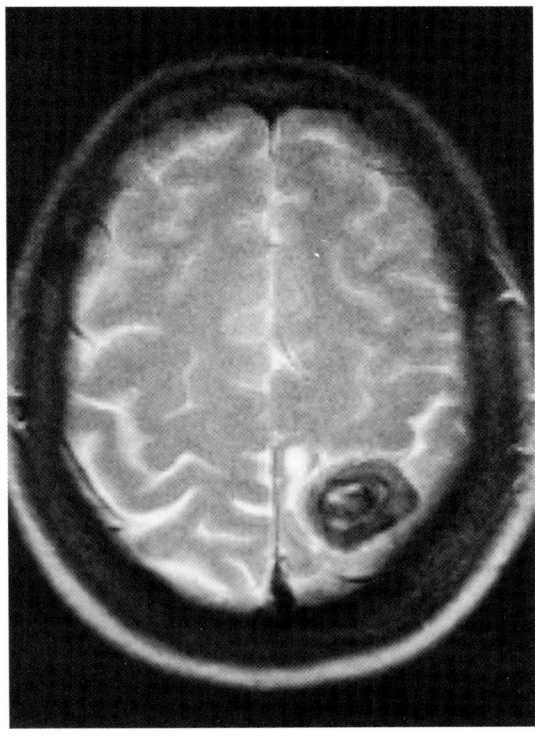

Abb. 3a

Abb. 3:
Verkalktes parasagittales Meningeom mit Hyperostose.
A: T2-gewichtete axiale MR-Aufnahme
B: T1-gewichtete koronare MR-Aufnahme nach Gabe von Gd-DTPA

strömte Blutgefäße hell und Verkalkungen, vermutlich als Ausdruck eines Suszeptibilitätseffektes, relativ dunkel (ATLAS et al., 1988). Trotz dieser Schwierigkeiten beim Nachweis von Tumorkalk ist die MRT sehr effektiv beim Nachweis verschiedener tumorbedingter Knochenveränderungen. Tumorinvasion von spongiösem Knochen ist beispielsweise leichter und auch früher nachweisbar als dies mit CT der Fall ist. Bei Tumorbefall der Diploe des Schädeldachs oder des Markraums des Clivus verschwindet das hier normalerweise relativ hohe Signal auf T1-gewichteten Aufnahmen, und es kommt zu einem höheren Signal auf T2-gewichteten Aufnahmen. Selbst fokale Usuren oder Destruktionen von dünnen Knochen müssen dem MR-Nachweis nicht entgehen, wenn beiderseits der in Frage stehenden Struktur Weichteilgewebe vorhanden ist. Ähnliches gilt für fokale Hyperostosen wie sie bei Meningeomen vorkommen (WEINSTEIN et al., 1984; SARTOR et al., 1987) (Abb. 3b).

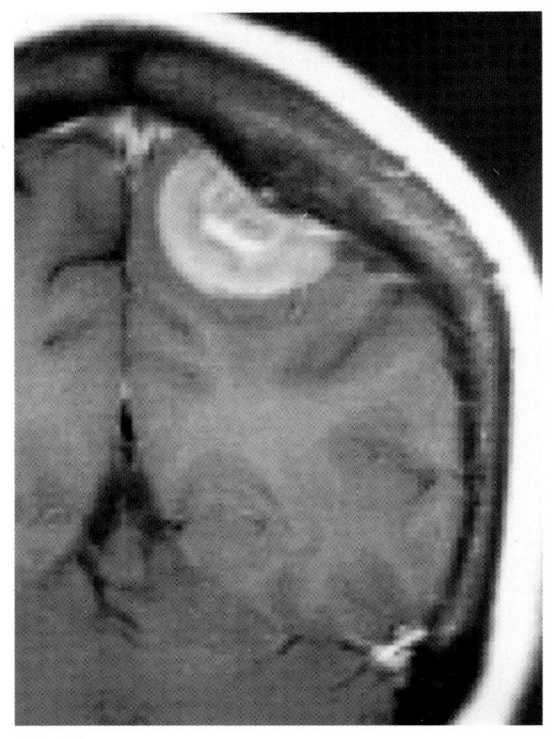

Abb. 3b

4. Tumorblutungen

Tumor-induzierte Blutungen sind Gegenstand einer gesonderten Abhandlung im Rahmen dieses Symposiums, weshalb hier nur einige wenige Punkte berührt werden sollen. Grundsätzlich werden Hirntumorblutungen nach den gleichen Kriterien wie andersgeartete intrakranielle Blutungen diagnostiziert. Verglichen mit nichtneoplastischen Hämatomen ist das Signalmuster von tumorinduzierten Hämatomen aber häufig heterogener, und es bestehen Läsionsanteile, die sich nicht zwanglos als Hämoglobinabbauprodukte deuten lassen. Infolge der andersartigen Sauerstoffverhältnisse verläuft die Umwandlung von Desoxyhämoglobin zum Methämoglobin und schließlich zu Hämosiderin auch langsamer, und ein vollständiger Hämosiderinring, wie er bei alten Hämatomen nicht-neoplastischer Ätiologie zu beobachten ist, kommt selten zustande (ATLAS et al., 1987). Durch wiederholte Einblutungen in einen Tumor kann das Signalmuster noch komplexer werden, bis hin zu der Möglichkeit der Fehlinterpretation mit okkulten Gefäßmißbildungen (SZE et al., 1987). Paramagnetische Kontrastverstärkung kann zur Unterscheidung von Geschwulst und Blut beitragen, ersetzt aber nicht die sorgfältige synoptische Analyse verschieden gewichteter Aufnahmen; dicht kontrastaufnehmendes neoplastisches Gewebe sollte nicht mit Methämoglobin-enthaltendem Hämatom verwechselt werden.

5. Abnormer Zellreichtum
Dieses Phänomen tritt bei verschiedenen häufigen primären Hirntumoren auf, vor allem bei Meningeomen, Lymphomen und Medulloblastomen. Wegen der erhöhten Zelldichte erscheinen diese Tumoren im CT relativ hyperdens verglichen mit normalem Hirngewebe. Das MR-Korrelat erhöhter Zelldichte ist weniger klar bzw. noch unbekannt, aber es scheint einer Tendenz in Richtung Verkürzung der T1- und T2-Relaxationszeiten zu entsprechen. Das führt nun zu einem weniger auffälligen Signalverhalten im Nativ-MRT. Andererseits führt die Gabe von paramagnetischen Kontrastmitteln bei hyperzellulären Tumoren in aller Regel zu einer beträchtlichen, oft homogenen Signalverstärkung (Abb. 4).

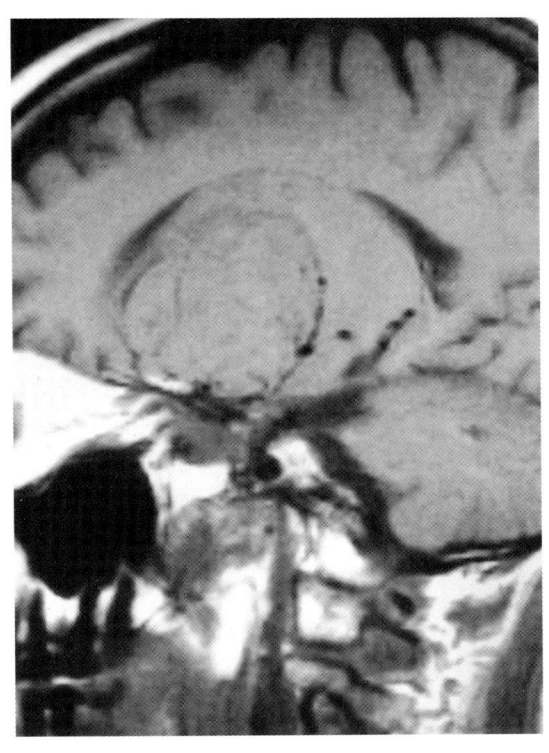

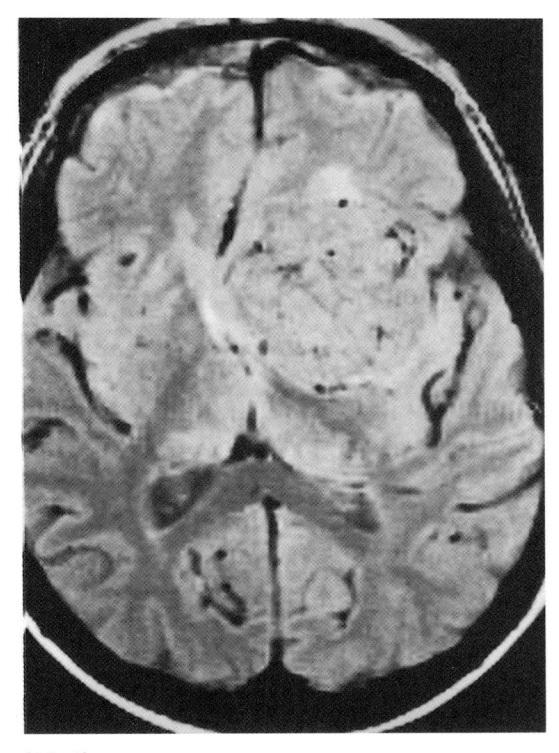

Abb. 4a **Abb. 4b**

Abb. 4: Zell- und gefäßreiches Keilbeinmeningeom. A: T1-gewichtete sagittale MR-Aufnahme (nativ), B: PD-gewichtete axiale MR-Aufnahme, C: T1-gewichtete axiale MR-Aufnahme nach Gabe von Gd-DTPA, D: Axiales CT-Nativscan

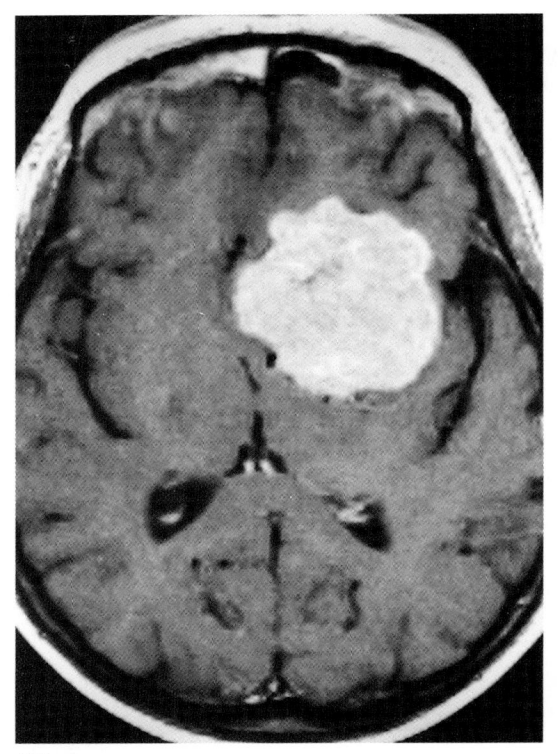

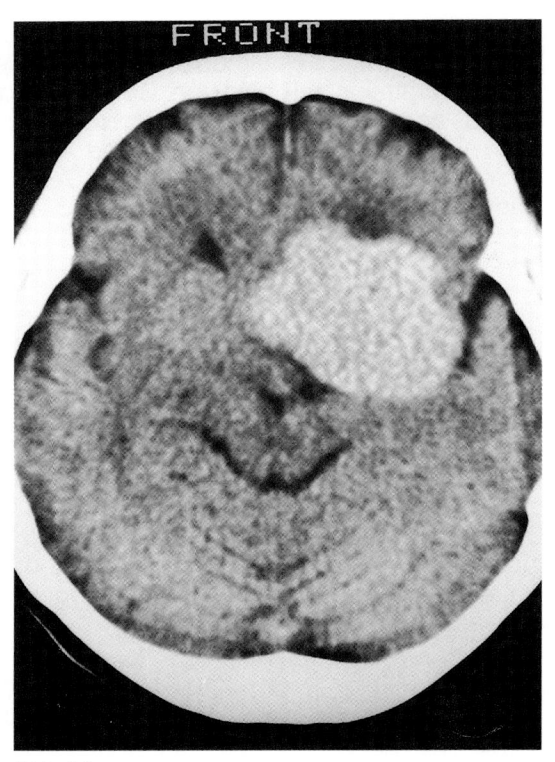

Abb. 4c   Abb. 4d

6. Abnormer Gefäßreichtum
Die MR-Zeichen erhöhter Tumorvaskularität sind unterschiedlich und reichen auf den üblichen Spinecho-Aufnahmen von minimalen, vom Auge kaum wahrnehmbaren Effekten auf die Relaxationscharakteristika bis hin zu einem getüpfelten („Pfeffer und Salz"-) Erscheinungsbild, ersteres bei relativ gering vaskularisierten, letzteres bei stark vaskularisierten Geschwülsten (Abb. 4b). Falls nötig können wiederum die Spinecho-Aufnahmen durch Gradientenecho-Bilder ergänzt werden, wenn Zweifel bestehen, ob man es mit Verkalkungen oder Tumorgefäßen zu tun hat (ATLAS et al., 1988; NEEDELL und MARAVILLA, 1989). Wie bei der CT besteht keine zuverlässige Beziehung zwischen dem Grad der Kontrastanhebung und dem Grad der Tumorvaskularisation im Kontrast-MRT.

7. Gliose
Diese unspezifische Antwort des Gehirns auf Noxen verschiedenster Art ist charakterisiert durch eine Zunahme an Astrozyten, sie kommt in der **Umgebung** von Hirntumoren vor, besonders behandelten. Im MRT erscheint eine solche Gliose als ein saumförmiger Bereich erhöhter Signalintensität auf PD- und T2-gewichteten Aufnahmen, ohne daß ein Raumforderungseffekt besteht. Die Unterscheidung von vasogenem Ödem kann schwierig sein, wenngleich Ödem auf den mit langem TR erzeugten Aufnahmen gewöhnlich signalintensiver als Gliose wirkt. Auf T1-gewichteten Aufnahmen sind gliotische Hirnbezirke oft kaum von normaler weißer Substanz zu unterscheiden.

8. Raumforderungszeichen

Raumforderungseffekte werden im MRT prinzipiell genauso beurteilt wie im CT. Wegen der besseren Orts- bzw. Kontrastauflösung und der überlegenen multiplanaren Abbildung der MRT ist das aber wesentlich leichter. Wichtig ist, daß man extrazeretrale oder extraaxiale Tumoren sicher von hirneigenen oder intraaxialen Geschwülsten unterscheidet. Nach CURNES (1987) gehören zu den verläßlichen Zeichen der extraaxialen Tumorlokalisation (a) lokale Knochenveränderungen wie Hyperostose, Usur der Tabula interna, abnormes Signal im Markraum der Diploe und Erweiterung vorbestehender Fissuren und Foramina; (b) Abdrängung oberflächlicher Hirngefäße vom Knochen; (c) „white matter buckling", d.h. die örtliche Eindellung der weißen Substanz bei Einwärtsverlagerung und Abflachung der Hirnrinde durch die Raumforderung; und (d) Erweiterung des dem Tumor benachbarten Subarachnoidalraums wie bei extramedullär-intraduralen Raumforderungen im Spinalkanal. Bei den peripheren intraaxialen Tumoren fehlt das „white matter buckling" dagegen und außerdem sind oberflächliche Hirngefäße dem Knochen eher angepreßt. Weder die unmittelbare Nachbarschaft einer Raumforderung zu Knochen oder Dura noch das Vorhandensein von Ödem sind hilfreich bei der Unterscheidung, ob ein Tumor innerhalb oder außerhalb der Gehirnsubstanz entstanden bzw. gelegen ist.

9. Volumenabnahme

Dieses Phänomen, typischerweise vorhanden nach Tumorresektion, palliativer Embolisation oder Strahlentherapie, kann auch infolge massiver Tumornekrose oder Wallerscher Degeneration entstehen. Letztere Prozesse, die beide durch Verlängerung der Relaxationszeiten gekennzeichnet sind, haben aber selten einen wesentlichen Einfluß auf die Gesamtmasse des Tumors. Anders als Tumorzysten, die in der Regel Transsudate enthalten, haben liquefizierende Tumornekrosen unregelmäßige, nicht glatte Ränder. Nach paramagnetischer Kontrastmittelapplikation sollten nekrotische Tumoranteile nicht an Signalintensität zunehmen, zumindest nicht initial.

10. Hirnschrankenstörungen

Da viel hirneigene Tumoren die Bluthirnschranke beeinträchtigen und extrazerebrale Tumoren keine Blutgewebsschranke haben, erhöht die Verwendung paramagnetischer Kontrastmittel sowohl die Tumornachweisrate als auch die diagnostische Spezifität. Das Tumorenhancement ist im allgemeinen am ausgeprägtesten während der ersten dreißig Minuten nach Injektion, bleibt aber diagnostisch ausreichend bis zu sechzig Minuten lang bestehen. Nekrotische Tumoranteile können eine verzögerte Kontrastmittelaufnahme mit Maximum der Signalintensität nach vierzig Minuten oder später zeigen, ein Phänomen, das ja auch von der CT her bekannt ist. Bei kontrastaufnehmenden intrazerebralen Tumoren, vor allem bei malignen Gliomen und Metastasen, spiegelt die Ausdehnung des Tumorenhancements nicht die wahre Tumorgröße wider, sondern lediglich die Ausdehnung der am weitesten fortgeschrittenen Bluthirnschrankenstörung. Histologisch dehnt sich die neoplastische Infiltration oft deutlich über den Bereich hinaus aus, der im Nativ-MRT als Tumor imponiert bzw. im Kontrast-MRT Enhancement zeigt (BRANT-ZAWADZKI et al., 1986; LUNSFORD et al., 1986) (Abb. 5). Trotz der theoretisch höheren Empfindlichkeit T2-gewichteter Aufnahmen für Störungen der Bluthirnschranke, sind in praxi kontrastgesteigerte T1-gewichtete Aufnahmen überlegen; besonders deutlich wird dies bei der Suche nach Hirnmetastasen (BRANT-ZAWADSKI et al., 1986; RUSSELL et al., 1987) (Abb. 6). Paramagnetische Kontrastmittel verbessern zwar

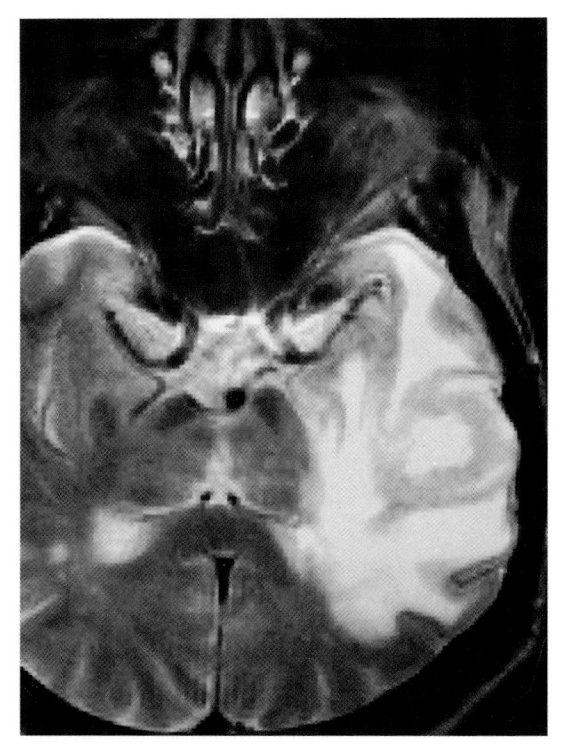

Abb. 5a

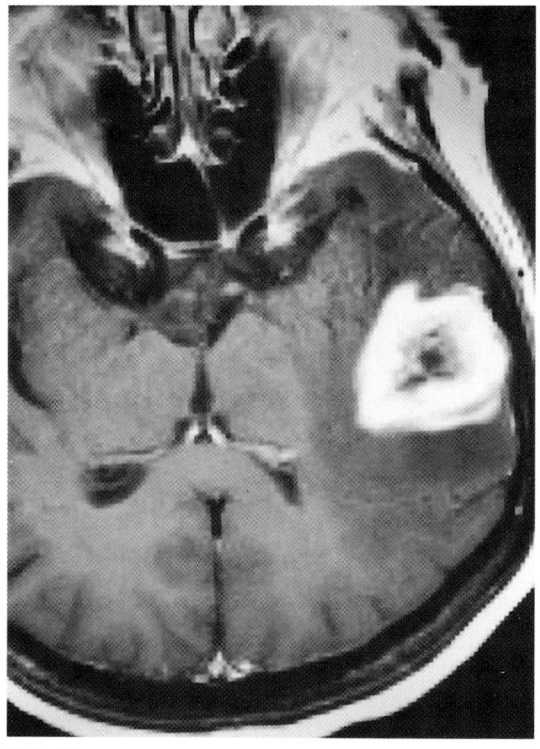

Abb. 5b

Abb. 5:
Solitäre Hirnmetastase.
A: T2-gewichtete axiale MR-Aufnahme
B: T1-gewichtete axiale MR-Aufnahme nach Gabe von Gd-DTPA

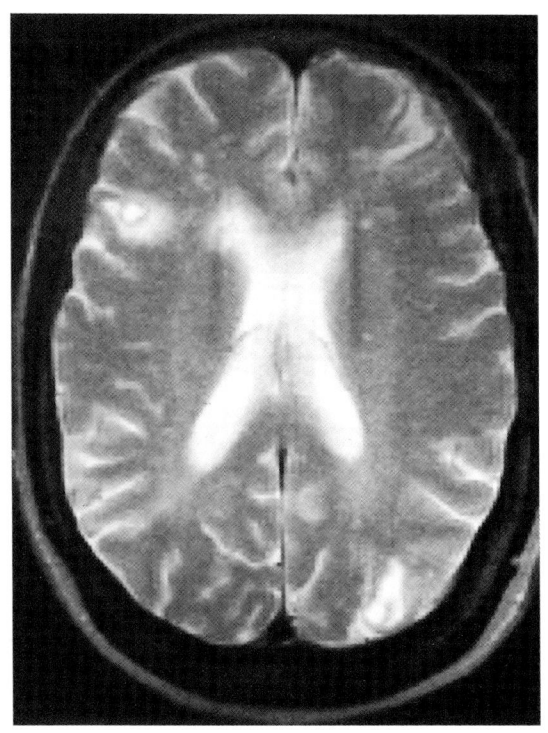

Abb. 6a

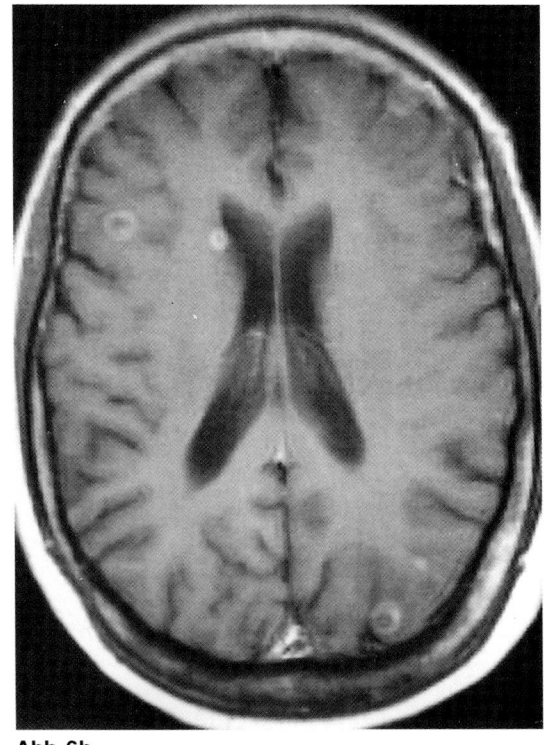

Abb. 6b

Abb. 6:
Multiple Hirnmetastasen.
A: T2-gewichtete axiale MR-Aufnahme
B: T1-gewichtete axiale MR-Aufnahme nach Gabe von Gd-DTPA

durchaus die diagnostische Effizienz bei intrazerebralen Tumoren, sind aber besonders nützlich bei extrazerebralen Tumoren, insbesondere Meningeomen und Neurinomen (BERRY et al., 1986; BREGER et al., 1987) (Abb. 7). An der Schädelbasis und in der Orbita dagegen führt die Gabe von Kontrastmittel manchmal dazu, daß der primär hypointense Tumor auf das Signalniveau des umgebenden Fetts angehoben wird (Abb. 8).

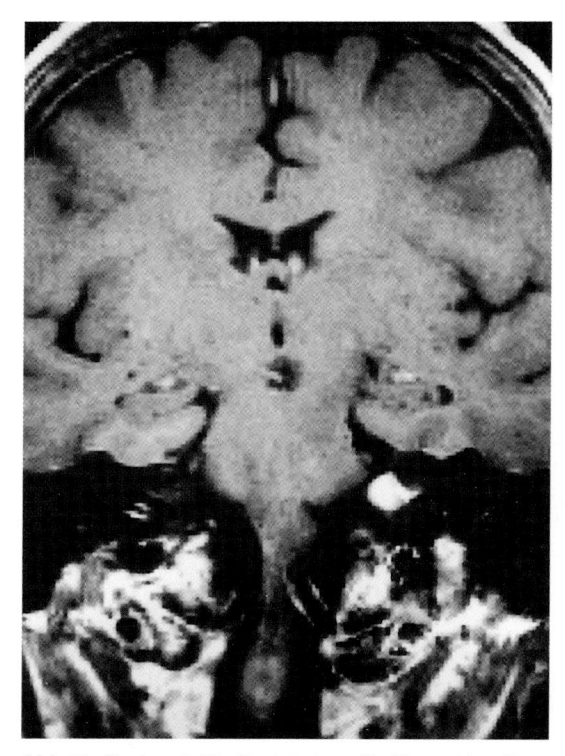

Abb. 7: Fast vollständig intrakanalikuläres Akustikusneurinom. T1-gewichtete koronare MR-Aufnahme nach Gabe von Gd-DTPA.

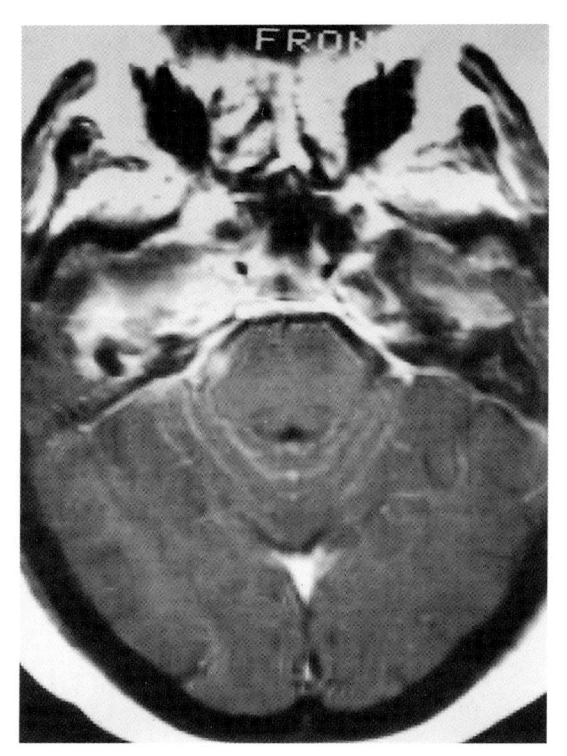

Abb. 8: Meningeale Lymphomaussaat an der Schädelbasis und im Bereich von Hirnstamm bzw. Kleinhirn. T1-gewichtete axiale MR-Aufnahme nach Gabe von Gd-DTPA.

11. Vorhersage der Geschwulstart

Der multiparametrische Ursprung des MR-Signals hat die Hoffnung geweckt, man könne die Tumorart genau vorhersagen und damit die Notwendigkeit zur Hirnbiopsie reduzieren. Zahlreiche Untersucher haben Relaxationszeiten, Relaxationsverhältnisse, Relaxationsraten und „Malignitätsindizes" bei einer Vielzahl von Tumoren gemessen oder berechnet, mußten aber bald feststellen, daß weder die Tumorart noch der Malignitätsgrad verläßlich vorhergesagt werden konnten (NGO et al., 1985; RINCK et al., 1985; KOMIYAMA et al., 1987; JUST und THELEN, 1988). Schlimmer noch, bei Tumoren vom gleichen histologischen Typ wurde eine deutliche Variabilität der Relaxationszeiten festgestellt (CHATEL et al., 1986). Wie bei der CT kann aber auch bei der MRT eine morphologische Analyse der Kontrastmittelaufnahme wichtige Informationen bezüglich des Malignitätsgrads liefern (GRAIF und STEINER, 1986). Die Aussagekraft von Kontrast-Scans kann dadurch erhöht werden, daß die Untersuchung als **dynamische** Studie mit rasch aufeinanderfolgenden T1-gewichteten Spinecho- oder

Gradientenecho-Sequenzen und Erstellung einer Zeit-Signalintensitäts-Kurve durchgeführt wird (KOSCHOREK et al., 1987). Eine ausführliche Diskussion der Rolle paramagnetischer Kontrastmittel bei Hirntumoren ist einem weiteren Beitrag dieses Symposiums vorbehalten.

12. Postoperative Veränderungen und Tumorrezidiv

Eine Reihe postoperativ zu beobachtender Veränderungen wie lokale Hirnerweichung durch Retraktordruck, Restödem, reaktive Gliose, entzündliche Veränderungen und Veränderungen durch Strahlenbehandlung oder Chemotherapie weisen eine Verlängerung der T1- und T2-Relaxationszeiten auf und sind damit, auf der Basis von Signalmustern oft schwer von Tumorgewebe zu unterscheiden (ARAKI et al., 1984; BIRD et al., 1988). Hilfreich ist daher die Verwendung paramagnetischer Kontrastmittel, denn bei der großen Mehrzahl von Tumorrezidiven besteht eine gestörte Bluthirnschranke und daher Aussicht auf ein diagnostisch verwertbares Enhancement. Kontrastaufnahmen in Granulationsgewebe des Tumorbetts, obschon gelegentlich bis zu sechs Monaten nach der Operation zu beobachten, verschwindet in der Regel nach etwa 6 Wochen und hat auch eher eine saumförmige und nicht noduläre Ausprägung. Da dieses Granulationsgewebe für seine Ausbildung einige Tage benötigt, ist ein unmittelbar postoperativ zu beobachtendes Enhancement am Rande des Tumorbetts in der Regel Hinweis auf Restgeschwulst oder Infektion (SZE et al., 1986). Enhancement, das sechs Monate nach Operation auftritt, kann meist mit Rezidiv gleichgesetzt werden, besonders wenn außerdem Raumforderungszeichen bestehen. Zur Vermeidung einer Verwechselung von Methämoglobin enthaltendem Hämatom mit dicht Kontrastmittel aufnehmendem Tumor, sollten MRT-Nativscans dem Kontrastscan vorausgehen (Abb. 9).

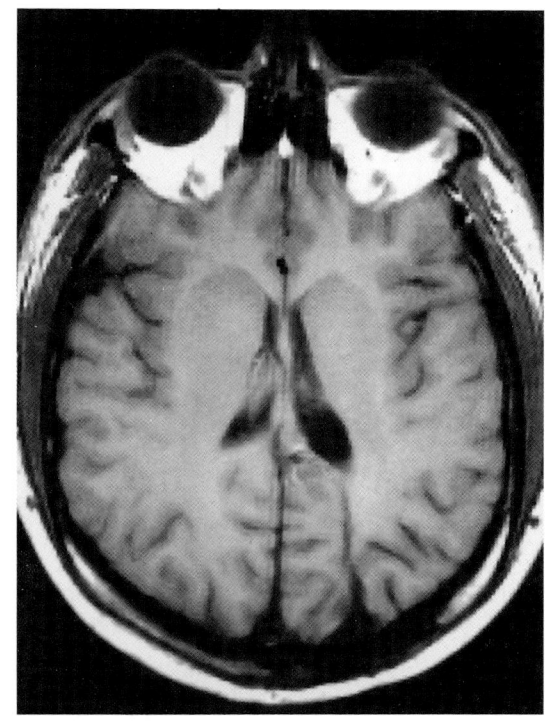

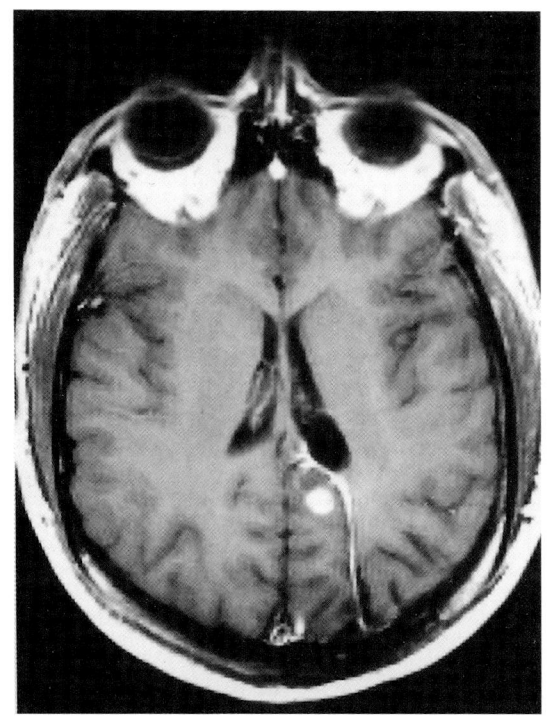

Abb. 9a **Abb. 9b**

Abb. 9: Paramedian okzipitales Gliom-Rezidiv mehrere Jahre nach Operation. A und B: T1-gewichtete axiale MR-Aufnahme vor und nach Gabe von Gd-DTPA.

Die Unterscheidung zwischen Rezidivtumor und Strahlennekrose allein aufgrund von MR-Kriterien gelingt selten; im Vergleich zur CT hat sich da wenig geändert, und im Zweifelsfall ist eine Biopsie erforderlich (BIRD et al., 1988).

Schlußfolgerung

In der Hirntumordiagnostik bestehen zahlreiche Ähnlichkeiten zwischen MRT und CT, besonders seit der Einführung paramagnetischer Kontrastmittel. Viele CT-Kriterien, nach denen einmal festgestellte Läsionen als Tumoren gedeutet und gegebenenfalls noch weiter spezifiziert werden, können per Analogie auf die MRT übertragen werden. Das gilt in erster Linie für morphologische Veränderungen, aber auch für Enhancement-Muster. Etwas schwieriger herzustellen ist die Analogie zwischen Gewebsdichten und Signalintensitäten; über die makroskopische und mikroskopische Tumorinnenstruktur ist aber auch hier oft ein Brückenschlag möglich.

Angesichts der ohnehin schon sehr hohen Tumornachweisrate von CT hat die Einführung der MRT mehr zu qualitativen als quantitativen Verbesserungen geführt. Obwohl ihre Sensitivität zweifellos noch die der CT übersteigt, hat die MRT ihre Hauptstärken derzeit in der Morphologie und Topographie: Noch nie zuvor sind anatomische Details intravital so exquisit darstellbar gewesen, wie das heute mit der MRT möglich ist, und die multiplanare Abbildungsweise dieses Verfahrens erlaubt eine höchst genaue Lokalisation normaler und pathologischer Strukturen im Schädelinnenraum. An die Relaxationszeiten geknüpfte Hoffnungen auf eine mehr spezifische, auf Zahlen basierende Diagnostik haben sich bislang aber noch nicht erfüllt. Ob das so bleibt, muß abgewartet werden.

Literatur

ARAKI, T., T. INOUYE, H. SUZUKI, T. MACHIDA, M. IIO
Magnetic resonance imaging of brain tumors: measurement of T1. Work in Progress.
Radiology 150 (1984) 95–98

ATLAS, S. W., R. I. GROSSMAN, J. M. GOMORI, D.B. HACKNEY, H. I. GOLDBERG, R. A. ZIMMERMAN, L. T. BILANIUK
Hemorrhagic intracranical malignant neoplasms: spin-echo MR imaging.
Radiology 16 (1987) 71–77

ATLAS, S. W., A. S. MARK, E. K. FRAM, R. I. GROSSMAN
Vascular intracranial lesions: applications of gradient-echo MR imaging.
Radiology 169 (1988) 455–461

BERRY, I., M. BRANT-ZAWADZKI, L. OSAKI, R. BRASCH, J. MUROVIC, T. H. NEWTON
Gd-DTPA in clinical MR of the brain: 2. extraaxial lesions and normal structures.
AJNR 7 (1986) 789–793

BIRD, C. R., B. P. DRAYER, M. MEDINA, H. L. REKATE, R. A. FLOM, J. A. HODAK
Gd-DTPA-enhanced MR imaging in pediatric patients after brain tumor resection.
Radiology 169 (1988) 123–126

BRANT-ZAWADZKI, M., I. BERRY, L. OSAKI, R. BRASCH, I. MUROVIC, D. NORMAN
Gd-DTPA in clinical MR of the brain: 1. Intraaxial lesions.
AJNR 7 (1986) 781–788

BREGER, R. K., R. A. PAPKE, K. W. POJUNAS, V. M. HAUGHTON, A. L. WILLIAMS
Benign extraaxial tumors: contrast enhancement with Gd-DTPA.
Radiology 163 (1987) 427–429

CHATEL, M., F. DARCEL, J. DE CERTAINES, L. BENOIST, A. M. BERNARD
T1 and T2 proton nuclear magnetic resonance (NMR) relaxation times in vitro an human intracranial tumors. Results from 98 patients.
J. Neuro-Oncology 3 (1986) 315–321

Authors	Title / Reference
CURNES, J. T.	MR imaging of peripheral intracranial neoplasms: extraaxial vs intraaxial masses. J. Comput. Assist. tomogr. 11 (1987) 932–937
GRAIF, M., R. E. STEINER	Contrast-enhanced magnetic resonance imaging of tumors of the central nervous system: a clinical review. Brit. Radiol. 59 (1986) 865–873
HACKNEY, D. B., R. I. GROSSMAN, R. A. ZIMMERMAN, P. M. JOSEPH, H. I. GOLDBERG, L. T. BILANIUK, M. V. SPAGNOLI	Low sensitivity of clinical MR imaging to small changes in the concentration of nonparamagnetic protein. AJNR 8 (1987) 1003–1008
HOLLAND, B. A., W. KUCHARCZYK, M. BRANT-ZAWADZKI, D. NORMAN, D. K. HAAS, P. S. HARPER	MR imaging of calcified intracranial lesions. Radiology 17 (1985) 353–356
JUST, M., M. THELEN	Tissue characterization with T1, T2 and proton density values: results in 160 patients with brain tumors. Radiology 169 (1988) 779–785
KJOS, B. O., M. BRANT-ZAWADZKI, W. KUCHARCZYK, W. M. KELLY, D. NORMAN, T. H. NEWTON	Cystic intracranial lesions: magnetic resonance imaging. Radiology 155 (1985) 363–369
KOMIYAMA, M., H. YAGURA, M. BABA, T. YASIU, A. HAKUBA, S. NISHIMURA, Y. INOUE	MR imaging: possibility of tissue characterization of brain tumors using T1 and T2 values. AJNR 8 (1987) 65–70
KOSCHOREK, F., H.-P. JENSEN, B. TERWEY	Dynamic MR imaging: a further possibility of characterizing CNS lesions. AJNR 8 (1987) 259–262
LUNSFORD, L. D., A. J. MARTINEZ, R. E. LATCHAW	Stereotaxic surgery with a magnetic resonance- and computerized tomography-compatible system. J. Neurosurg. 64 (1986) 872–878
NEEDELL, W. M., K. R. MARAVILLA	MR flow imaging in vascular malformations using gradient recalled acquisition. AJNR 9 (1988) 637–642
NGO, F. Q. H., J. W. BAY, R. J. KURLAND, M. A. WEINSTEIN, J. F. HAHN, B. J. GLASSNER, C. A. WOOLEY, A. W. DUDLEY, C. M. FERRARIO, T. F. MEANY	Magnetic resonance of brain tumors: considerations of imaging contrast on the basis of relaxation measurements. Magnetic Resonance Imaging 3 (1985) 145–155
OOT, R. F., P. F. J. NEW, J. PILE-SPELLMAN, B. R. ROSEN, G. M. SHOUKIMAS, K. R. DAVIS	The detection of intracranial calcifications by MR. AJNR 7 (1986) 801–809
RINCK, P. A., S. MEINDL, H. P. HIGER, E. U. BIELER, P. PFANNENSTIEL	Brain tumors: detection an typing by use of CPMG sequences and in vivo T2 measurements. Radiology 157 (1985) 103–106
RUSSELL, E. J., G. K. GEREMIA, C. E. JOHNSON, M. S. HUCKMANN, R. G. RAMSEY, J. WASHBURN-BLECK, D. A. TURNER, M. NORUSIS	Multiple cerebral metastases: detectability with Gd-DTPA-enhanced MR imaging. Radiology 165 (1987) 609–617
SARTOR, K., M. G. KARNAZE, J. D. WINTHROP, M. GADO, F. J. HODGES	MR imaging in infra-, para- and retrosellar mass lesions. Neuroradiology 29 (1987) 19–29
SMITH, A. S., M. A. WEINSTEIN, M. T. MODIC, W. PAVLICEK, L. R. ROGERS, T. G. BUDD, R. M. BUKOWSKI, J. D. PURVIS, J. K. WEICK, P. M. DUCHESNEAU	Magnetic resonance with marked T2-weighted images: improved demonstration of brain lesions, tumor, and edema. AJNR 6 (1985) 691–697
SZE, G., I. BERRY, M. BRANT-ZAWADZKI, W. P. DILLON, W. L. OLSEN, D. NORMAN, T. H. NEWTON	Gadolinium-DTPA in the magnetic resonance evaluation of the postoperative patient. Work in progress. Acta Radiol. Suppl. 369 (1986) 368–371
SZE, G., G. KROL, W. L. OLSEN, P. S. HARPER, J. H. GALICICH, L. A. HEIER, R. D. ZIMMERMAN, M. D. F. DECK	Hemorrhagic neoplasms: MR mimics of occult vascular malformations. AJNR 8 (1987) 795–802
WEINSTEIN, M. A., M. T. MODIC, W. PAVLICEK, C. K. KEYSER	Nuclear magnetic resonance for the examination of the brain tumors. Semin. Roentgenol. 19 (1984) 139–147

Hirntumoren im cerebralen Angiogramm
A. MIRONOV

Einleitung
Die cerebrale Angiographie beinhaltet bei dem heutigen Entwicklungsstand der bildgebenden Verfahren drei wichtige Aspekte:

1. Darstellung des Vaskularisationsmusters von Hirntumoren in Anbetracht der eventuellen stereotaktischen Biopsie und nicht zuletzt der möglichen Artdiagnose als Alternative zu der Kernspintomographie und zum Angio-CT.
2. Präoperative Darstellung von Venen und Sinus und gefäßmorphologisch Abklärung von Mittellinien- und Schädelbasis-Regionen.
3. Zunehmende Bedeutung der interventionellen Neuroradiologie im Bereich der Hirntumoren durch präoperative und definitive Tumorembolisation oder intraarterielle Chemotherapie.

Ziel der Arbeit ist die Darstellung der Gefäßarchitektonik intracerebraler Tumoren anhand eigener Beobachtungen bei Angiographien von über 500 Hirntumoren unter Berücksichtigung einer breiten Literaturübersicht.

Allgemeine angiographische Kriterien
Die wichtigen Fragestellungen bei der Tumor-Angiographie heute sind:

1. Vorhandene Vaskularisation der bereits durch die nicht invasive Bildgebung gesicherten Raumforderung, mit Interpretation der Charakteristik und Ursprung der pathologischen Gefäße.
2. Charakter der intratumoralen Blutzirkulation.

Die malignen Tumoren besitzen unregelmäßige Gefäße mit Stenosen und Dilatationen. Pathognomonisch erscheinen die vorhandenen arteriovenösen (AV) Verbindungen in verschiedenem Ausmaß mit unregelmäßigen und inhomogenen fleckförmigen KM-Ansammlungen.
Die gutartigen Geschwülste stellen sich zwar ohne oder mit geschlängelten Gefäßen dar, welche, falls vorhanden, einen regulären Verlauf und häufig einen homogenen Blush aufweisen.
Die intratumoralen Gefäße unterziehen sich strukturellen Veränderungen, welche in einer Korrelation mit dem Malignitätsgrad stehen. Durch eine Proliferation des vasculären Epithels wird eine intratumorale Angiogenese gefördert, wofür mehrere Faktoren verantwortlich sein können (2, 5). Obwohl eine vasculäre Proliferation auch bei den benignen Tumoren festzustellen ist, weist die Affektion des intratumoralen Gefäßendothels auf eine bereits beginnende Entdifferenzierung hin (12).
Bei extracerebralen Tumoren findet sich eine primäre durale Versorgung ohne oder mit Beteiligung der corticalen pialen Tumorversorgung, wobei die Infiltration der Meningen durch eine durale Gefäßkomponente zu erkennen ist. Die Beteiligung der chorioidalen Arterien weist auf eine primäre intraventrikuläre Tumorlokalisation hin.
Bei Tumoren mit Versorgung über neuromeningeale Äste (wie z.B. Neurinom) ist dies nicht gleichbedeutend mit einem Einwachsen der Raumforderung in die Dura (7, 8).

Die normale und pathologische cerebrale Zirkulation ist generell eine Funktion des intracraniellen Blutdrucks und des peripheren kapillaren Widerstandes (3). Bei Tumoren mit direkten intratumoralen AV-Shunts findet eine Abnahme der kapillaren Resistenz statt, und daraus erfolgt eine Beschleunigung der Tumorzirkulation mit Frühkontrastierung der abführenden Venen.

Durch eine medikamentöse Steigerung des Blutdrucks oder durch eine Verminderung des arteriellen pCO_2 (Hyperventilation) werden die pathologischen intratumoralen Gefäße und die vorzeitigen Venenfüllungen noch besser verdeutlicht (4). Diese Tests basieren auf der gestörten bzw. fehlenden Autoregulation der Gefäße im Tumorbereich. Auf denselben Mechanismen beruht die bessere Darstellung von pathologischen Tumorgefäßen während einer selektiven Hirnangiographie.

Neuroektodermale Tumoren

Glioblastome weisen charakteristische histologische Gefäßveränderungen auf mit Adventitia- und Intima-Proliferationen und Glomerulum-artigen Gefäßneubildungen. Die neugebildeten Tumorgefäße haben eine defektive Wandstruktur, wobei die Media mangelhaft ausgebildet ist oder fehlt. Dadurch sind kleine Aneurysmen und Varizen in Kombination mit AV-Anastomosen und herdförmigen Gefäßwandnekrosen häufig. Durch frische und organisierte Thromben werden die pathologischen Gefäße verschlossen und das Ausmaß von intratumoralen Blutungen und Nekrosen erklärt.

Das angiographische Muster des Glioblastoms ist sehr variabel und nicht konstant. Üblicherweise wird es vom Malignitätsgrad bestimmt. Bei intensiven AV-Kurzschlüssen kann das Bild eines AV-Angioms imitiert werden. Die Glioblastome weisen die stärkste intratumorale Beschleunigung der Zirkulationszeit auf. Allerdings fehlen in 10% aller Glioblastome die neugebildeten intratumoralen Gefäße (14).

Die reifen **Astrozytome** von Grad I und II weisen eine nur spärliche oder sogar fehlende Neovaskularisation auf (Abb. 1). Falls vorhanden, sind die AV-Kurzschlüsse nicht intensiv und nur vereinzelt. Die Zirkulationszeit ist beschleunigt, jedoch weniger im Vergleich zum Glioblastom.

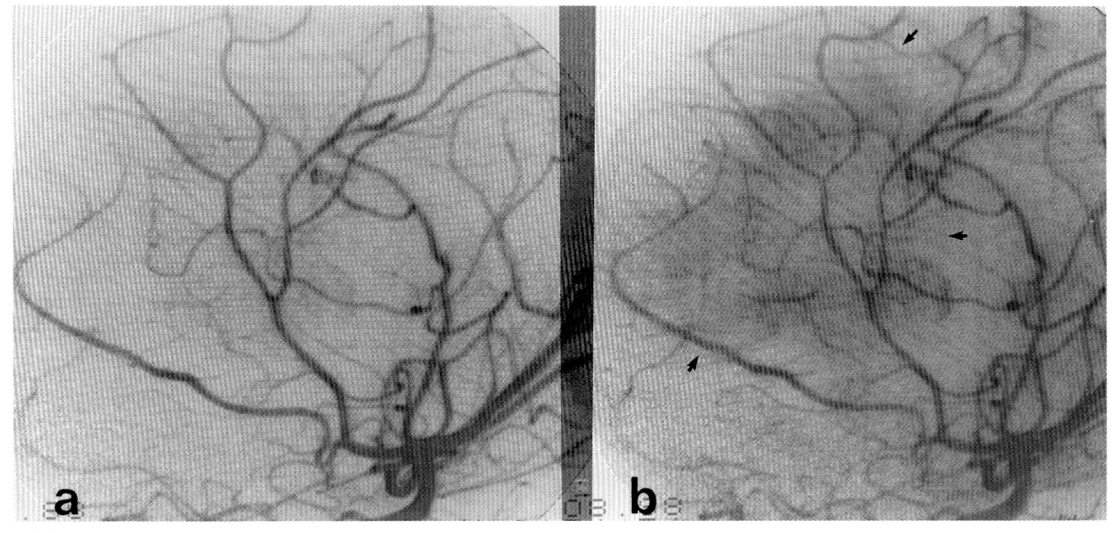

Abb. 1: Astrozytom Grad 1 mit frontaler Lokalisation. Feinretikuläre und homogene Anfärbung in früh- (a) und spätarterieller (b) Phase.

Anaplastische Astrozytome von Grad IV verhalten sich angiographisch üblich identisch wie die Glioblastome (Abb. 2).

Oligodendrogliome sind durch Verkalkungen gekennzeichnet. Sie weisen eine gute Abgrenzbarkeit auf mit fein-retikulärer und lang anhaltender, sehr häufig blush-förmiger Vaskularisation (Abb. 3). Bei histologischen Übergangsformen und Anaplasien ist das Vaskularisationsmuster nicht charakteristisch.

Ependyome unterscheiden sich histologisch in mehreren Typen und Anaplasie-Graden. Dementsprechend ist auch die Angio-Architektonik dieses Tumors sehr variabel. Häufig besteht eine feine homogene oder eine intensive retikuläre Neovaskularisation ohne oder mit einzelnen AV-Verbindungen. Die Zirkulationszeit ist nur leicht beschleunigt. Die Versorgung erfolgt über chorioidale Arterien.

Plexuspapillome und **Plexuscarcinome** sind primär intraventrikulär lokalisiert. In der Mehrzahl der Fälle weisen diese Tumoren eine sehr intensive Vaskularisation auf mit Reichtum von AV-Verbindungen und irregulären tortuosen Gefäßen. Die dominierende Versorgung über Chorioidal-Arterien weist auf die intraventrikuläre Lokalisation hin (Abb. 4). Obwohl die tumorale Neovaskularisation sehr intensiv sein kann, erscheint die Tumorzirkulation in der Regel kaum beschleunigt. In der venösen Phase findet sich üblicherweise eine eher diffuse und relativ homogene Tumoranfärbung.

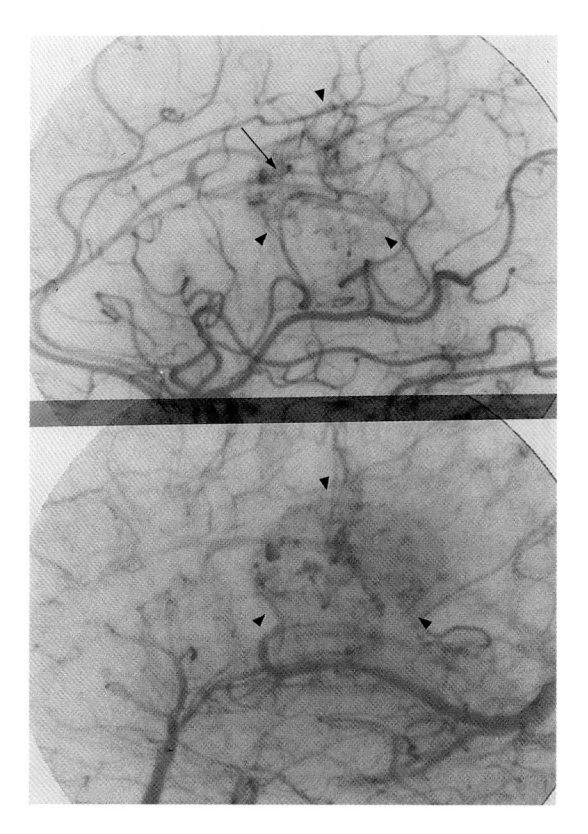

Abb. 2: Astrozytom Grad 4 temporo-parietal mit ziemlich homogener Neovaskularisation und einzelnen früharteriellen AV-Shunts (→).

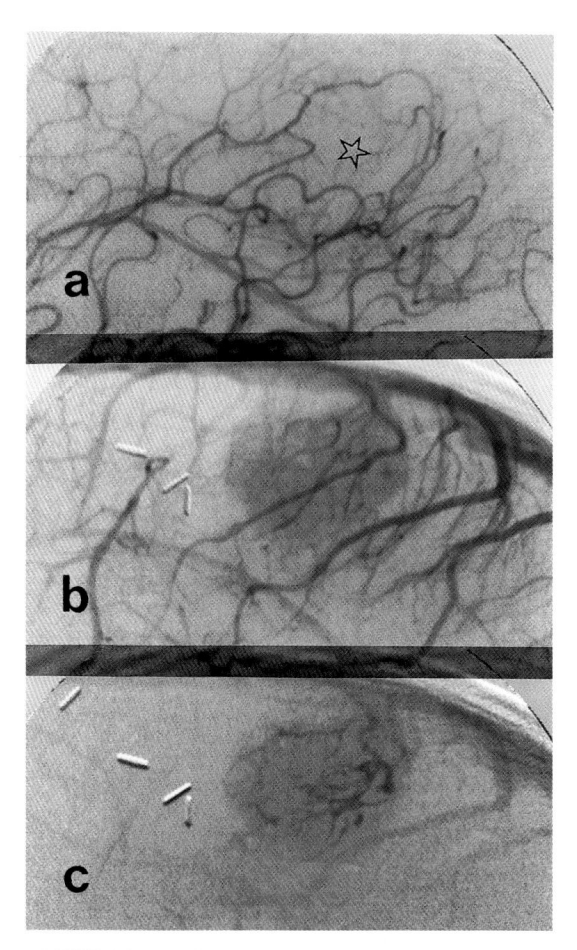

Abb. 3: Oligodendrogliom-Rezidiv 15 Jahre nach der 1. Operation. Sehr verlangsamte Kontrastierung arteriell (a) mit homogenem Blush venös (b) und Stase des Kontrastmittels spätvenös (c).

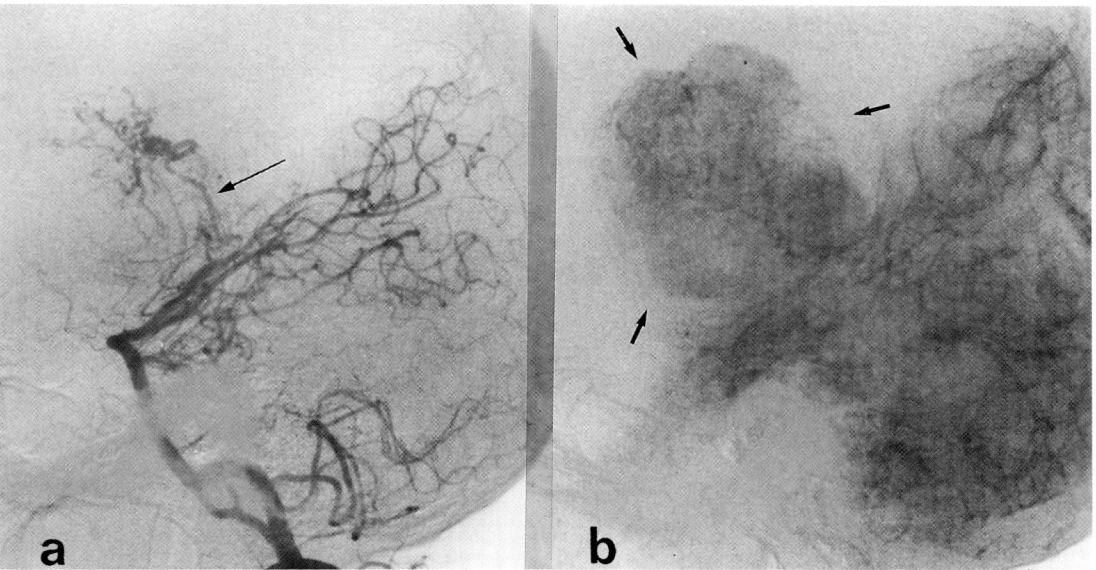

Abb. 4: Plexuscarcinom des 3. Ventrikels. Tortuose und unregelmäßige Gefäße mit Zufuhr über die hinteren Chorioidalarterien (→) arteriell (a) mit blushförmiger Stase des Kontrastmittels bis in die venöse Phase (b).

Medulloblastome weisen nur selten eine intensive und charakteristische Neovaskularisation auf, da hier die intratumoralen Gefäßwandproliferationen histologisch nur ausnahmsweise zu finden sind. Entsprechend der häufigsten Lokalisation im Vermis und periventrikulär des 4. Ventrikels sind üblicherweise die chorioidalen und nodulären Äste aus der PICA angesprochen.

Neuroblastome sind Tumoren des Kindesalters mit häufiger Lokalisation in der Olfaktoriusregion. Sie sind relativ scharf abgegrenzt und weisen üblicherweise eine sehr intensive Neovaskularisation auf mit Reichtum von irregulären tortuosen Gefäßen und multiplen AV-Verbindungen mit früh abführenden Venen. Die Tumorzirkulation ist beschleunigt, allerdings weniger als beim Glioblastom. Die versorgenden Gefäße sind von pialem und duralem Ursprung.

Mesenchymale Tumoren

Meningeome beinhalten 3 wichtige angiographische Merkmale:
1. Versorgung über durale Äste.
2. Gute angiographische Abgrenzbarkeit mit homogenem feinkalibrigem und intensivem Tumor-Blush. Häufig typische radiale Einordnung der intratumoralen Gefäße.
3. Verzögerte Tumorzirkulation mit Verfolgen der Tumoranfärbung bis spät-venös.

Das **Meningeom** besitzt eine zentrale und üblich dominente Gefäßprovenienz mit duraler Blutzufuhr durch Äste im Bereich des duralen Tumoransatzes und eine periphere und kapsuläre Gefäßprovenienz mit multipler Versorgung über piale Äste (13). Dies begründet die übliche multikompartimentale Aufteilung des Meningeom-Musters (Abb. 5). Die intraventrikulären Meningeome werden über chorioidale Arterien versorgt. Die Meningeome des Tentoriumschlitzes erhalten ihre Versorgung auch über durale Äste aus A. carotis interna (11) oder A. basilaris (Abb. 6).
Das Meningeom stellt sich in der Regel mit einem uniformen Gefäßmuster dar (Abb. 7). Das angiomatöse Meningeom weist eine sehr intensive Vaskularisation auf mit Reichtum von irregulären Gefäßen und Gefäßlakunen (Abb. 8). Wegen einer klinischen und histologischen Ähnlichkeit zu den Hämangio-Perizytomen und Hämangioblastomen werden die Übergangsformen dieser 3 Tumorarten häufig als angioblastische Meningeome bezeichnet und diskutiert (1).

Hämangioblastome sind dysontogenetische Tumoren üblicherweise mit Bezug zur Leptomeninx. Sie treten in 4 Erscheinungsformen auf (Abb. 9):
1. Solider Tumorknoten
2. Peritumorale Zyste mit kleinen muralen Gefäßknoten in der Wand der Zyste (charakteristische Erscheinungsform im Computertomogramm und Kernspintomogramm).
3. Primär-zystischer Tumor.
4. Arteriovenöses Angiom − imponierender Tumorknoten.

Der angiomatöse Tumoranteil weist einen netzförmigen Knäuel von dichtgelagerten und irregulären Gefäßen auf, welche schon früh-arteriell sichtbar werden. Bei kleineren Tumoren kommt eine blush-förmige Anfärbung vor und bei größeren Tumoren bilden sich kleinkalibrige AV-Verbindungen ab. Die primär-zystischen Tumoren stellen sich als stark vaskularisierte Ringfiguren mit netzförmigen Gefäßzügen dar. Tumorknoten mit High-Flow AV-Shunts

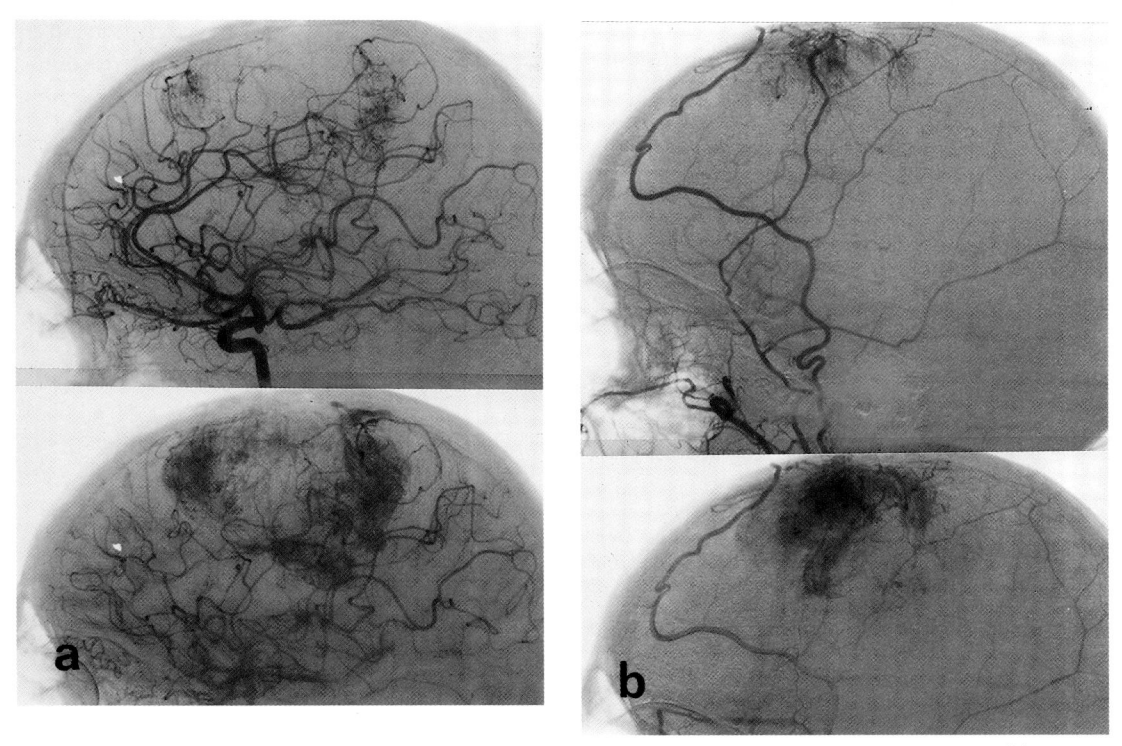

Abb. 5: Multikompartimentales Meningeom in Carotis interna- (a) und Carotis externa-Angiogramm (b).

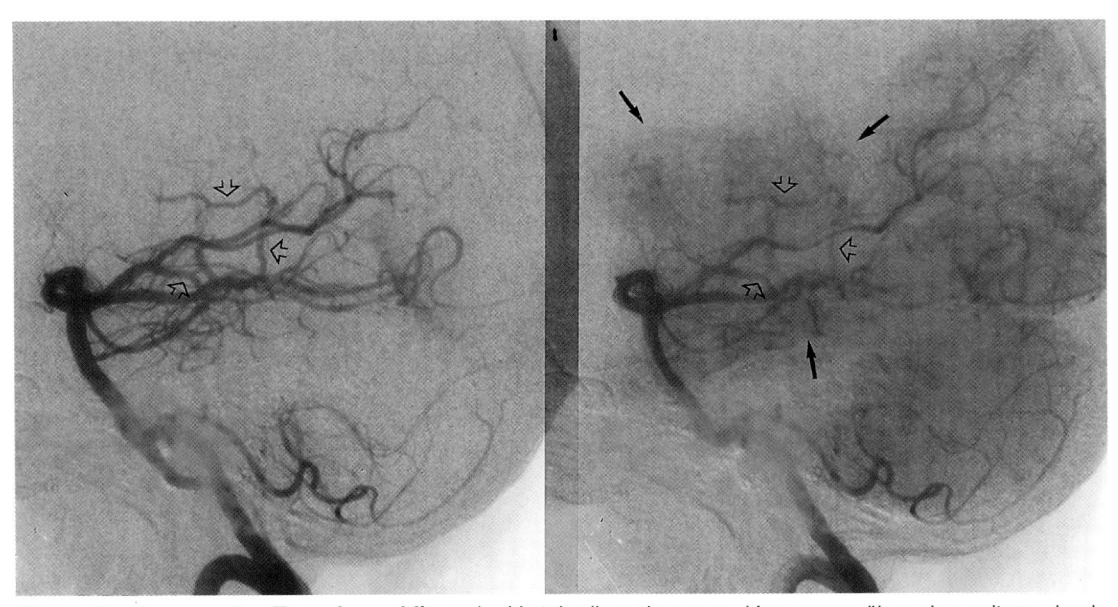

Abb. 6: Meningeom des Tentoriumschlitzes im Vertebralisangiogramm. Versorgung über eine seltene durale Arterie mit Ausgang aus der A. cerebri posterior (⇐).

imponieren wie ein arteriovenöses Angiom, allerdings bleibt die Tumoranfärbung über längere Zeit erhalten. Die Tumorzirkulation ist insgesamt verlangsamt, dennoch im Vergleich zum Meningeom etwas rascher.

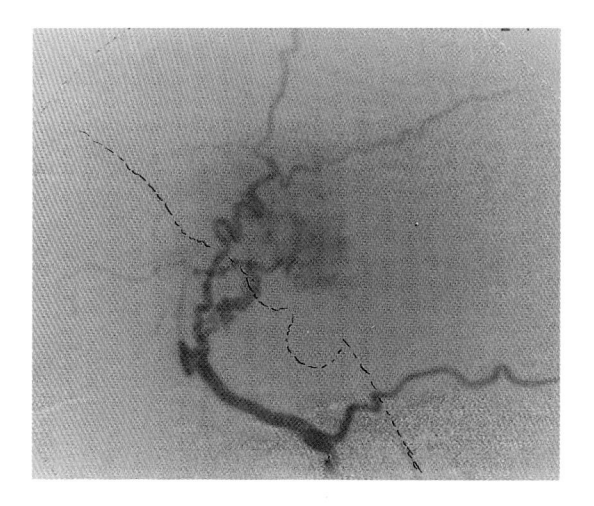

Abb. 7: **Meningeom des Keilbeinflügels** im selektiven Meningeamedia-Angiogramm mit homogenem Blush.

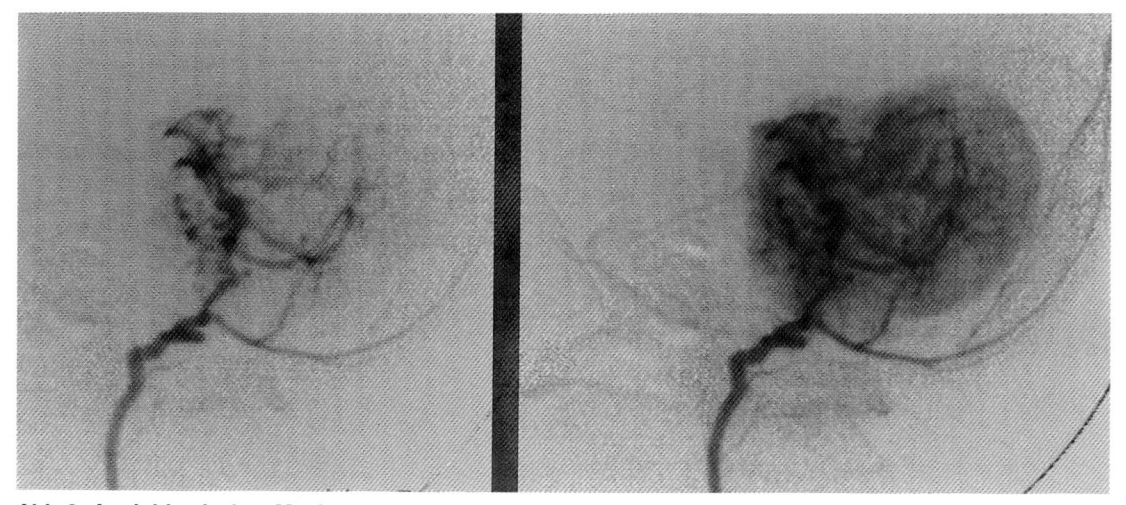

Abb. 8: **Angioblastisches Meningeom** der hinteren Schädelgrube im selektiven Ramus mastoideus (A. occipitalis)-Angiogramm mit tortuosen Gefäßen und Gefäßlakunen.

Hämangio-Perizytome verhalten sich im Angiogramm ähnlich wie Meningeome. Allerdings ist die Tumorzirkulation üblich intensiver und rascher mit Nachweis von irregulären Gefäßen und AV-Verbindungen.

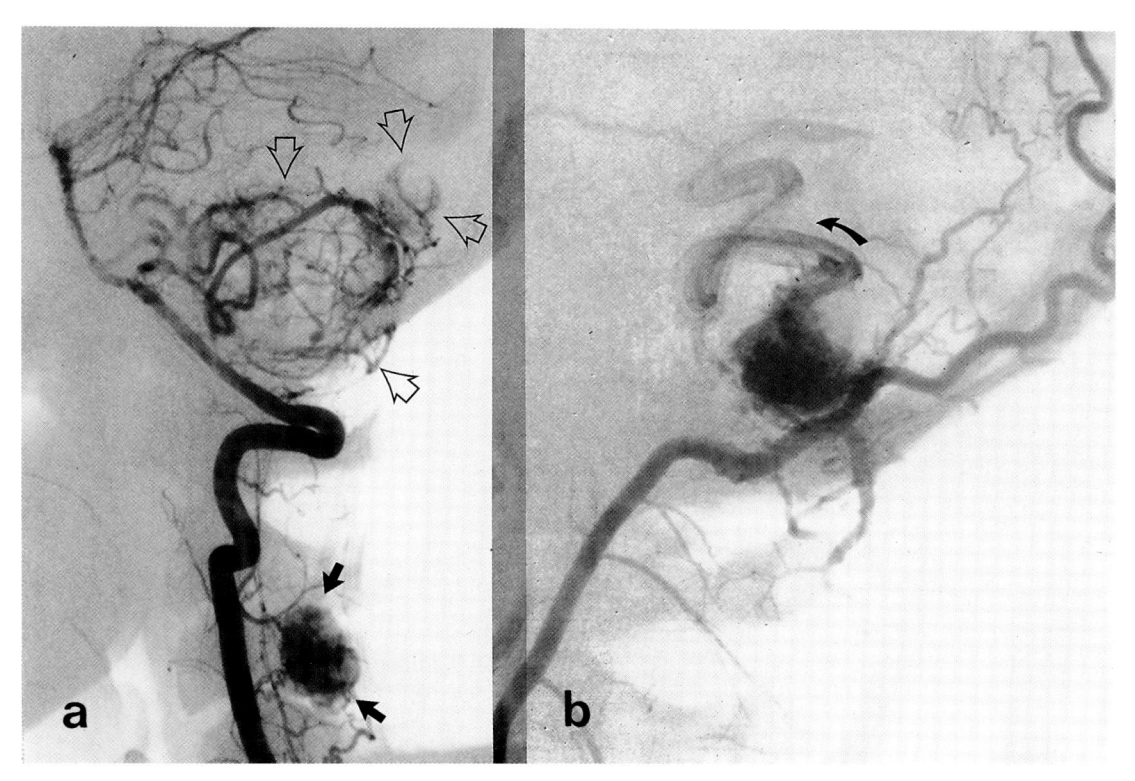

Abb. 9: Hämangioblastome:
a) **Multiple primär-zystische Kleinhirnhämangioblastome** (△) und solider intraspinaler Hämangioblastomknoten (➡) im Vertebralisangiogramm.
b) **Kleinhirnhämangioblastom** mit AV-Angiom-Charakteristik im Occipitalis-Angiogramm. Sehr kaliberstarke abführende Vene bereits früh-arteriell (↪).

Tumoren des peripheren Nervensystems

Intracranielle **Neurinome** weisen eine irregulär-feinkalibrige und schwache Tumorvaskularisation mit retikulären Gefäßverläufen auf. Die tumorspezifische und -indizierte Angiogenese manifestiert sich regelmäßig, jedoch erst bei Neurinomen mit mehr als 1 cm Durchmesser (6). Größere Neurinome können unregelmäßige und lakunäre Gefäßverläufe sowie arteriovenöse Kurzschlüsse aufweisen, wobei das Gefäßmuster sogar dem eines Glioblastoms ähneln kann (10).
In 10% der Fälle sind die Neurinome mit angiomatösen Gefäßmißbildungen vergesellschaftet, welche Tatsache für die bei Neurinomen zu beobachtende Neigung zu intra- oder peritumorösen Einblutungen verantwortlich sein kann (9). Die durale Versorgung eines Neurinoms ist nicht gleichbedeutend mit einem Einwachsen in die Dura, da diese üblich über neuromeningeale Arterien (A. pharyngea ascendens, A. stylomastoida, A. mastoidea) realisiert wird (Abb. 10).

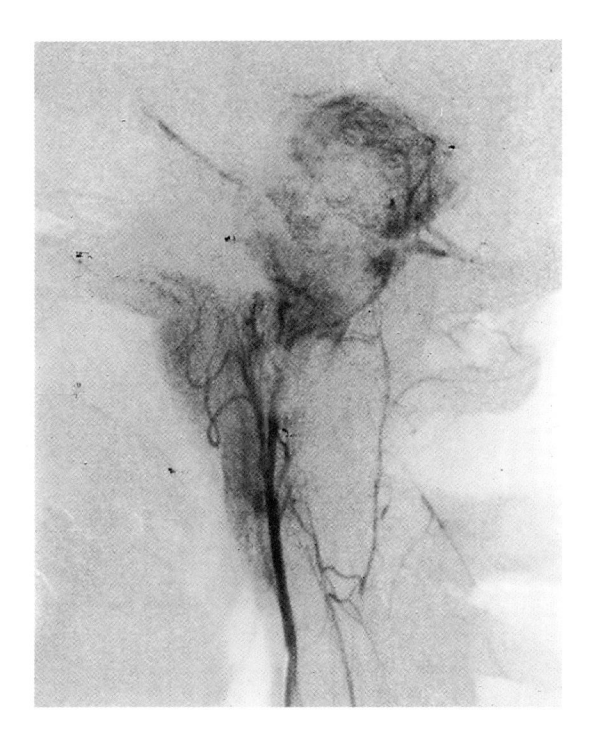

Abb. 10: Neurinom des Foramen jugulare im seitlichen Pharyngea ascendens-Angiogramm.

Aesthesio-Neuroblastome entstehen in der Riechschleimhaut im Bereich der Lamina cribrosa. Die Angio-Architektonik des Aesthesio-Neuroblastoms ist identisch mit derjenigen eines ihm histologisch verwandten Neuroblastoms (Abb. 11). Bei vorwiegend frontocalottärer Ausdehnung besteht eine Verhaltensähnlichkeit mit dem Gefäßmuster eines Meningeoms.

Chemodektome sind extrem stark durchblutete Tumoren mit einem dichten Netz von geschlängelten, ziemlich regelmäßigen Gefäßen und multiplen intratumoralen Lakunen. Da die Tumorzirkulation stark beschleunigt ist, sind die abführenden Venen bereits früharteriell erkennbar (Abb. 12).

Metastasen und Lymphome

Metastasen besitzen eine sehr variable Angio-Architektonik und ihr Gefäßmuster kann in 4 Gruppen als homogen, ringförmig, grob-unregelmäßig oder fein-netzförmig aufgeteilt werden (Abb. 13) (4).

Primäre **Lymphome** stellen sich üblich mit sehr unregelmäßigem und inkonstantem Gefäßmuster dar und imponieren wie ein Glioblastom. Bei corticaler Lokalisation wird die Dura in der Regel infiltriert, wodurch häufig eine intensive Versorgung festzustellen ist.

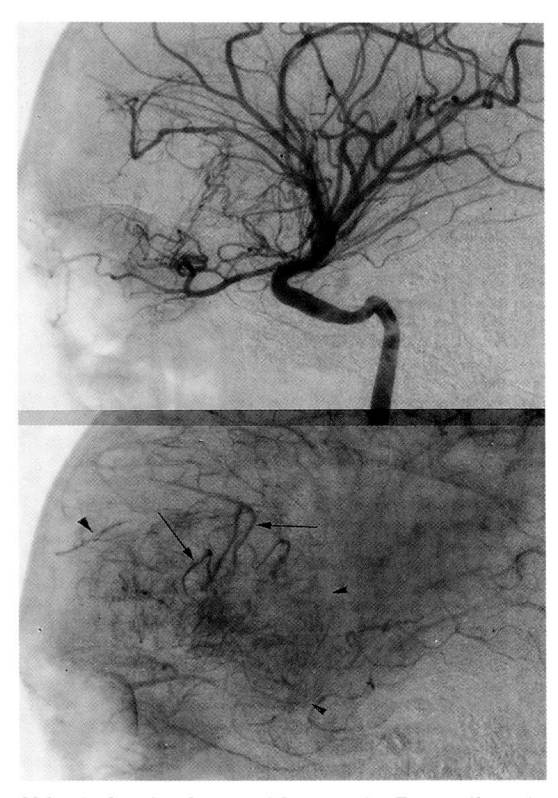

Abb. 11: Aesthesioneuroblastom der Fossa olfactoria mit tortuosen und unregulären intratumoralen Gefäßen (→) im Carotis-interna-Angiogramm.

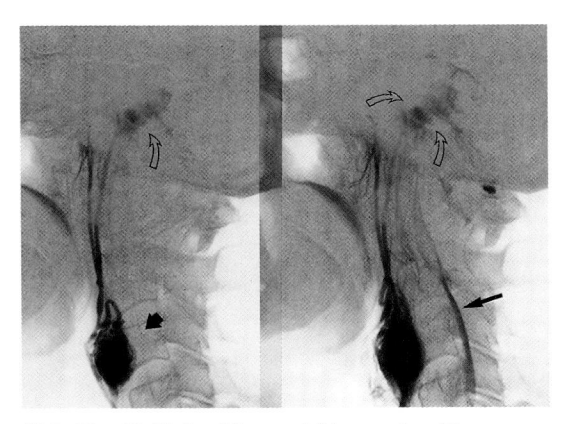

Abb. 12: Multiple Chemodektome im Pharyngea-ascendens-Angiogramm mit Glomus caroticum (▲) und Glomus jugulare (⇨) Tumoren. Kontrastierung der V. jugularis interna (→) bereits früh-arteriell.

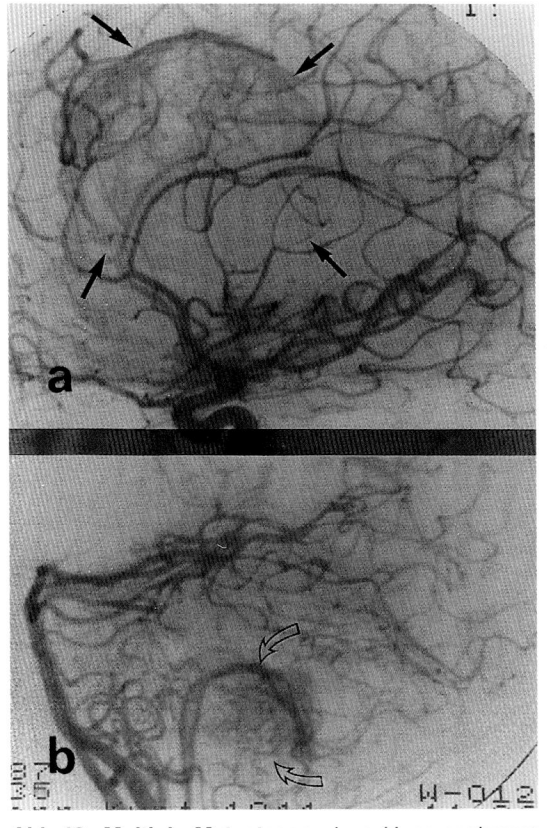

Abb. 13: Multiple Metastasen eines Hypernephroms im Carotis interna-Angiogramm (a) mit zystischem Gefäßmuster (→) und im Vertebralis-Angiogramm (b) mit solidem Aussehen (⇨).

Literatur

1. FABIANI, A., R. TORTA, M. FAVERO, F. BRIGNOLIO, F. BENECH, M. MOSTERT
Atypical and polymorphic angioblastic tumors of the central nervous system.
Neurosurgery 13 (1983) 23–229

2. FOLKMAN, J.
Tumor angiogenesis.
Adv. Cancer Res. 19 (1974) 331–358

3. HILAL, S. K.
Cerebral hemodynamics assessed by angiographie. In: T. H. Newton, D. G. Potts (Eds.): Radiology of skull and brain, Vol. 2/Book 1.
Mosby, St. Louis (1974)

4. HUBER, P.
Zerebrale Angiographie für Klinik und Praxis.
Georg Thieme, Stuttgart (1979)

5. KASANTIKUL, V., M. G. NETSKY
Combined neurilemmoma and angioma.
J. Neurosurg. 50 (1979) 81–87

6. KASANTIKUL, V., M. NETSKY, M. E. GLASSCOCK III, J. W. HAYS
Acoustic neurilemmoma. Clinico-anatomical study of 103 patients.
J. Neurosurg. 52 (1980) 28–53

7. LASJANNIAS, P., A. BERENSTEIN, J. MORET
The significance of dural supply of central nervous system lesions.
J. J. Neuroradiolgy 10 (1983) 31–42

8. MIRONOV, A.
Gegenwärtiger Stand der neuroradiologischen Diagnostik von Kleinhirnbrückenwinkel-Tumoren.
Radiologe 24 (1984) 493–501

9. MIRONOV, A., J. PFEIFFER, L. R. NAGALES CARCES, K. VOIGT
Spontane Subarachnoidalblutung als Manifestationssymptom eines Akustikusneurinomes.
Radiologe 26 (1986) 202–205

10. MIRONOV, A., K. VOIGT
Normanatomie und Pathologie des Kleinhirnbrückenwinkels im Angiogramm. In K. Voigt (Hrsg.): Läsionen des Kleinhirnbrückenwinkels.
Byk Gulden Pharmazeutika, Konstanz (1987)

11. MIRONOV, A., K. VOIGT
Pathologische angiographische Morphologie der cavernösen und basalen Carotis-Interna-Segmente.
In M. Schumacher (Hrsg.): Erkrankungen der Arteria carotis interna. Diagnostik und Therapie. Schnetztor, Konstanz (1988)

12. RUSSELL, D. S., L. J. RUBINSTEIN
Pathology of tumors of the nervous system.
Edward Arnold, London (1977)

13. SALAMON, G., G. GUERINEL, A. COMBALBERT, J. J. FAURE, G. GIUDICELLI
Etude artériographique des méningeomes intracrâniens. Correlations radio-anatomiques.
Ann. Radiol. (Paris) 12 (1969) 661–679

14. WICKBOM, J.
Tumor circulation. In T. H. Newton, D. G. Potts (Eds.): Radiology of skull and brain, Vol. 2/Book 4.
Mosby, St. Louis (1974)

Die Hirntumordiagnostik mit i.v. Kontrastmittel im CT

G. VOGL, W. GRODD, K. VOIGT

Physiologische Grundlage für die Anwendung von i.v.-Kontrastmittel bei der Hirntumordiagnostik im CT ist deren Anreicherung bei gestörter Blut-Hirn-Schranke oder vermehrter Tumorvaskularisation. Hierdurch lassen sich einerseits die langsame Kontrastmitteldynamik von malignen Gliomen und die rasche Auswaschphase bei nicht glialen Tumoren wie Meningeomen und Neurinomen erklären (1–5). Während die Malignität von Gliomen gut mit der Abnormität der Blutgefäße korreliert (6), und diese ultrastrukturell mit erhöhter vaskulärer Permeabilität und Schädigung der Blut-Hirn-Schranke einhergeht (7–9), entspricht der Kontrastmittelaufnahmemechanismus von Meningeomen und Neurinomen der vermehrten Tumorvaskularisation. Dennoch spielt auch die Extravasation von Kontrastmittel aufgrund erhöhter vaskulärer Permeabilität bei Meningeomen und Neurinomen eine Rolle (10), sodaß quantitative Unterschiede dieser beiden zum Teil gleichzeitig vorliegenden Mechanismen der Kontrastmittelaufnahme für das unterschiedliche Kontrastmittelverhalten von Tumoren verantwortlich sind.

Hieraus kann abgeleitet werden, daß die intravenöse Kontrastmittelgabe − (a) zur Abgrenzung isodenser Hirntumore von gesundem Hirngewebe − sowie (b) für die Differenzierung zwischen Tumor und anderen pathologischen Veränderungen − als auch − (c) die Artdiagnostik von Tumoren geeignet ist.

(a) Abgrenzung isodenser Hirntumore: Hierbei handelt es sich im Allgemeinen um meningeale Tumore, Mischgliome, diffuse Gliomatose und maligne Lymphome. Bereits das Nativ-CT weist aufgrund indirekter Raumforderungszeichen auf einen pathologischen Prozeß hin, durch Kontrastmittelgabe ist jedoch eine genaue Tumorabgrenzung bei positivem Enhancement möglich.

(b) Differenzierung zwischen Tumor und anderen pathologischen Veränderungen:
Luxusperfusion und Schrankenstörung können Infarkte nach Kontrastmittelgabe wie Tumore, Metastasen oder Abszesse (Abb. 1) erscheinen lassen, weshalb bei Patienten mit apoplektiformer Symptomatik und nicht eindeutigen Computertomogrammen anstelle der Kontrastmittelgabe Verlaufskontrollen durchgeführt werden sollen.
Eine Differenzierung zwischen radiogener Nekrose, Zweittumor und Rezidivtumor ist trotz Kontrastmittelgabe computertomographisch nicht möglich (Abb. 2 und 3).
Im Sellabereich gelingt eine Differenzierung zwischen einem Aneurysma und Adenom oder Meningeom durch die dynamische Kontrastmitteluntersuchung mittels Angio-CT (Abb. 4 bis 6), ein nicht verkalktes Kraniopharyngeom ist von einem extrem seltenen Abszeß in der Sella (Abb. 7) nur durch zusätzliche klinische Angaben (rasches Auftreten der klinischen Symptomatik) möglich.

(c) Artdiagnostik: Diese ist bis zu einem gewissen Grad möglich, wobei das Kontrastmittelenhancement nur einen von vielen wichtigen Parametern wie Lokalisation, Erscheinungsbild im CT, Verkalkung und klinische Daten ausmacht. Da die Intensität des Kontrastenhancement im CT Bild von der Konzentration des Kontrastmittels im Blut abhängt, und diese individuell

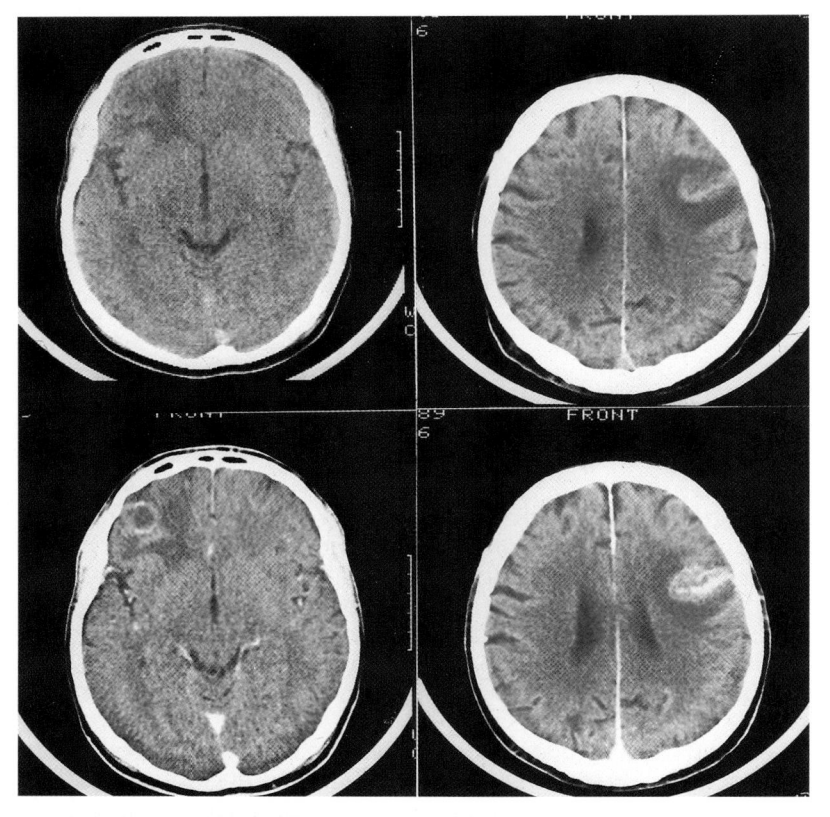

Abb. 1: Natic-CT (obere Reihe) eines links frontalen Infarktes (a) und rechts parietalen hämorrhargischen Infarktes (b) mit Luxusperfusion nach i.v.-Kontrastmittelgabe (untere Reihe).

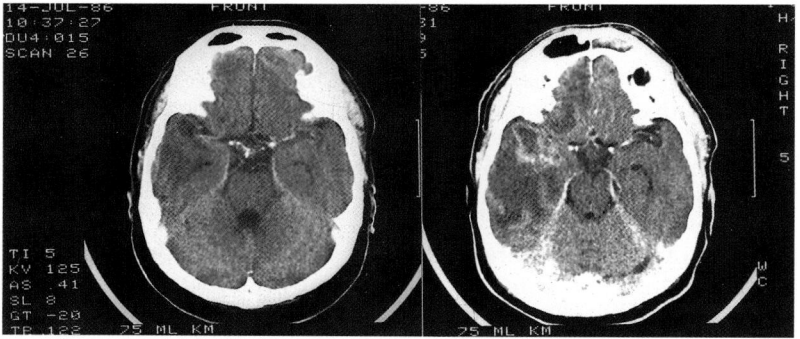

Abb. 2: Radiogenes Ödem links frontotemporal nach Exstirpation und Radiatio eines Kieferhöhlencarcinomes (a) und histologisch verifizierte radiogene Nekrose 2 Jahre später (b).

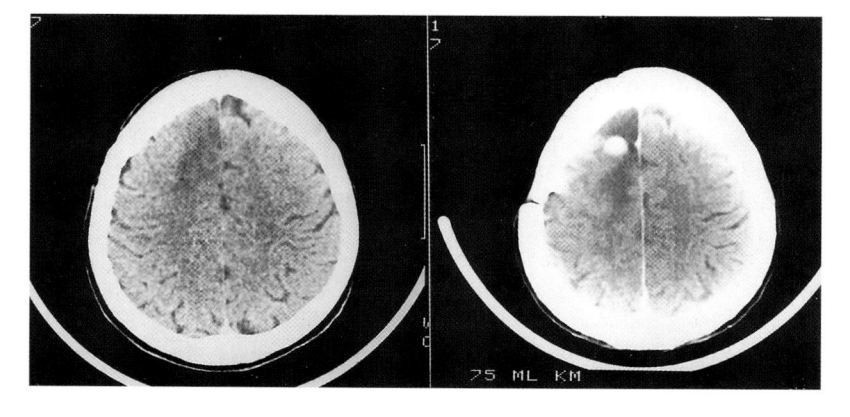

Abb. 3: Links frontales Astrozytom (a). Nach Operation und Radiatio Auftreten eines histologisch gesicherten malignen Histiofibromes als Zweittumor.

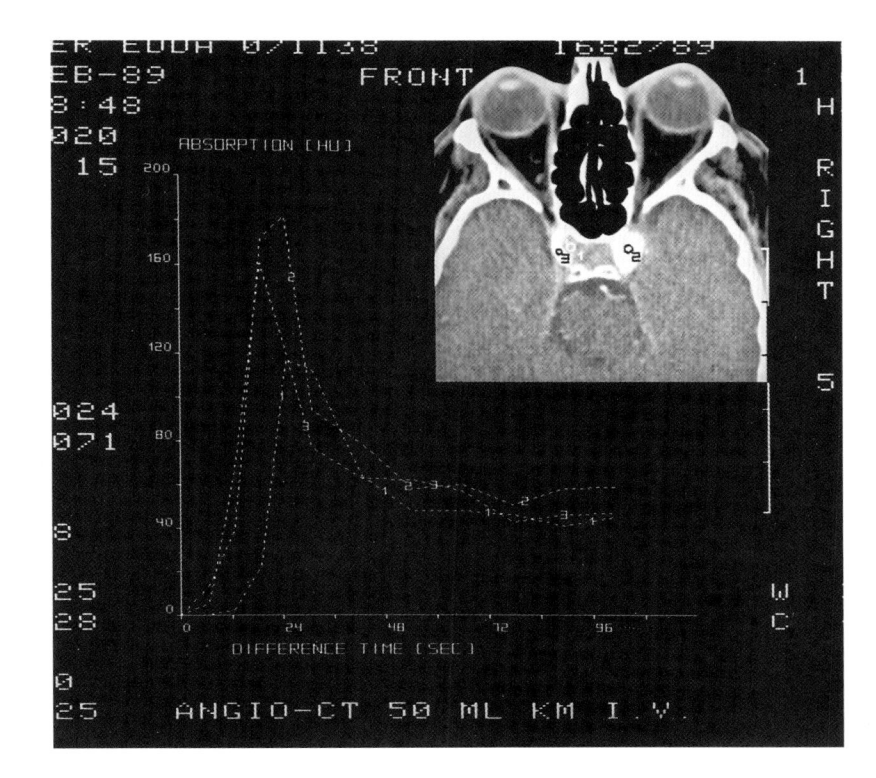

Abb. 4: Angio-CT eines Aneurysmas im cavernösen Carotisabschnitt.

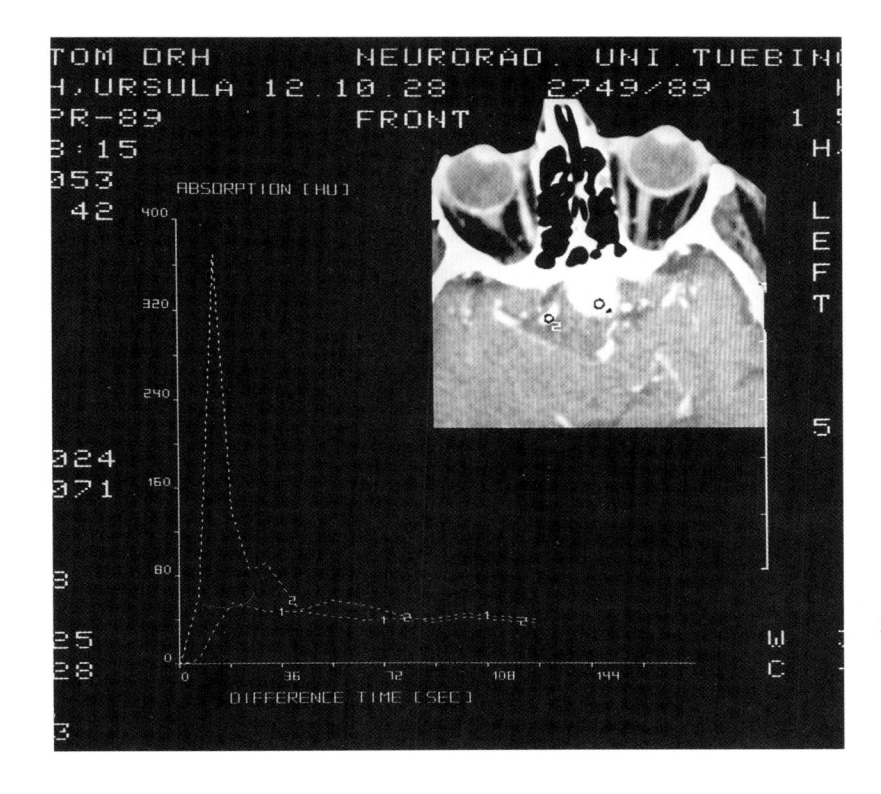

Abb. 5: Angio-CT eines Tuberkulum Sellae Meningeomes, welches im Gegensatz zum Aneurysma keinen so ausgeprägten arteriellen Peak aufweist.

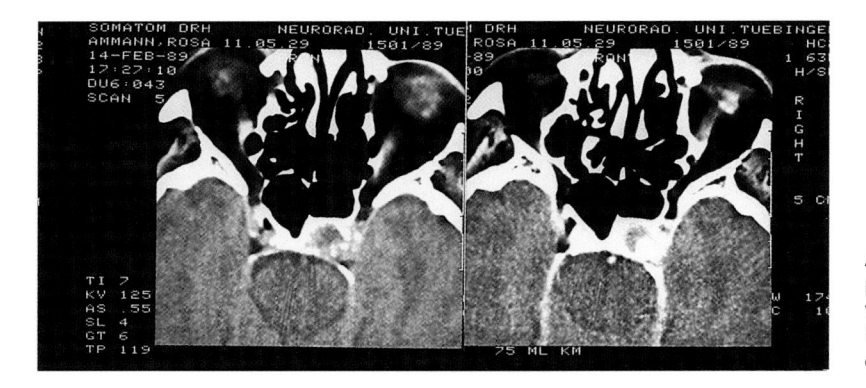

Abb. 6: Atypisches Hypophysenadenoma (a), welches sich im statischen KM-CT wie ein Aneurysma darstellt (b).

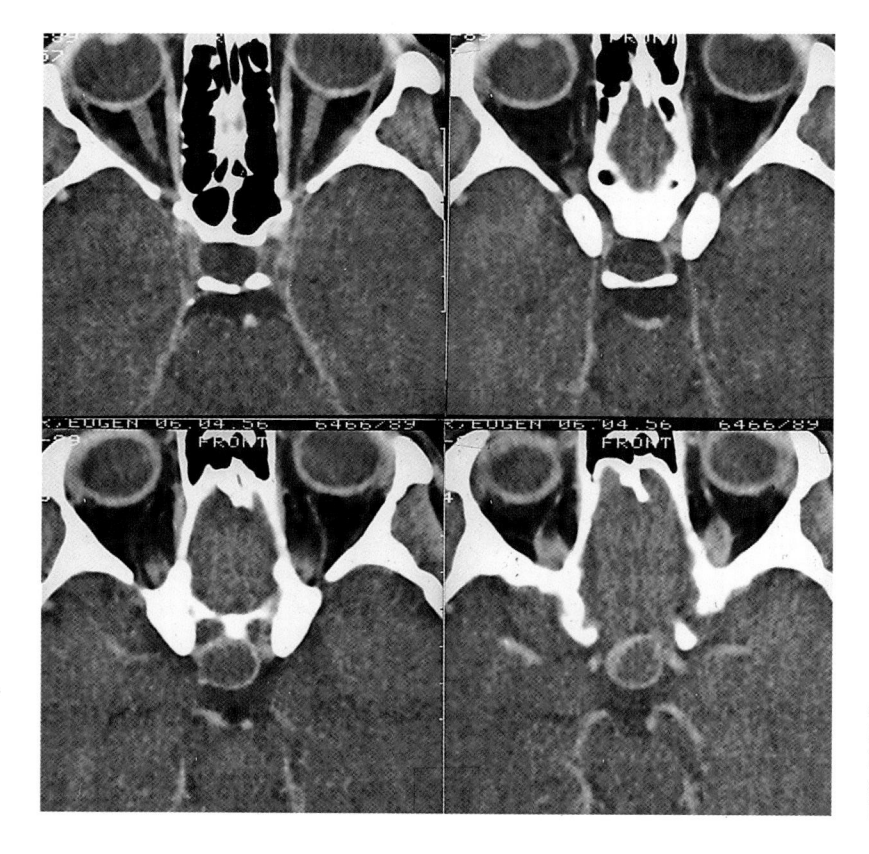

Abb. 7: Abszeß in der Sella bei einem 41jährigen Patienten mit rasch aufgetretener rechtsseitiger Blindheit.

sehr unterschiedlich ist, ist eine Quantifizierung zur weiteren Artdiagnostik eines Tumors nur mittels des Gewebe-Blut-Kontrastmittel-Verhältnisses sinnvoll (11). Zwar ist durch diese Methode eine weitere Artdiagnostik, etwa die Differenzierung zwischen Meningeom, Neurinom, Hypophysenadenom, anaplastischem Astrozytom und Gliom (11) möglich, aufgrund der individuell unterschiedlichen Zeitkurve der Kontrastmittelkonzentration im Blut wird die zeitliche Kontrastmittelkonzentration im Tumor ebenfalls verändert und ist somit nur semiquantitativ. Durch intraarterielle Injektion eines Kontrastmittelbolus ist eine weitgehende Quantifizierung möglich, bei inhomogenen Tumoren ist dennoch aufgrund der quantitativen Unterschiede im Kontrastmittelverhalten bei gleichem Tumortyp keine Zusatzinformation zu erwarten (Abb. 8).

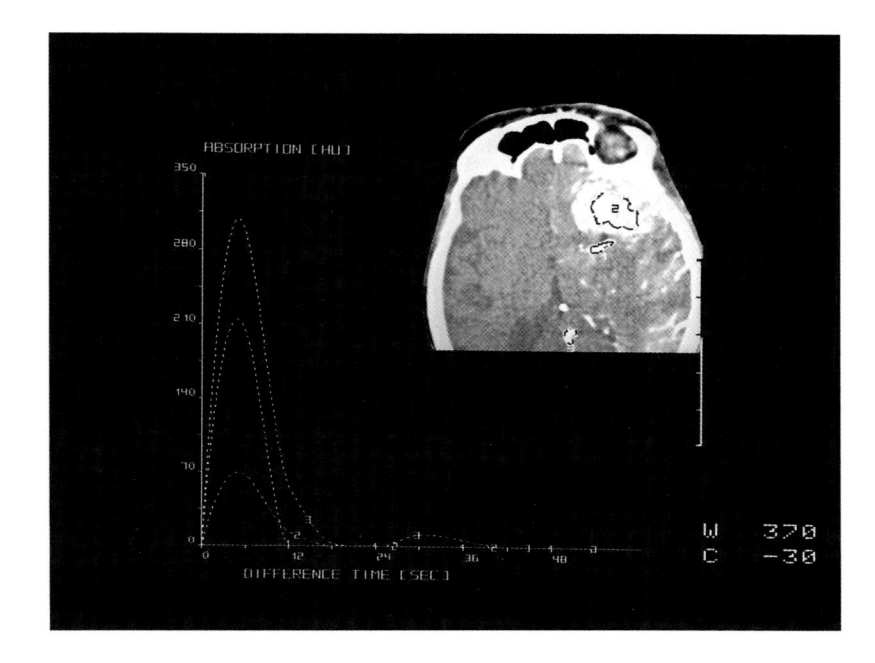

Abb. 8: Angio-CT nach intraarterieller Gabe eines Kontrastmittelbolus über einen in der A. carotis liegenden Angiographiekatheter bei einer Patientin mit Keilbeinflügelmeningeom.

Zusammenfassend bietet die i.v.-Kontrastmittelgabe bei der Hirntumordiagnostik im CT eine bessere Abgrenzbarkeit des Tumors vom gesunden Gewebe und liefert einen zusätzlichen Parameter für die Artdiagnostik und Differenzierung zu anderen pathologischen Veränderungen des Gehirnes.

Literatur

1 BERGVALL, B
Temporal course of contrast medium enhancement in differential diagnosis of intracranial lesions with computed tomography. In: G. Salamon (ed.): Advance in cerebral angiography.
Springer Verlag, Berlin (1975) 346–348

2 HATAM, A., U. BERGVALL, R. LEWANDER, S. LARSSON, M. LIND
Contrast medium enhancement with time in computer tomography. Differential diagnosis of intracranial lesions.
Acta Radiol. (Suppl.) 346 (1975) 63–81

3 KOMATSU, K., M. TSUYUMU, S. TSURUOKA et al.
CT diagnosis of brain tumors: sequential study of delayed enhanced CT and radioisotope delayed scan.
Neurol. Med. Chir. 18 (1978) 287–293

4 SATO, O., I. KANAZAWA, T. KOKUNAI, M. YAMASHITA
A study of the delayed scan in the enhanced computed tomography for intracranial tumors.
Neurol. Med. Chir. 17 (1977) 123–128

5 STEINHOFF, H., CH. AVILES
Contrast enhancement response of intracranial neoplasms: Its validity for the differential diagnosis of the tumors in CT. In: W. Lanksch, E. Kazner, (eds.). Cranial computed tomography.
Springer Verlag, New York (1976) 161–163

6 NYSTRÖM, S.
Pathological changes in blood vessels in human glioblastoma multiforme.
Acta Pathol. Microbiol. Scand. (Suppl.) 49 (1960) 1–183

7 LUSE, S. A.
Electron microscope studies of brain tumors.
Neurology 10 (1960) 881–905

8 HOSSMANN, K. A.
Morphological substrate of the blood-brain barrier in human brain tumors. In: I. Klatzo, F. Seitelberger (eds.): Brain edema.
Springer Verlag, Wien (1967) 249–258

9 TSUCHIDA, T.   A study of capillary ultrastructure of brain tumors in association with blodd-brain barrier.
Adv. Neurol. Sci. 18 (1974) 102–121

10 LONG, D. M.   Vascular ultrastructure in human meningeomas and schwannomas.
J. Neurosurg. 38 (1974) 409–419

11 TAKEDA, N., R. TANAKA, O. NAKAI, K. UEKI   Dynamics of contrast enhancement in delayed computed tomography of brain tumors: Tissue-blood ratio and differential diagnosis.
Radiology 142 (1982) 663–668

Die Bedeutung des Kontrastmittels im Kernspintomogramm bei der Diagnostik von Hirntumoren

W. GRODD, G. VOGL, K. VOIGT

1. Kernspintomographische Kontrastmittel

a) Entwicklung

The unique promise of NMR, however, is the possibility of achieving decisive soft-tissue contrast without having to use any contrast media, simply by manipulating the intrinsic parameters of the NMR imaging process.

Alexander R. Margulis, 1981

Zu Beginn der Kernspintomographie (KST) war man überzeugt, daß dieses neue bildgebende Verfahren so sensitiv und spezifisch für einzelne Gewebeveränderungen sein werde, daß sich die zusätzliche Gabe von Kontrastmitteln (KM) erübrigen würde. Mit Weiterentwicklung der Methode und der zunehmenden klinischen Erprobung wurden diese Erwartungen jedoch nicht in dem erhofften Umfang erfüllt. Eine der wesentlichen Ursachen für die bei *hoher Sensitivität gegenüber pathologischen Veränderungen weiter bestehende Unspezifität in der Bildgebung* liegt in der Uneindeutigkeit der Relaxationszeiten. Trotz steigenden Meßaufwandes und Verfeinerung der Analysemethoden ist es bis heute nicht gelungen, die unterschiedlichen Gewebeveränderungen mit Hilfe der Relaxationszeiten genau zu charakterisieren (HIGER und BIELKE, 1986; BOTTOMLEY et al., 1987).
Das *Überlappen der magnetischen Eigenschaften* (vor allem der Relaxationszeiten T1 und T2) bei den unterschiedlichen pathologischen Prozessen wie malignen Neubildungen, Abszessen, Ödemen und Veränderungen des Stoffwechsels erschwert die diagnostische Information, so daß es heute als allgemein akzeptiert gilt, die Aussagekraft der kernspintomographischen Diagnostik mit Hilfe von Kontrastmitteln zu erhöhen. Die damit verbundenen *Erwartungen an die Verbesserung der Diagnostik* waren und sind im wesentlichen folgende Punkte:

– bessere Abgrenzung des gesunden von pathologisch verändertem Gewebe;
– nähere Charakterisierung des pathologischen Gewebes, d.h. Erhöhung der Spezifität;
– Verbesserung der räumlichen Auflösung durch Kontrastvertärkung;
– keine Verlängerung, sondern eventuell eine Verkürzung der Untersuchungszeiten.

Dabei sollten die Kontrastmittel folgende *chemische und biologische Eigenschaften* aufweisen, um den praktischen Bedürfnissen und klinischen Erfordernissen gerecht zu werden (BRASCH, 1983):

– Die erzielte Änderung der Signalintensität sollte dosisabhängig und reproduzierbar sein.
– Die Substanz sollte eine starke Wirkung (Paramagnetismus) besitzen, um das lokale Magnetfeld in niedrigen Dosen zu verändern.
– Die Substanz sollte chemisch stabil, einfach zu lagern und fertig verfügbar für die unmittelbare Anwendung sein.
– Die Substanz sollte einfach herzustellen und möglichst preiswert sein.

— Sie sollte in vivo nicht reaktiv und in der applizierten Dosis nicht toxisch sein. Hierbei sollte die Toxizität auch die Mutagenität, Teratogenität, Karzinogenität und Immunogenizität umfassen.
— Ein ideales Kontrastmittel sollte schnell und vollständig (d.h. innerhalb von einigen Stunden) ausgeschieden werden.

b) Substanzen

Zur Entwicklung von Kontrastmitteln werden Substanzen benötigt, die ein eigenes magnetisches Moment besitzen. *Ein solches Moment ist immer dann vorhanden, wenn ein Atom oder ein Molekül ein ungepaartes Spinelektron in seiner Elektronenhülle besitzt.* Eine solche Substanz wird, da sie ein eigenes kleines elektrisches und magnetisches Dipolmoment besitzt, *paramagnetisch* genannt. Weden solche paramagnetischen Substanzen in ein äußeres Magnetfeld gebracht, richten sich ihre magnetischen Dipole nach diesem Feld aus und führen zu einer lokalen Zunahme der Feldliniendichte.

Ein Überblick über das Periodensystem zeigt, *daß paramagnetische Atome vor allem in den Gruppen der Übergangselemente wie der Eisengruppe und den Lanthaniden auftauchen.* Die wichtigsten paramagnetischen Substanzgruppen sind in Tabelle 1 aufgeführt.

Tab. 1: Paramagnetische Substanzen mit unbalanciertem Elektronen-Spin.

Elemente	
Übergangsmetalle:	
Eisengruppe (3d-Ionen):	Cr^{2+}, Cr^{3+}, Mn^{2+}, Mn^{3+}, Fe^{2+}, Fe^{3+}, Ni^{2+}, Cu^{2+},
Lanthaniden (4f-Ionen):	Eu^{3+}, Gd^{3+}, Dy^{3+}, Ho^{3+}
Moleküle	
molekularer Sauerstoff:	O_2
Stickstoffoxide:	NO, NO_2
stabile freie Radikale:	Nitroxide
	Trimethylphenyl

Von diesen paramagnetischen Substanzen wurden die Metallionen und Metallverbindungen am besten untersucht, da sie aufgrund der hohen Spinquantenzahlen ein größeres magnetisches Moment als organische Verbindungen oder Gase besitzen. Die favorisierten Metallionen wie Mangan, Eisen und Gadolinium haben ein starkes magnetisches Moment, sind allerdings in freier, d.h. ungebundener Form relativ toxisch. Sie müssen deshalb zur Beschleunigung ihrer Ausscheidung und *zur Steigerung der Verträglichkeit in vivo mit Liganden komplexiert werden.* Im Prinzip sind dazu viele Amino- und Polycarbonsäuren sowie Proteine befähigt. In der Praxis haben sich jedoch die schon in der Nuklearmedizin und Toxikologie bewährten Komplexbilder wie *Äthylen-diamin-tetraessigsäure* (EDTA) und *Diäthylen-triamin-pentaessigsäure* (DTPA) als relativ sichere und unproblematische Liganden durchgesetzt. Die Entwicklung und Erprobung des Metallkomplexes aus Gadolinium und DTPA ist inzwischen weitgehend abgeschlossen und Gd-DTPA seit 1987 kommerziell (Magnevist® Schering AG, Berlin) erhältlich (Abb. 1).

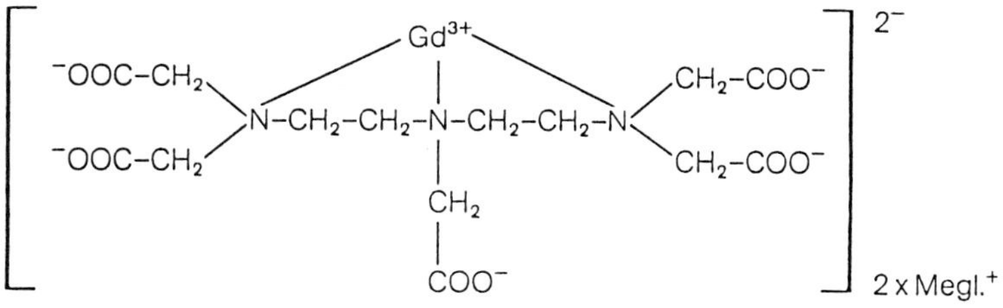

$$\left[\begin{array}{c} ^{-}OOC-CH_2 \overset{\displaystyle Gd^{3+}}{|} CH_2-COO^{-} \\ ^{-}OOC-CH_2 \diagdown N-CH_2-CH_2-N-CH_2-CH_2-N \diagup CH_2-COO^{-} \\ | \\ CH_2 \\ | \\ COO^{-} \end{array} \right]^{2-} \quad 2 \times Megl.^{+}$$

Molekulargewicht der freien Säure: 550   Bindungskonstante: ~10^{22-23}
Osmolalität (37^0C): 1,94 mOsmol/kg Wasser   Wasserlöslichkeit >1mol/l

Abb. 1: Strukturformel des Komplexes aus Diäthylen-triamin-pentaessigsäure (DTPA) und Gadolinium (Gd) mit zwei Molekülen Methylglucamin (Megl) als Kationen (Magnevist®).

c) Funktion

Die paramagnetischen Substanzen führen im Gewebe zu einer Relaxationsbeschleunigung der Wasserprotonen, wobei es zu einer Verkürzung sowohl der longitudinalen Relaxationszeit T1 als auch der transversalen Relaxationszeit T2 kommt. Dieser Vorgang wird auch als Protonen-Relaxations-Enhancement (PRE) bezeichnet. Dabei wirkt sich eine Erhöhung der Dosis der paramagnetischen Substanz aufgrund der Verkürzung beider Relaxationszeiten anders auf die Signalintensität aus als dies bei Röntgenkontrastmitteln der Fall ist. *Es gibt für jede Substanz in Abhängigkeit von ihrer paramagnetischen Stärke eine optimale Konzentration* bei der der Signalgewinn am höchsten ist (GRODD und BRASCH, 1986). Bei noch höherer Konzentration kehrt sich der Effekt um, und es kommt zu einer Signalabschwächung, die bis zur völligen Signalauslöschung führen kann (Abb. 2a). Von Vorteil für kernspintomographische Kontrastmittel ist dabei, daß der *Signalgewinn* bei guter Kontrastanfärbung bis zu 300% sein kann und somit wesentlich höher liegt, als das mit jodierten Kontrastmitteln erreichbare Enhancement in der Computertomographie. Allerdings ist zur Erzielung eines maximalen Kontrastes eine T1-betonte Bildsequenz nötig, d.h. die Repetitions- und die Echozeit sollten so kurz wie möglich sein, um noch eine genügend große Gleichgewichtsmagnetisierung zur paramagnetischen Beeinflussung vorzufinden (Abb. 2b). Als Faustregel kann gelten, daß die Repetitionszeit kürzer als die T1 Zeit des zu untersuchenden Gewebes und die Echozeit minimal sein sollten.

d) Verteilung und Ausscheidung

Für Gd-DTPA und andere Metallkomplexe liegen ausführliche Untersuchungen über Verteilung, Stoffwechsel, Pharmakokinetik und Toxizität vor (WEINMANN et al., 1983 und 1984) Dabei stellte sich heraus, *daß diese Substanzen keinerlei Biotransformation oder Speicherung unterliegen, so daß ihre Konzentration am Wirkort nur vom Verteilungsraum und der Elimination bestimmt wird.* Da es sich bei Gd-DTPA um eine sehr hydrophile Substanz mit niedrigem Molekulargewicht handelt, wird sie nach intravasaler Applikation durch Diffusion ausschließlich im *Extrazellulärraum* verteilt. D.h. bei einer Anwendung im Bereich des zentralen Nervensystems kommt es bei intakter Blut-Hirn-Schranke lediglich zu einer Verteilung im Intravasalraum und nur bei entzündlich oder tumorös bedingten Schrankenstörungen kommt es zu einer Extravasion in den geschädigten Bezirk. *Die Ausscheidung erfolgt zu 99% über die Nieren* und zwar mit der Rate der glomerulären Filtration. Gd-DTPA und auch andere Metallkomplexe verhalten sich somit hinsichtlich ihrer Pharmakokinetik genauso wie die heute verwendeten hydrophilen jodhaltigen Kontrastmittel wie eine Gegenüberstellung in Tabelle 2 zeigt.

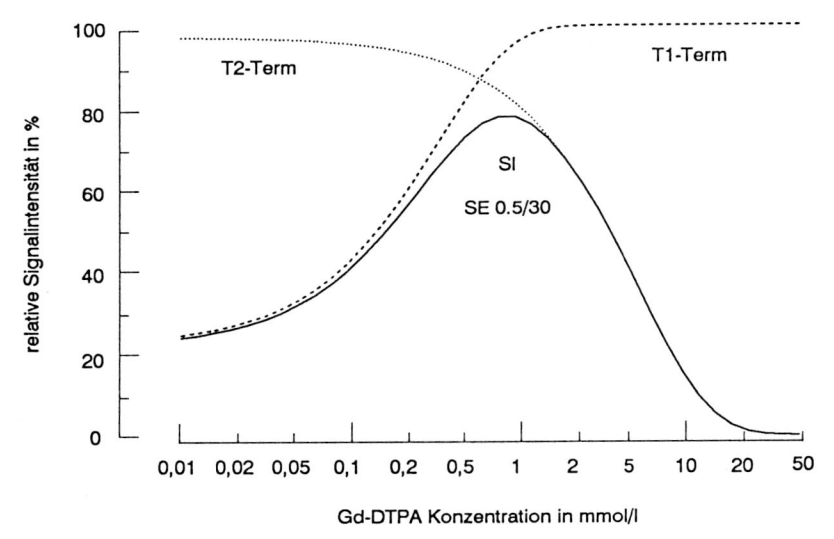

Abb. 2a

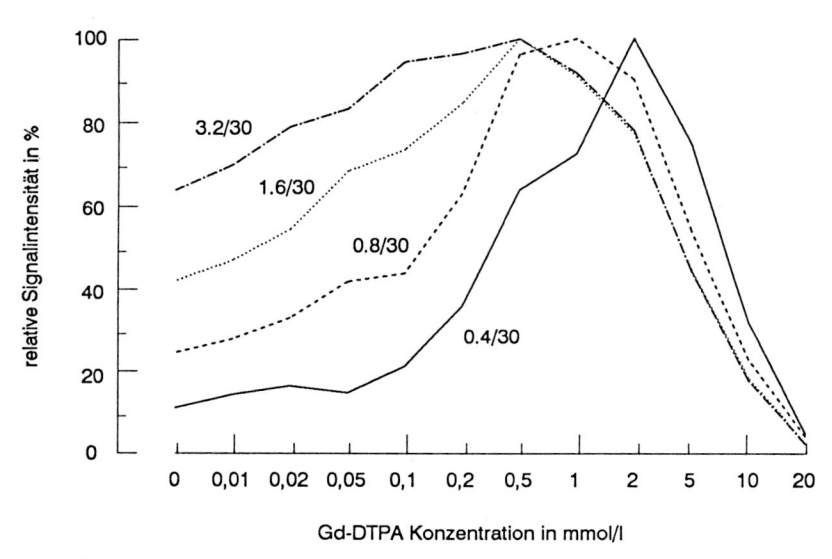

Abb. 2b

Abb. 2: Abhängigkeit der Signalintensität von der Gd-DTPA Konzentration.
a) Aus den Relaxationsraten für Gd-DTPA (0,25 Tesla, 37°C, in H_2O) errechnete Signalintensität (SI) und Signalanteile, die auf die T1- bzw. T2-Verkürzung zurückgehen (T1- und T2-Term) für eine Spin Echo Sequenz (SE) mit einer Repetitionszeit von 0,5 s und einer Echozeit von 30 ms (0.5/30). Das Signalmaximum liegt bei diesen Meßbedingungen bei etwa 1 mmol.
b) Gemessene Signalintensitäten in Anhängigkeit von der Gd-DTPA Konzentration eines Phantoms (1,5 Tesla, 23°C, in H_2O) bei einer Spin Echo Sequenz mit vier verschiedenen Repetitionszeiten (3,2; 1,6; 0,8 und 0,4 s) und konstanter Echozeit (30 ms). Mit Verlängerung der Repetitionszeit von 0,4 auf 3,2 s verschiebt sich das Maximum leicht zu niedrigeren Konzentrationen, aber gleichzeitig vermindert sich der Signalzuwachs in Abhängigkeit von der Konzentration deutlich von 90 auf etwa 30%.

Tab. 2: Pharmakokinetische Parameter (Hund) und Toxizität (Ratte) von Gd-DTPA und Iohexol nach einmaliger i.v. Injektion.

	Gd-DTPA 1 mmol/kg	Iohexol 600 mg J/kg
totale Plasmaclearance (ml · min^{-1} · kg^{-1})	3,6	4,2
Verteilungsvolumen (ml/kg)	230	180
Plasmahalbwertszeit (min)	45	74
% Gesamtausscheidung im Urin in Stunden (h)	98 (4h)	81 (3h)
Toxizität LD$_{50\%}$ pro kg Körpergewicht	10 (mmol/kg)	13 (gJ/kg)

2. Kontrastmittel bei Hirntumoren

Im Folgenden werden nur einige wichtige Vertreter *der hirneigenen Tumoren* i.e. Tumoren der Neuroepithels) und der *Tumoren extrazerebralen Ursprungs* (i.e. Tumoren des Mesoderms und Metastasen) vorgestellt. Da die extrazerebralen Tumoren keine Blut-Hirn-Schranke besitzen, sind sie gut mit Kontrastmitteln nachweisbar. Auch schnell wachsende, hirneigene Tumoren lassen eine Blut-Hirn-Schranke vermissen und zeigen mit zunehmendem Malignitätsgrad eine ansteigende Kontrastanfärbung. Die einzelnen Tumoren seien daher in Bezug auf Signalverhalten und Kontrastanfärbung vorgestellt. Dabei sollten zur vollständigen KST-Diagnostik sowohl T1-betonte (T1b = kurze Repetitionszeit + kurze Echozeit) vor und nach Kontrastmittelgabe als auch T2-betonte Aufnahmen (T2b = lange Repetitionszeit + lange Echozeit) erstellt werden, um den gegenüber der Computertomographie besseren Gewebekontrast der KST voll zu nutzen.

a) hirneigene Tumoren

1. Astrozytome

Astrozytome sind auf T1b Bildern nur wenig signalärmer, auf T2b Bildern jedoch deutlich signalreicher als das normale Parenchym. *Die niedrig malignen Astrozytome zeigen kein oder nur ein geringes begleitendes Ödem und keinerlei Kontrastanfärbung* (Abb. 3). Die *anaplastischen Astrozytome* können sehr variabel sein und solide, zystische sowie nekrotische Anteile aufweisen. Das native Signalverhalten unterscheidet sich nur wenig von den niedrig malignerer Formen. Sie sind meist von einem geringen bis mittelgradigen Ödem umgeben, das sich auf T2b Bildern gut erfassen läßt, aber eine genaue Begrenzung des Tumors unmöglich macht. *Die soliden Tumoranteile zeigen in der überwiegenden Mehrzahl eine Kontrastanfärbung,* was die Abgrenzung von Nekrosen oder zystischen Anteilen erlaubt (Abb. 4). Die *piloiden Astrozytome zeigen oft große Zysten und eine Kontrastanfärbung des soliden Tumorknotens.* Diese Tumoren kommen vorwiegend im Kleinhirn vor; seltener sind sie in den Großhirnhemisphären zu finden (Abb. 5). Ferner existieren noch eine Reihe von

Tumoren, die als *Mischgliome, Oligo-Astrozytome* oder einfach als *Gliome* bezeichnet werden, da sie histologisch sowohl Charakteristika der Astroliga als auch der Oligodendroglia haben. *Sie sind in der nativen Bildgebung und nach Kontrastmittelapplikation meist nicht von Astrozytomen gleicher Malignität zu unterscheiden.*

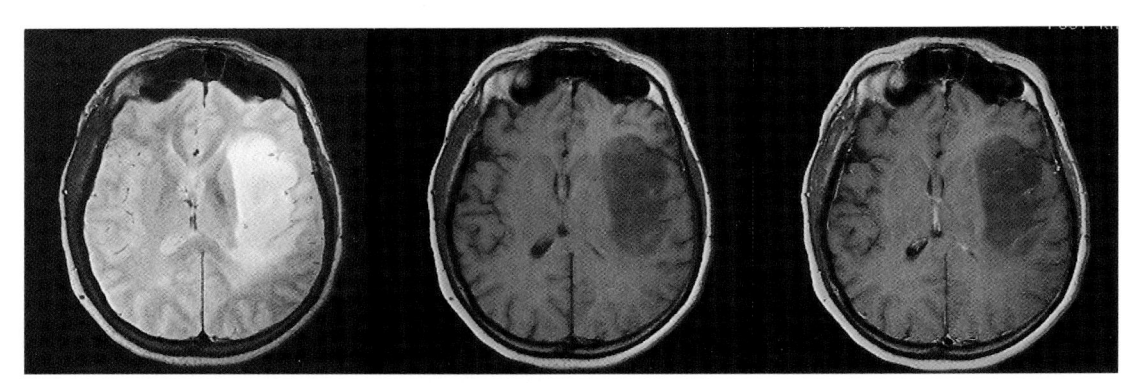

Abb. 3: Temporales Astrozytom Grad II. a) T2b (SE 2.0/50), b) und c) T1b Aufnahmen (SE 0.6/15) vor und nach KM-Gabe. Der Tumor zeigt keinerlei Kontrastanfärbung.

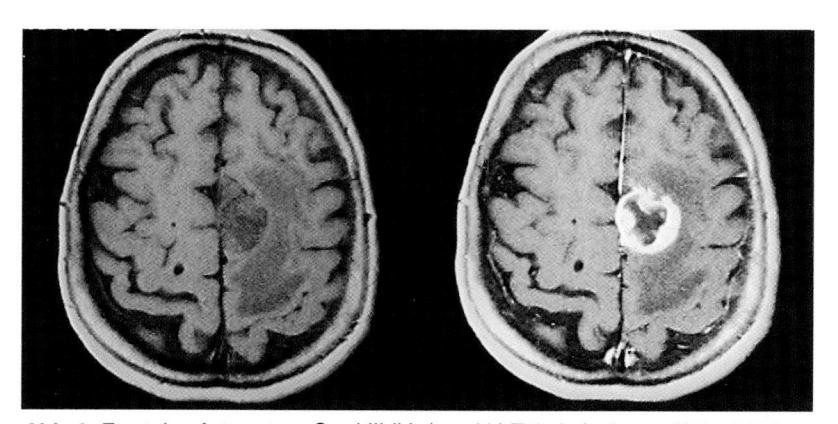

Abb. 4: Frontales Astrozytom Grad III-IV a) und b) T1b Aufnahmen (SE 0.6/15) vor und nach KM-Gabe. Der Tumor zeigt ein ausgeprägtes Umgebungsödem und eine zentrale Nekrose.

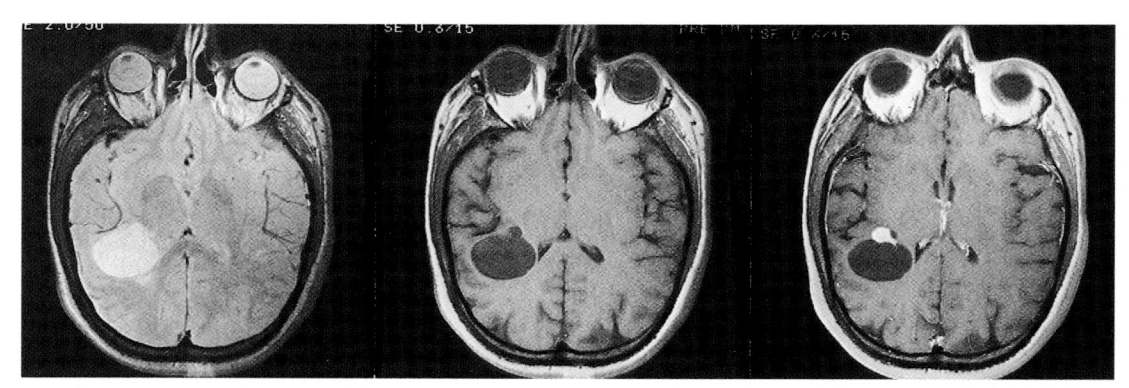

Abb. 5: Temporo-occipitales pilozytisches Astrozytom. a) T2b (SE 2.0/50), b) und c) T1b Aufnahmen (SE 0.6/15) vor und nach KM-Gabe. Der Tumor besteht überwiegend aus einer liquorisointensen Zyste. Nach KM-Gabe kommt es jedoch zur Anfärbung eines kleinen soliden Tumorknotens.

2. Oligodendrogliome

Auch für die Oligodendrogliome gibt es in der KST keine spezifischen Zeichen. Sie gleichen in vielen Aspekten den Astrozytomen und erscheinen auf den T1b Bildern signalärmer oder aber isointens zum umgebenden Parenchym. Auf den T2b Aufnahmen sind sie durch ihre Signalerhöhung besser abgrenzbar (Abb. 6). Das perifokale Ödem ist meist wenig ausgeprägt. Die in etwa 50% der Fälle anzutreffenden, unregelmäßig konfigurierten, größeren Kalkareale, sind nur indirekt zu erkennen. *Da schließlich auch hier die Kontrastmittelgabe nur bei den anaplastischen Tumoren zur Anreicherung führt,* stützt sich die Bilddiagnose im wesentlichen auf die Kombination von Zysten, Blutungen und Verkalkungen in Zusammenhang mit einem nur gering ausgeprägten Ödem.

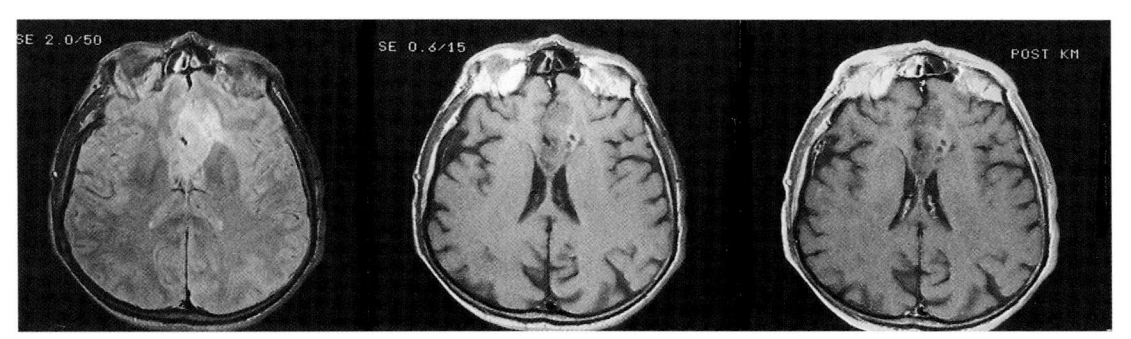

Abb. 6: Frontales Oligodendrogliom (Grad II). a) T2b (SE 2.0/50), b) und c) T1b Aufnahmen (SE 0.6/15) vor und nach KM-Gabe. Der Tumor ist am besten auf der T2b Aufnahme abzugrenzen und zeigt keinerlei Kontrastanfärbung.

3. Glioblastome

Entsprechend dem bunten histologischen Bild ist auch die KST bei einzelnen Tumoren recht unterschiedlich. Die soliden Tumoranteile sind auf T1b Bildern signalärmer als das gesunde Parenchym. Besteht jedoch ein ausgeprägtes Umgebungsödem, so ist der Tumor weder auf T1- noch auf T2b Bildern abgrenzbar. Gleiches gilt für die häufig auftretenden, ausgedehnten Nekrosen, die nur durch ihre überwiegend rundliche Konfiguration nativ erfaßbar sind (Abb. 7). *Bei den Glioblastomen ist daher die Kontrastmittelgabe sehr hilfreich und sollte unbedingt durchgeführt werden.* Die gefäßreichen Tumoranteile zeigen sich nach KM-Gabe manchmal als ring- oder girlanden-artiger Randwall. Darüberhinaus erlaubt das KM meist eine Unterscheidung zwischen soliden und nekrotischen Anteilen und begleitendem Ödem. Zudem ist die KM-Gabe geeignet, weitere Ansiedlungen, Rezidive oder ein multizentrisches Wachstum aufzudecken.

4. Sonstige

Von der Vielzahl weiterer hirneigener Tumoren seien hier nur noch die bei Kindern und Jugendlichen häufiger vorkommenden *Ependymome, Medulloblastome* und *Pinealistumoren* vorgestellt.
Die *Ependyome* des 4. Ventrikels sind gut auf T1b Bildern erkennbar. Sie sind relativ scharf begrenzt, signalärmer als das Parenchym und von diesem und vom Liquor zu unterscheiden. Zur genauen Lokalisation sind sagittale Bilder zu empfehlen, die auch einen möglichen Tiefstand der Tonsillen aufzeigen. Auf den T2b Bildern ist der Tumor signalintensiver als das umgebende Parenchym und isotens zum Liquor, so daß hier die Abgrenzung schwieriger sein kann. Ein Ödem ist meist nicht vorhanden. *Nach Kontrastmittelgabe kommt der Tumor signalreich zur Darstellung.*

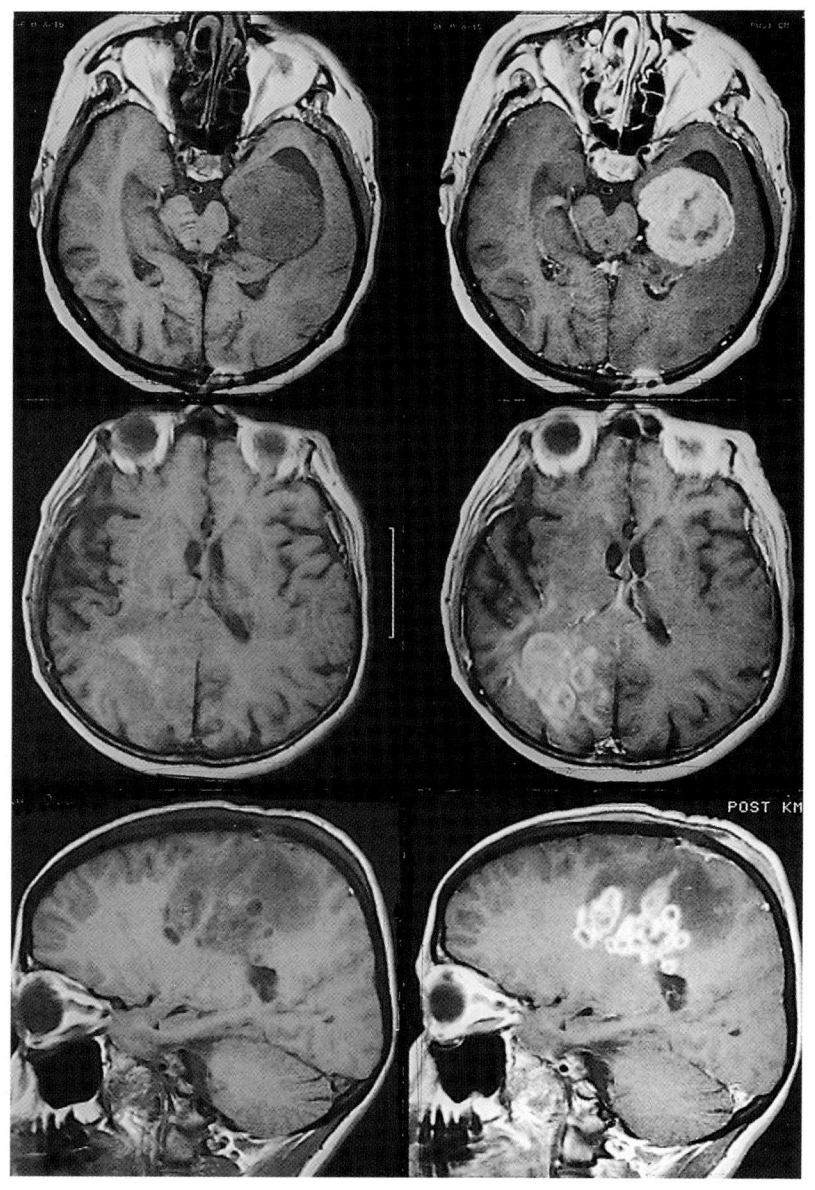

Abb. 7: Drei verschiedene Glioblastome (SE 0.6/15) vor (links) und nach KM-Gabe (rechts). a, b) solider temporo-basal gelegener Tumor mit einzelnen Verkalkungen, die nach KM-Gabe als Aussparungen sichtbar werden. c), d) diffus occipital wachsender Tumor mit schlierenförmigem Enhancement. e), f) multilokulär wachsender Tumor mit multiplen zystischen Nekrosen.

In der Bildgebung der *Medulloblastome* zeigt sich meist ein relativ scharf begrenzter Tumor am Dach des 4. Ventrikels; dessen genaue Lage in der hinteren Schädelgrube und der häufig vorhandenen Hydrozephalus sind auf sagittalen T1b Bildern gut zu erfassen. Zum Nachweis der gestörten Liquorpassage mit intrakranieller Drucksteigerung eignen sich besonders balancierte T2b Bilder, bei denen graue Substanz und Liquor gleiche Signalintensität haben und die eine periventrikuläre Liquordeapedese empfindlich nachweisen.

Die Kontrastmittelaufnahme ist überwiegend positiv und sollte vor allem bei Verdacht auf eine Liquorabsiedlung erfolgen.

Die *Pinealistumoren* bieten ein variables Bild, wobei die Diagnose jedoch aufgrund der Lokalisation gestellt werden kann. Allerdings kann der Tumor auf T1b Bildern oft nicht vom benachbarten Parenchym unterschieden werden. *Wie die normale Pinealis selbst nehmen auch die meisten Tumoren homogen oder ringförmig Kontrastmittel auf und werden dadurch deutlich demarkiert.* Solide, sehr kleine Tumoren können manchmal von der normalen Pinealis nur an ihrer andersartigen Konfiguration erkannt werden.

b) extrazerebrale Tumoren

1. Meningeome

Die Meningeome sind im Unterschied zu den vorgenannten Tumoren in der überwiegenden Anzahl sowohl auf T1b als auch auf allen T2b Aufnahmen isointens mit dem umgebenden Hirnparenchym, da sich ihre Relaxationszeiten nicht wesentlich vom Hirngewebe unterscheiden. Sie stellen sich nur indirekt durch ihre Raumforderung, das oft vorhandene Begleitödem und durch ihre andersartige Gewebestruktur dar. *Die Kontrastmittelaufnahme ist immer stark und überwiegend homogen, erfolgt innerhalb von Sekunden nach der Injektion und sollte deshalb zur genaueren Abgrenzung und insbesondere bei flächenhafter Ausbreitung regelmäßig erfolgen,* da sich auch die genaue Beziehung zur Dura aufzeigen kann (Abb. 8).

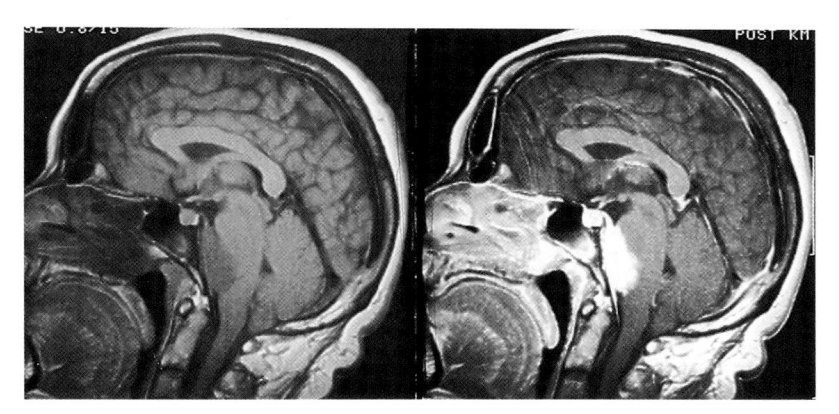

Abb. 8: Petro-clivales Meningeom. a) und b) T1b Aufnahmen (SE 0.6/15) vor und nach KM-Gabe. Der Tumor ist an der Hinterkante des Clivus entlang der Dura bis zum Felsenbein und zur Sella vorgewachsen. Er verdrängt den Hirnstamm und zeigt eine starke Anfärbung nach KM-Gabe.

2. Neurinome

Die KST der Neurinome belegt exemplarisch den diagnostischen Vorteil dieser Methode gegenüber röntgenologischen Bildverfahren. Die „Knochenblindheit" der KST bringt es mit sich, daß kompakter Knochen kein Signal erzeugt, während im Knochen verlaufende Weichteile ohne Artefakte abgebildet werden. Da das Felsenbein weitgehend kompakt und frei von Knochenmark ist, können Tumoren im Felsenbein gut erfaßt werden. *Da es immer zu einer deutlichen Signalanhebung nach Kontrastmittelgabe kommt, ist die KST die überlegene Methode vor allem beim Nachweis kleiner, rein intrameatal wachsender Akustikusneurinome* (Abb. 9). Auf T1b Bildern sind Neurinome aber einer gewissen Größe durch ihre scharfe Begrenzung zum Hirnstamm und leichte Signalminderung ebenfalls gut

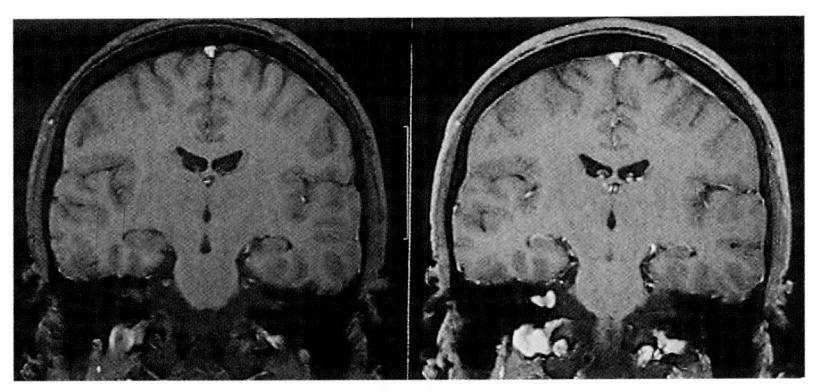

Abb. 9: Kleines, intrameatal wachsendes Akustikusneurinom. a) und b) T1b Aufnahmen (SE 0.6/15) vor und nach KM-Gabe. Der Tumor ist erst nach KM-Gabe im signalfreien Felsenbein sicher zu erkennen.

zu erkennen, während dies auf T2b Bildern schwierig sein kann. Die Kontrastanfärbung ist im Unterschied zu den Meningiomen, die differentialdiagnostisch abgegrenzt werden müssen, langsam und über einige Minuten ansteigend. Der enge Bezug zu den Hirnnerven ermöglicht zusammen mit dem Signalverhalten, der scharfen Begrenzung und der langsamen Kontrastanfärbung fast immer die sichere Artdiagnose auch bei unüblicher Lokalisation, *so daß die kontrastunterstützte KST für den Nachweis eines intrakraniellen Neurinoms die bildgebende Methode der Wahl ist.*

3. Metastasen

In der KST wie in der CT unterscheiden sich Metastasen nicht von anderen malignen Hirntumoren. In ihrem biologischen Verhalten ähneln sie Glioblastomen; sie sind überwiegend nodulär und rundlich und von variabler Größe, scharf oder unscharf begrenzt, solide oder zystisch mit Nekrosen oder Einblutungen. *Da sie keine Blut-Hirn-Schranke besitzen, färben sie sich in etwa 95% der Fälle nach KM-Gabe deutlich an, wobei das Kontrastverhalten einzelner Metastasen unterschiedlich sein kann.* Das multiple und multilokuläre Auftreten von Tumoren spricht für Metastasen, da es bei hirneigenen Tumoren nur in Ausnahmefällen vorkommt. Bei der Anwendung von KM steigt die Anzahl der detektierbaren Läsionen erheblich, da vor allem kleine Metastasen und solche ohne wesentliches Begleitödem sichtbar werden (Abb. 10). Daher gilt insgesamt für die Diagnostik von Hirnmetastasen, daß *bei Verdacht auf Absiedlungen in der hinteren Schädelgrube die KST mit KM die Methode der Wahl (vor der CT) ist und auch zum Ausschluß multipler Metastasen obligat sein sollte.*

3. Differentialdiagnostische Überlegungen

Insgesamt ist die Diagnose der vielen verschiedenen intrakraniellen Tumoren aufgrund des überwiegend unspezifischen Signalverhaltens nur durch eine Synopsis morphologischer und klinischer Befunde möglich, bei der neben dem Erkrankungsalter und Geschlecht, die Lokalisation, das native und kontrastverstärkte Signalverhalten, die Tumorkonfiguration sowie die Tumorbinnenstruktur und das perifokale Ödem berücksichtig werden sollten.

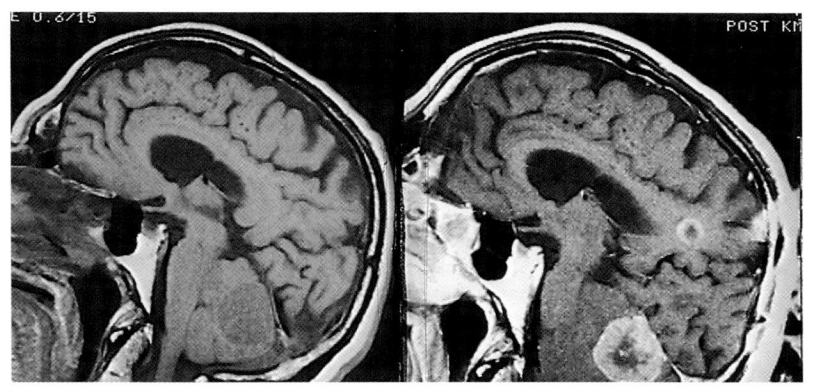

Abb. 10: Metastasen eines Bronchialkarzinoms. a) und b) T1b Aufnahmen (SE 0.6/15) vor und nach KM-Gabe. Die zweite, kleine Absiedlung nahe des Sulcus parietooccipitalis war erst nach KM-Gabe zu erkennen.

Diagnostische Schwierigkeiten könnnen bei der *Abgrenzung gegen Gewebe und Strukturen mit physiologisch kurzer T1-Zeit wie Fettgewebe und Blutungen entstehen,* wenn primär (ohne entsprechend T1-gewichtete, native Aufnahmen) Kontrastmittel gegeben wurde. *Ferner ist auch die physiologische Anfärbung normaler Schädel- und Hirnstrukturen wie Plexus, Dura, venöse Blutleiter und Schleimhaut zu beachten.* Die Dynamik der Kontrastaufnahme kann durch repetierende Gradientenechosequenzen (wie FLASH oder FISP) erfolgen, und bei einer Zeitauflösung von 5–20 Sekunden eine nähere Differenzierung zwischen gut und weniger gut vaskularisierten Tumoren erlauben. Eine *Kontrastmittelgabe* ist ferner auch noch in Betracht zu ziehen, wenn computertomographisch kein Enhancement nachweisbar war. Schließlich kann *die in der KST stärkere Signalanhebung auch zu Problemen führen, da z.B. im Bereich der Hypophyse* die Diagnostik sellärer und parasellärer Tumoren durch die starke Kontrastaufnahme der normalen Hypophyse und der benachbarten Sinus cavernosi erschwert wird.

Literatur

BOTTOMLEY, P. A., C. J. HARDY, R. E. ARSINGER, G. ALLEN-MOORE
A review of 1H nuclear magnetic resonance relaxation in pathology: Are T1 and T2 diagnostic?
Med. Phys. 14 (1987) 1–34

HILGER, H. P., G. BIELKE
Gewebecharakterisierung mit T1, T2 und Protonendichte: Traum und Wirklichkeit.
Fortschr. Röntgenstr. 144 (1986) 597–605

GRODD, W., R. C. BRASCH
Magnetopharmazeutische Kontrastveränderungen in der Kernspintomographie.
Röntgenstr. 145 (1986) 130–139

WEINMANN, H.-J., R. C. BRASCH, W. R. PRESS, G. E. WESBY
Characteristics of gadolinium-DTPA complex: A potential contrast agent.
AJR 142 (1984) 619–624

WEINMANN, H.-J., M. LANIADO, W. MÜTZEL
Pharmakokinetics of Gd-DTPA/Dimeglumine after intravenous injection into healthy volunteers.
Physiol. Chem. Phys. Med. NMR 16 (1984) 167–172

Kernspintomographie bei intrazerebralen Tumorblutungen
M. FORSTING

Die akute Einblutung als Erstsyptom eines intrazerebralen Tumors stellt sowohl den Kliniker als auch den Neuroradiologen vor große diagnostische Probleme. Die häufige Fehldiagnose „spontane intrazerebrale Blutung" führt zur Einleitung einer inadäquaten Therapie und zur prognostischen Fehleinschätzung (1). Eine atypische Lage des Hämatoms und ein ausgeprägtes perifokales Ödem in der Computertomographie können zwar hinweisend auf eine symptomatische Blutung sein, im klinischen Alltag haben sich diese Kriterien jedoch als unzuverlässig erwiesen. Erst Verlaufskontrollen – meist ergänzt durch kontrastangehobene Untersuchungen – zeigen dann das Korrelat für die fehlende klinische Besserung des Patienten – den intrazerebralen Tumor.

In der Literatur wird die Blutungsinzidenz intrazerebraler Tumoren mit 1,4–10% angegeben. Dabei neigen insbesondere Metastasen, Oligodendrogliome, Kleinhirn-Spongioblastome und Glioblastome zu Einblutungen (1, 6).

Erste MRT-Ergebnisse lassen vermuten, daß die Tumorblutung aufgrund feiner Unterschiede im Signalverhalten besser als in der Computertomographie erkannt werden kann (2, 3).

Das kernspintomographische Signalverhalten intrazerebraler Hämatome ist abhängig vom biochemischen Abbauvorgang des Hämoglobins und dem Einfluß der entstehenden Abbauprodukte auf die Relaxationszeiten. Nach bisherigen Erfahrungen ist der zeitliche Verlauf der Hämatomresorption durch folgende Phasen charakterisiert: In den ersten sieben Tagen bewirkt das im Hämatom vorliegende Deoxy-Hämoglobin im T1-Bild eine Iso- oder leichte Hypointensität. Im T2-Bild zeigt sich dies als deutliche Hypointensität. Die nach sieben bis neun Tagen mit der Umwandlung in Methämoglobin erfolgende Signalanhebung im T1- und T2-Bild kann bis zu einem Jahr bestehen bleiben. Ebenfalls nach ca. einer Woche kommt es durch die einsetzende Makrophagentätigkeit zu einem im MR-Bild annähernd signallos wirkenden Randsaum, der durch hämosiderinbeladene Makrophagen im Randbereich der Blutung entsteht und wahrscheinlich über Jahre als Blutungsresiduum nachweisbar bleibt (5, 7).

Wesentliche Faktoren bei der Entwicklung dieses Blutungsbereich, der die Geschwindigkeit des Hämoglobinabbaus entscheidend mitbeeinflußt, und zum anderen die Hämosiderin speichernden Makrophagen.

In einer Tumoreinblutung hingegen existieren für diese beiden Komponenten der Signalanhebung andere Stoffwechselbedingungen (4). Aus theoretischen Überlegungen heraus müßten folgende Signalveränderungen im MR-Bild resultieren (2):

1. Der Sauerstoffpartialdruck im Tumorbereich ist niedriger als im normalen Parenchym, was zu einer deutlich verzögerten Umwandlung von Deoxy- in Methämoglobin führt. Daher ist die hypointense Phase im Hämatombereich verlängert und die zentripetale Signalanhebung bei lange nur peripher bestehendem Methämoglobin verlangsamt.
2. Durch die im Tumorbereich bereits vorbestehende Blut-Hirn-Schrankenstörung können hämosiderinbeladene Makrophagen ins RES abtransportiert werden, so daß insbesondere im Grenzgebiet zwischen Tumor und Blutung der für das nicht tumorale Hämatom pathognomonische Hämosiderin-Randsaum nur unvollständig ausgebildet zur Darstellung kommt.

Wenn auch erst große Untersuchungsserien die Zuverlässigkeit dieser Kriterien genauer bestimmen können, soll anhand der folgenden Abbildungen gezeigt werden, inwieweit diese vorläufigen Charakteristika im Einzelfall aus dem diagnostischen Dilemma herausführen können.

Abbildung 1a zeigt das CT einer 62jährigen Patientin, die akut an einer Quadrantenanopsie nach rechts erkrankte. Der CT-Befund ließ neben einer primären intrazerebralen Blutung links occipital noch an einen eingebluteten Infarkt im Posterior-Versorgungsgebiet denken. Am 20. Tag wurde eine MRT durchgeführt (Abb. 1b/1c). Diese zeigte im T1-Bild überraschend überwiegend isointenses Signal im Bereich der Blutung und nur im rostralen Anteil eine Met-Hämoglobin entsprechende Signalanhebung. Im T2-Bild stellte sich die gesamte Blutungshöhle deutlich signalabgeschwächt – entsprechend Deoxy-Hämoglobin – dar. Bei

Abb. 1a: Im CT Hyperdensität links occipital, zunächst als primäre intrazerebrale Blutung angedeutet.
Abb. 1b: T1-Bild mit überwiegend isointensem Deoxy-Hämoglobin. Met-Hämoglobin entsprechende Signalanhebung nur im rostralen Tumoranteil (Pfeil).
Abb. 1c: Im T2-Bild massiver Signalabfall in der Blutungshöhle (Deoxy-Hämoglobin).

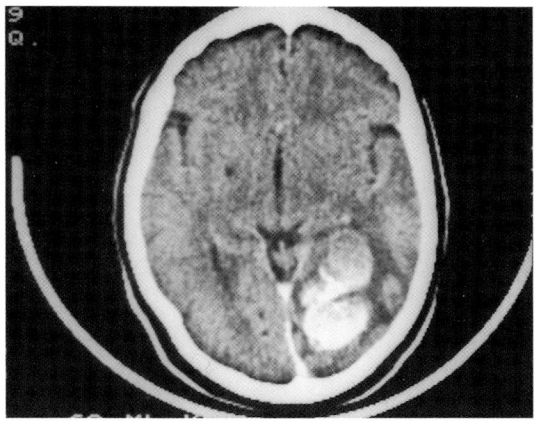

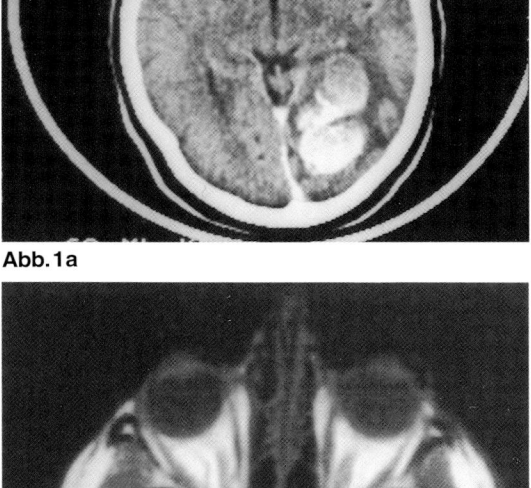

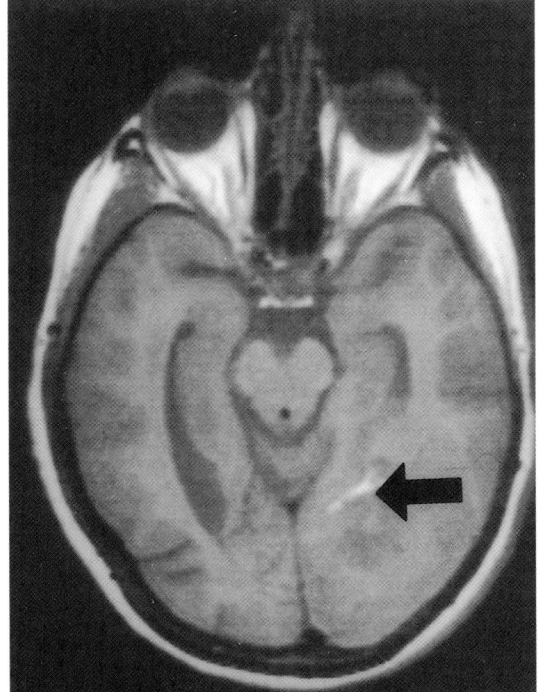

Abb. 1a

Abb. 1b

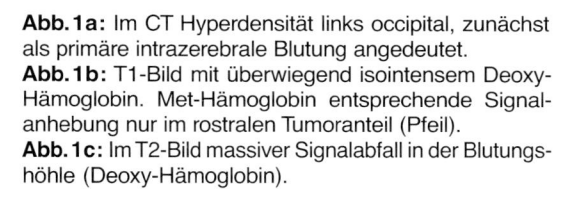

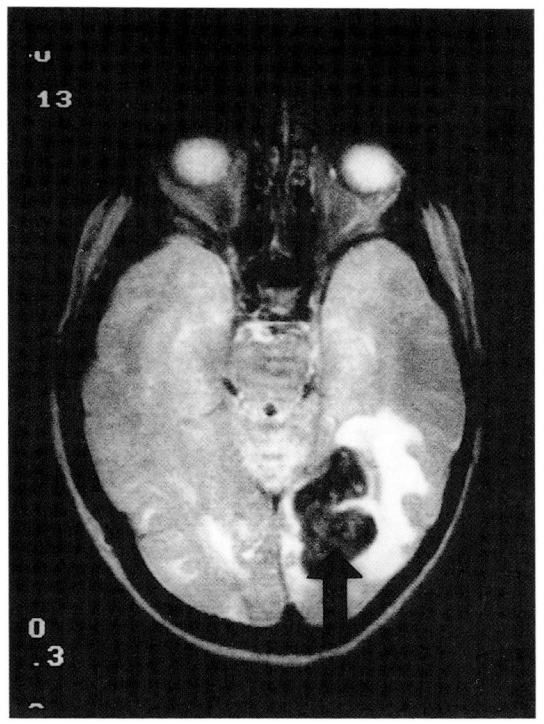

Abb. 1c

physiologischem Hb-Abbau in einer spontanen intrazerebralen Blutung hätte man zu diesem Zeitpunkt eine homogene, Met-Hb entsprechende Signalanhebung mit einem randständigen Hämosiderinsaum erwartet. Die aufgrund dieser verzögerten Hämatomentwicklung eingeleitete Tumorsuche ergab ein Adeno-Ca der Lunge. Im weiteren Verlauf kam es zur Manifestation weiterer ZNS-Metastasen.

Das CT des 47jährigen Hypertonikers, der unter dem Bild eines apoplektiformen Insults in die Klinik kam, zeigte bei Einlieferung eine große kugelförmige Stammganglienblutung (Abb. 2a), die nach 3 Wochen eine zeitgerechte Resorption aufwies (Abb. 2b). Zehn Wochen später war in einem Kontroll-CT (Abb. 2c) dann erstmals der zugrundeliegende Tumor erkennbar. Die MRT-Untersuchung – am 8. Tag nach dem klinischen Ereignis durchgeführt – ließ auch retrospektiv keine Tumor-verdächtigen Signalabweichungen erkennen: Im hier gezeigten T1-Bild regelrechte zentripetale Umwandlung von Deoxy-Hb in Met-Hb, erkennbar an der randständigen Signalanhebung (Abb. 2d).

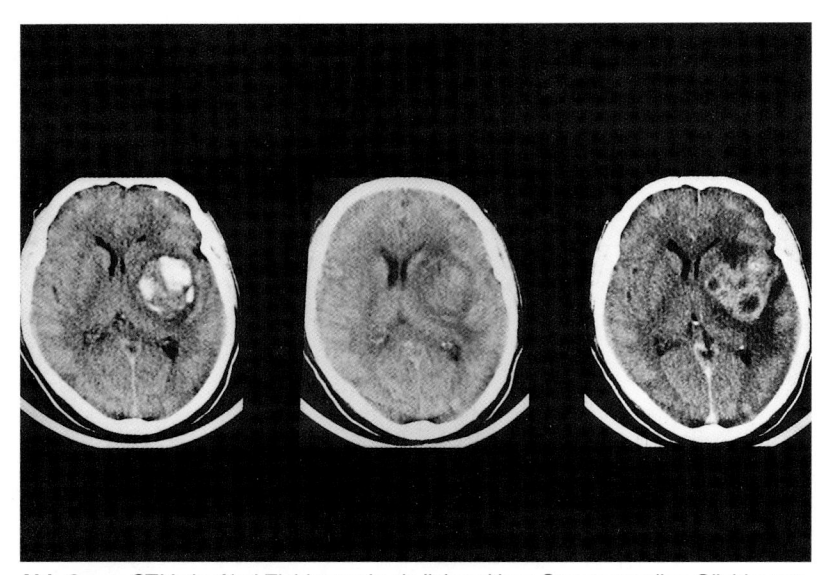

Abb. 2a–c: CT-Verlauf bei Einblutung in ein linksseitiges Stammganglien-Glioblastom.

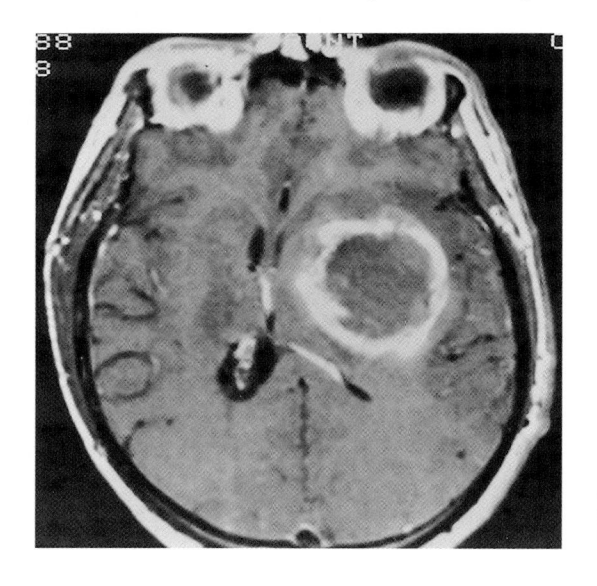

Abb. 2d: Im T1-Bild randständige Signalanhebung (Met-Hb) bei zentral überwiegendem Deoxy-Hb. Keine Tumorstrukturen abgrenzbar.

Auch bei der nächsten Patientin wurde die MRT relativ früh — am 8. Tag — durchgeführt. Das CT (Abb. 3a) zeigte die rechts temporale Blutung, wobei die rostrale Zyste bereits an einen zugrundeliegenden Tumor denken ließ. Im MRT T1-Bild (Abb. 3) war die Zyste ebenfalls zu erkennen, das Hämoglobin-Signalmuster zeigte jedoch wie im vorhergehenden Fall keine verdächtigen Abweichungen. Im T2-Bild wies der randständige Hämosiderinsaum zwar Kaliberschwankungen auf, war jedoch allseits geschlossen und nicht wie von ATLAS et al. postuliert, an der Stelle der vorbestehenden Schrankenstörung durchbrochen. Die histologische Untersuchung des OP-Präparates ergab eine Einblutung in ein Glioblastoma multiforme.

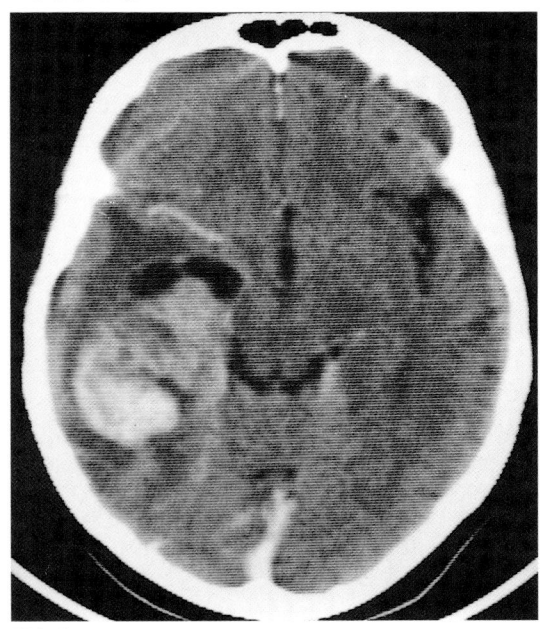

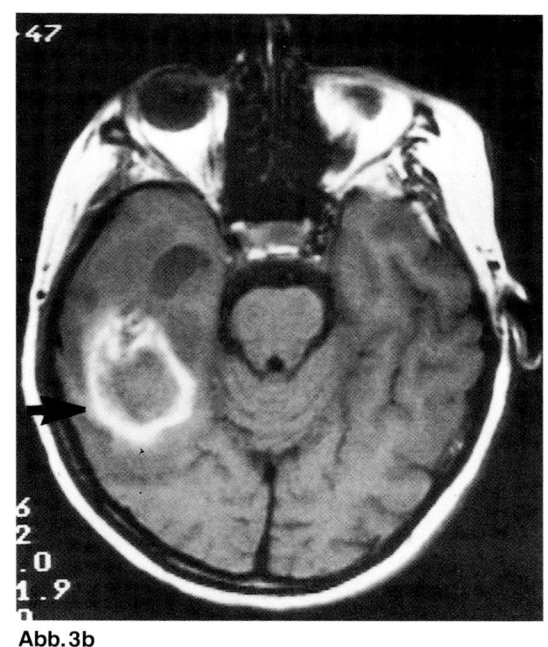

Abb. 3a

Abb. 3b

Abb. 3c

Abb. 3a: Rechts temporale Blutung mit rostraler Zyste. Aufgrund des CT-Befundes bestand bereits der Verdacht auf eine Einblutung in einen hirneigenen Tumor.
Abb. 3b: Im T1-Bild regelrechtes Hämoglobin-Abbaumuster; deutlich erkennbar die rostrale Tumor-Zyste.
Abb. 3c: Im T2-Bild allseits geschlossener Hämosiderinsaum, der jedoch erhebliche Kaliberschwankungen aufweist.

Abbildung 4 zeigt das T1-Bild eines Patienten, der ebenfalls mit einer plötzlich aufgetretenen neurologischen Symptomatik aufgenommen wurde. Das auswärts angefertigte CT hatte nativ eine teils hyper- teils isodense Raumforderung im Trigonum der rechten Seite gezeigt, die nach Kontrastmittel-Gabe deutlich inhomogen anreicherte. Das T1-Bild zeigte ebenfalls gemischtes Signal im Bereich dieser Raumforderung, so daß der Patient unter der Verdachtsdiagnose eines intrazerebralen Tumors operiert wurde. Die Histologie ergab überraschend eine Low-flow-Gefäßmißbildung als Korrelat zu den bildgebenden Befunden.

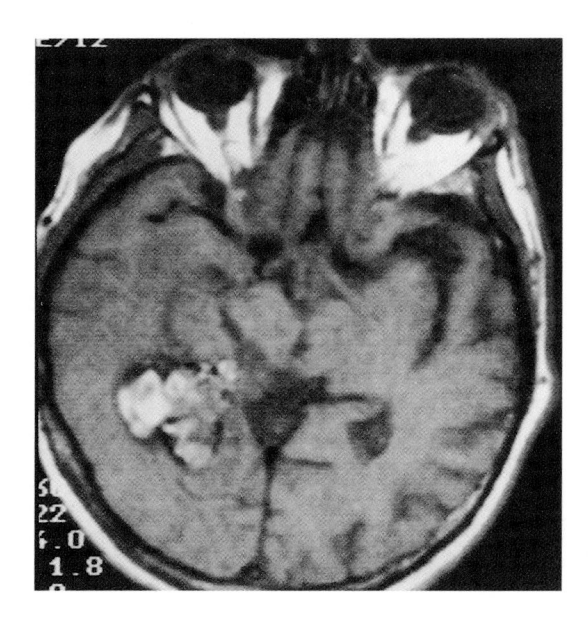

Abb. 4: Im T1-Bild gemischtes Signal in einer irregulär begrenzten Raumforderung. Bei plötzlich aufgetretener neurologischer Symptomatik wurde an eine Einblutung in einen vorbestehenden Tumor gedacht. Histologie: Kavernom.

Wie die hier gezeigten Fallbeispiele illustrieren, sind die von ATLAS et al. (2) aufgestellten Kriterien zur Differenzierung einer Tumorblutung von einer spontanen intrazerebralen Blutung nicht geeignet, in der Frühphase die richtige Diagnose zu stellen. Die Forderung des Klinikers nach einer möglichst frühen, für eine adäquate Therapie entscheidenden Diagnose kann die MRT damit nicht erfüllen.
Ob die MRT im Verlauf der Erkrankung – evtl. ergänzt durch Gadolinium-angehobene Untersuchungen – wirklich sensitiver ist als die CT müssen größere Serien zeigen. Daß sogenannte Low-flow Gefäßmißbildungen – Kavernome – unter Umständen das Bild einer intrazerebralen Tumorblutung imitieren können, wurde nicht nur an dem hier gezeigten Fallbeispiel deutlich, sondern ist auch aus der Literatur bekannt. SZE et al. (8) berichteten über 24 Patienten, die im MRT Zeichen einer intrazerebralen Blutung bei einer vaskulären Malformation boten und sich im Langzeitverlauf als Tumorblutung erwiesen.
Die MRT ist bei ätiologisch unklaren Blutungen eine gute nichtinvasive Ergänzung. Blutungsauslösende a-v-Gefäßmißbildungen lassen sich durch Flußeffekte meist erkennen und in ihrer intraparenchymalen Ausdehnung gut darstellen. In der Frühphase einer intrazerebralen Tumorblutung gibt es jedoch bisher keine typischen Signalmuster. Vielleicht hilft hier in der Zukunft die Anwendung paramagnetischer Kontrastmittel weiter.
Generell sollte die Aussagekraft der MRT bei atypisch gelegenen Hämatomen wegen der hohen Variabilität des Hämoglobin-Abbaus und des schwer zu schematisierenden Signalmusters gegenwärtig in ihrer differentialdiagnostischen Bedeutung nicht überbewertet werden.

Literatur

1. ALBERT, F. — Tumorblutungen bei intrakraniellen Geschwülsten.
   Neurochirurgia 29 (1986) 67–74
2. ATLAS, S. W., R. I. GROSSMANN et al. — Hemorrhagic intracranial malignant neoplasms: Spin echo MR imaging.
   Radiology 164 (1987) 71–77
3. DESTIAN, S., G. SZE, G. KROL, R. D. ZIMMERMAN, M. D. F. DECK — MR imaging of hemorrhagic intracranial neoplasms.
   AJR 152 (1989) 137–144
4. GATENBY, R. A., L. R. COIA et al. — Oxygen tension human tumors: In vivo mapping using CT-guided probes.
   Radiology 156 (1985) 211–214
5. GOMORI, J. M., R. I. ZIMMERMAN, D. B. HACKNEY, H. I. GOLDBERG, R. A. ZIMMERMAN, L. T. BILANIUK — Variable appearances of subacute intracranial hematomas on high field spin echo MR.
   AJNR 8 (1987) 1019–1026
6. LITTLE, J. R., B. DIAL, G. BELANGER, S. CARPENTER — Brain hemorrhage from intracranial tumor.
   Stroke 10 (1973) 283–288
7. NORMAN, D. — Vascular disease: Hemorrhage. In: M. Brant-Zawadzki, D. Norman: MRI of the central nervous system.
   Raven Press, New York, p. (1986) 209–220
8. SZE, G., G. KROL et al. — Hemorrhagic neoplasms: MR mimics of occult vascular malformations.
   AJNR 8 (1987) 795–802

Ist die präoperative Embolisation von Meningeomen sinnvoll?

N. PREY, A. HOCH, W. SONNTAG, P. STOETER

Einleitung

Die präoperative Embolisation von Meningeomen über die A. carotis externa ist ein einfacher Eingriff ohne besonderen technischen Aufwand. Meistens ist es möglich, die tumorversorgenden Externagefäße selektiv mit dem Tracker-Katheter aufzusuchen und zu embolisieren. Über den Wert der präoperativen Embolisation bestehen jedoch kontroverse Auffassungen, zumal auch die Überprüfungskriterien nur schwer faßbar sind. Obgleich eine Literatur von meningealen tumorversorgenden Gefäßen während der Operation oft leicht zu erreichen ist und ab einer gewissen Größe eine sogenannte Schalenversorgung des Tumors über Hirnarterien der Arteria carotis interna zustande kommt, gibt es Argumente für die präoperative Embolisation gefäßreicher Tumoren (1, 2). Gewöhnlich werden unter Abwägung des Risikos nur die von der A. carotis externa versorgten Tumoranteile embolisiert.

Um etwas objektivere Aussagen über den Wert der präoperativen Meningeomembolisation zu erhalten, wurden 51 operierte Meningeome der Jahre 1987 bis 1988 ausgewertet. Auswertungskriterien waren Blutverlust und Operationsdauer sowie postoperativer Verlauf.

Klinisches Material und Methoden

Von insgesamt 51 ausgewerteten Meningeomen wurden 32 ausschließlich operiert und 19 zusätzlich präoperativ embolisiert. Bei den Meningeomen der Falx und Konvexität standen 10 embolisierten 17 nicht embolisierte gegenüber. Von den Meningiomen der Basis und hinteren Schädelgrube wurden 9 embolisiert und 15 nicht embolisiert. Bei Unterteilung in große (größer als 4 cm) und kleine (kleiner als 4 cm) Meningeome ergab sich ein Verhältnis von 13 embolisierten zu 21 nicht embolisierten. 26 Meningeome waren stark bzw. mittelstark, 25 schwach vaskularisiert.

Je nach Erfordernis wurde in einer Übersichts-Angiographie die A. carotis interna, A. vertebralis und A. carotis externa dargestellt. Bei entsprechender Tumorversorgung über externe Gefäße wurde selektiv mit dem Tracker-Katheter* angiographiert und über diesen mit Ivalonpartikeln der Größe 150 bis 300 Mikrometer embolisiert. Embolisiert wurden ausschließlich externe tumorversorgende Gefäße (Abb. 1 bis 7). Partikel der beschriebenen Größe konnten histologisch in Tumorgefäßen nachgewiesen werden (Abb. 8). Der Operationszeitpunkt lag am häufigsten bei 2 Tagen und 7 Tagen nach Embolisation (Tab. 1).

---

* Tracker 18 – Target Therapeutics, Inc.

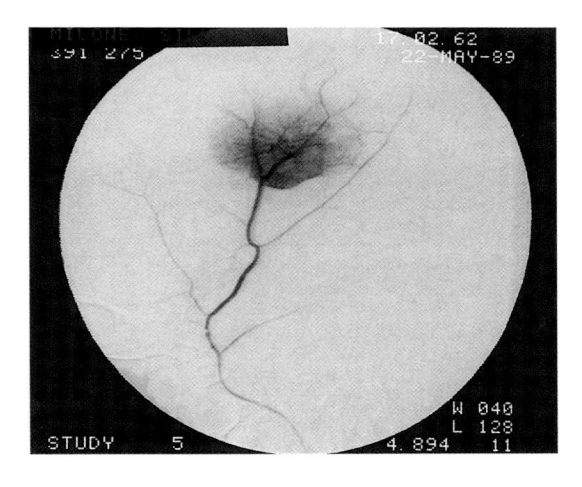

Abb. 1: Selektive Darstellung der meningeomversorgenden A. Meningea media.

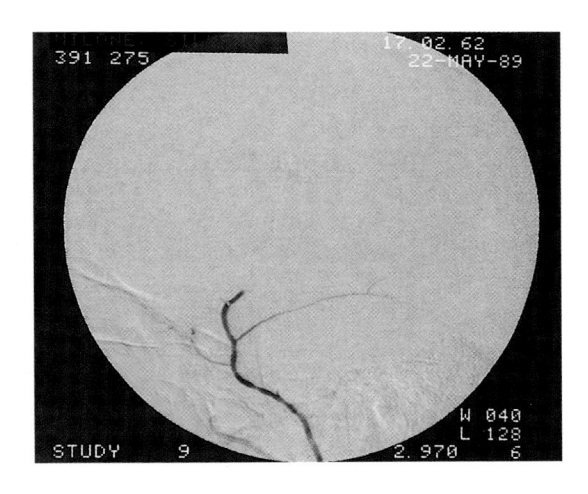

Abb. 2: Kontroll-Angiographie nach vollständiger Embolisation.

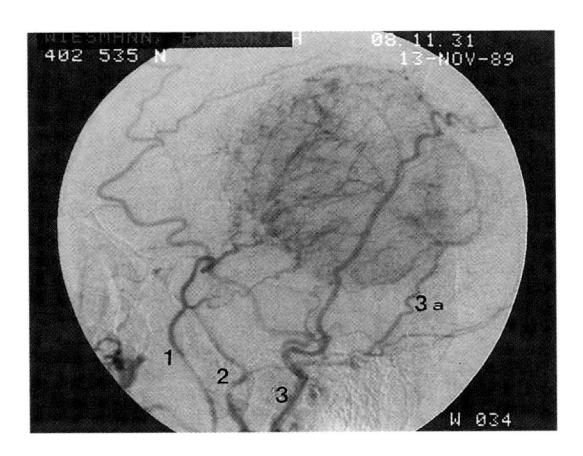

Abb. 3: Übersichtsangiographie mit Injektion in den Externahauptstamm: A. meningea accessoria (1), A. meningea media (2), A. temporalis superficialis (3), parietaler Ast (3a).

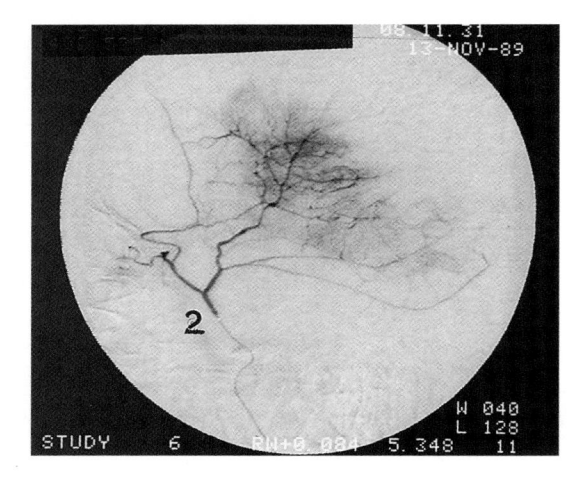

Abb. 4: Selektive Darstellung der A. meningea media mit Versorgung der vorderen 2/3 des Meningeoms (2).

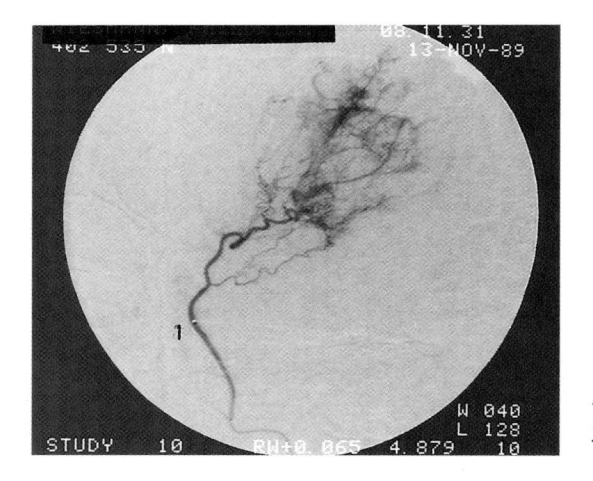

Abb. 5: Selektive Darstellung der A. meningea accessoria (1) mit Versorgung vorwiegend des mittleren Tumordrittels.

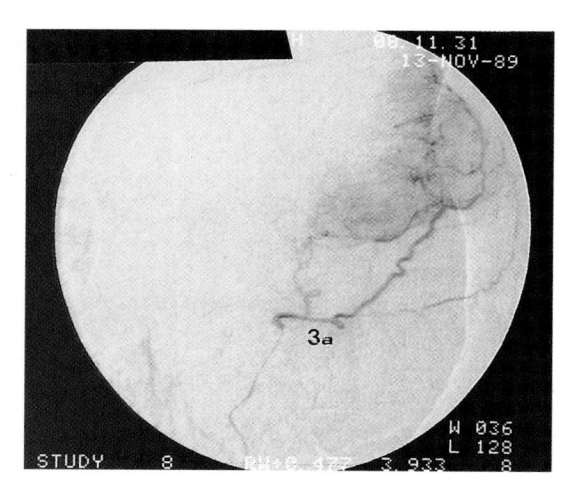

Abb. 6: Selektive Darstellung eines parietalen Astes der A. temporalis superficialis mit Versorgung des hinteren Tumordrittels (3a).

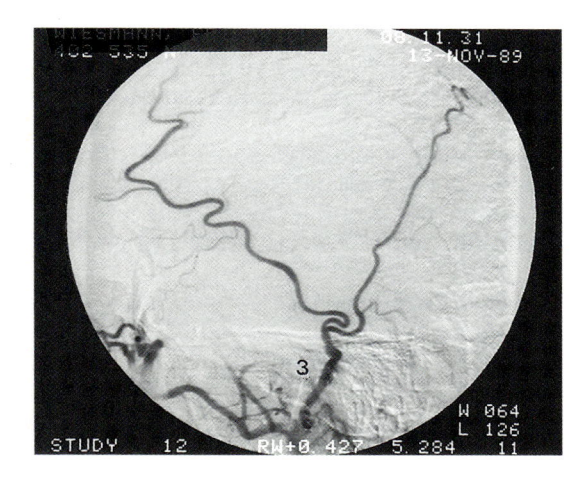

Abb. 7: Kontroll-Übersichtsangiographie nach Embolisation, keine Tumoranfärbung mehr erkennbar.

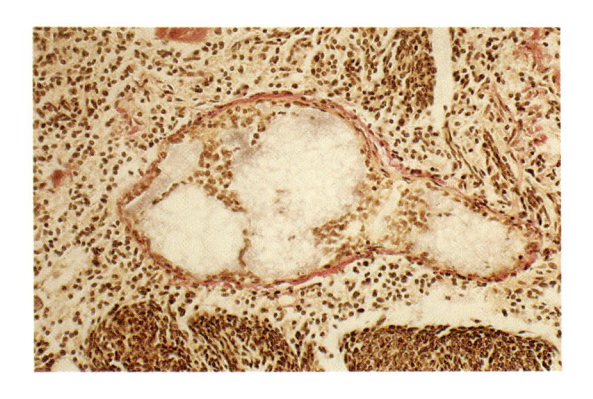

Abb. 8: Ivalonpartikel in Tumorgefäßen.

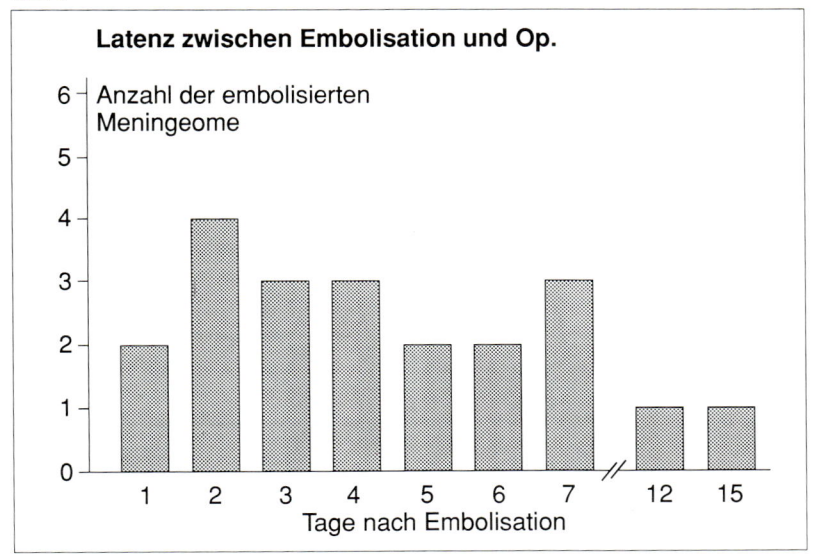

Tab. 1

Latenz zwischen Embolisation und Op.
Anzahl der embolisierten Meningeome / Tage nach Embolisation

Ergebnisse

Wurden die Kriterien Blutverlust bei OP, OP-Dauer und postoperativer Verlauf der Meningeome insgesamt betrachtet, ergaben sich keine wesentlichen Unterschiede zwischen embolisierten und nicht embolisierten Tumoren.

Die Aufschlüsselung nach Lokalisation, Tumorgröße und Vaskularisation ergab für die Meningeome der Falx und Konvexität eine etwas geringere Anzahl der Komplikationen nach Embolisation (Tab. 2). Bei den Meningeomen der Schädelbasis und hinteren Schädelgrube erschien die OP-Dauer aufgrund der präoperativen Embolisation etwas verkürzt, eventuell auch der Blutverlust (Tab. 3).

Große Meningiome (größer als 4 cm) zeigten etwas weniger Komplikationen (Tab. 4). Bei kleinen Meningeomen wurden sowohl die OP-Dauer als auch der Blutverlust durch die Embolisation gesenkt (Tab. 5).

Tab. 2: Meningeome der Falx / Konvexität

	Blutverlust		Op-Dauer		post-op-Verlauf	
	bis 1,5 l	> 1,5 l	bis 6 h	> 6 h	gut	kompl.
Embolisation +	6	4	5	5	9	1
Embolisation ∅	12	5	10	7	13	4

Tab. 3: Meningeome der Basis / HSG

	Blutverlust		Op-Dauer		post-op-Verlauf	
	bis 1,5 l	> 1,5 l	bis 6 h	> 6 h	gut	kompl.
Embolisation +	6	3	4	5	7	2
Embolisation ∅	9	6	4	11	12	3

Tab. 4: Große Meningeome (> 4 cm Ø)

	Blutverlust		Op-Dauer		post-op-Verlauf	
	bis 1,5 l	> 1,5 l	bis 6 h	> 6 h	gut	kompl.
Embolisation +	6	7	4	9	12	1
Embolisation Ø	14	7	8	13	17	4

Tab. 5: Kleine Meningeome (< 4 cm Ø)

	Blutverlust		Op-Dauer		post-op-Verlauf	
	bis 1,5 l	> 1,5 l	bis 6 h	> 6 h	gut	kompl.
Embolisation +	6	0	5	1	4	2
Embolisation Ø	7	4	6	5	8	3

Die gefäßreichen Meningeome schnitten hinsichtlich Blutverlust, OP-Dauer und der Häufigkeit postoperativer Komplikationen besser ab (Tab. 6). Bei den gefäßarmen Tumoren war kein Vergleich möglich, da solche nicht embolisiert wurden.

Tab. 6: Gefäßreiche Meningeome

	Blutverlust		OP-Dauer		post-op-Verlauf	
	bis 1,5 l	> 1,5 l	bis 6 h	> 6 h	gut	kompl.
Embolisation +	12	7	9	10	16	3
Embolisation Ø	4	5	3	8	7	2

Die Aufschlüsselung nach der Histologie ergab keine erkennbaren Unterschiede zwischen arachnothelialen, transitionalzelligen, Mischtypen, fibroplastischen und angioblastischen Meningeomen. An Komplikationen wurden bei unseren Patienten viermal ischämiebedingte Gesichtsschmerzen beobachtet.

Diskussion und Schlußfolgerung

Wenn auch Komplikationen selten auftreten, müssen diese bei der Gesamtbeurteilung doch berücksichtigt werden. So besteht die Gefahr eines Hirnödems (3), der Wundheilungsstörung bei ausgedehnter Embolisation, ischämiebedingter Gesichtsschmerzen, der Temperaturerhöhung bis 39°C (Resorptionsvorgänge?) und das Risiko von Hirnnervenläsionen, zum Beispiel einer Facialisparese bei Verschluß eines Felsenbeinastes der Arteria meningea media. Schließlich muß auf Kollateralen zur A. ophtalmica, die sich in diesem Fall (Abb. 9–11) während der Embolisation eröffnete und zur A. vertebralis insbesondere bei Embolisation der A. occipitalis (Abb. 12, 13) geachtet werden.

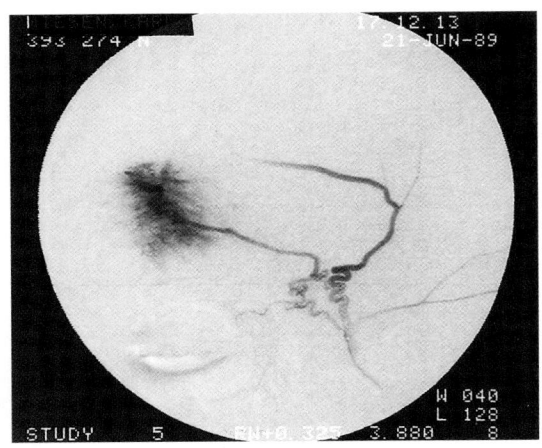

Abb. 9

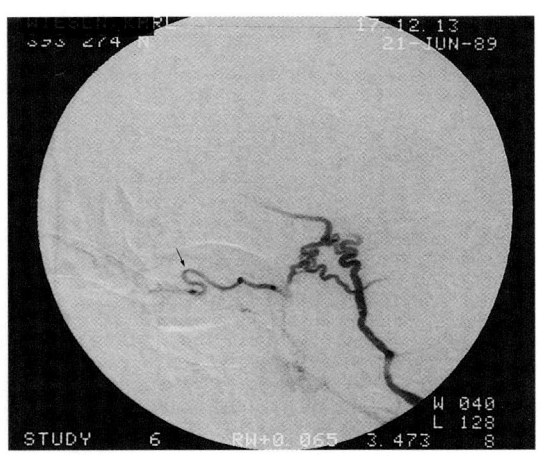

Abb. 10

Abb. 9, 10: Während der Embolisation des frontalen A.-meningea-media-Astes „Aufgehen" einer Kollateralen zur Arteria ophtalmica mit Darstellung der Arteria ophtalmica (Pfeil).

152

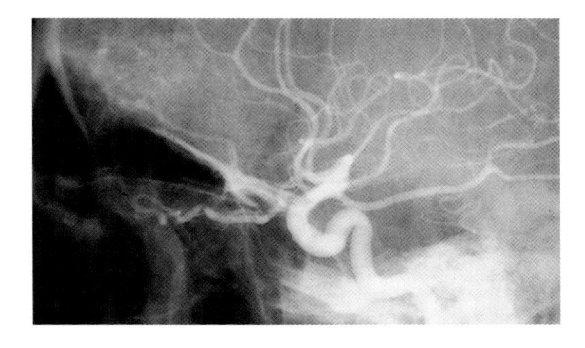

Abb. 11: Darstellung der Arteria ophtalmica über die A. carotis interna (Pfeil).

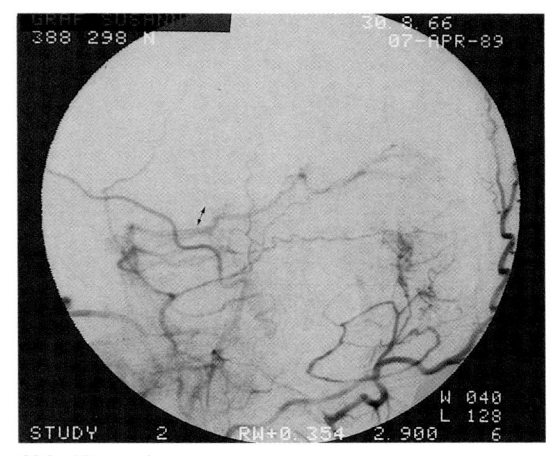

Abb. 12

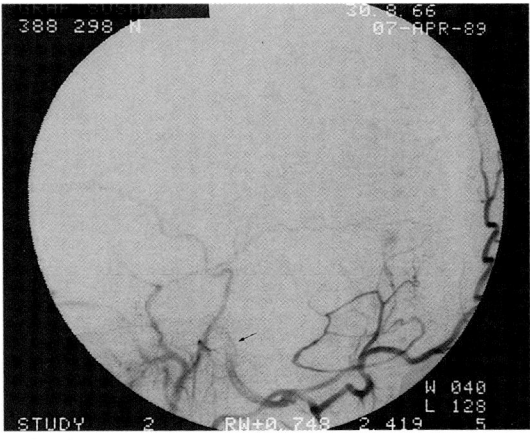

Abb. 13

Abb. 12, 13: Bei selektiver Darstellung der A. occipitalis partielle Tumoranfärbung über mastoidale Äste sowie Darstellung einer Kollaterale zur A. basilaris (Pfeil) und Kontrastierung der A. cerebri posterior (Doppelpfeil).

Da diese Komplikationen aber sehr selten sind (bleibende Läsionen 1,6%, vorübergehende Läsionen 2,7% [1]), überwiegen die positiven Einflüsse der präoperativen Embolisation. Zum Beispiel kann für die basalen Meningeome angenommen werden, daß tumorversorgende Externaäste bereits verödet sind, so daß die Präparation des Tumors, der ja oft teilweise abgelöst werden muß, bevor die blutenden Gefäße zu erreichen sind, einfacher ist. Bei den großen Meningeomen kann eine geringere Nachblutung aus Knochen- oder Duraästen diskutiert werden. Das günstige Ergebnis bei den kleineren Meningeomen ist durch den relativ großen externaversorgten Tumoranteil, der embolisiert werden kann, zu erklären. Um möglichst viele Gefäße im Tumor zu verschließen zu können, sollten möglichst kleine Partikel, zum Beispiel Ivalon der Größe 150 bis 300 Mikrometer verwendet werden.

Über den Zeitpunkt der Operation nach Embolisation gibt es keine exakten Studien. Es erscheint ratsam, mindestens 12 bis 24 Stunden zu warten, da es in dieser Zeit zu weiteren Thrombosen im Tumor kommt (1). CT-Verlaufsuntersuchungen nach Embolisationen inoperabler Meningeome (4, 5) zeigen Nekrosen im Tumorbett oder auch eine Abnahme des Masseneffektes. Länger als 7 bis 10 Tage nach Embolisation zu warten erscheint nicht sinnvoll, da es dann zur Rekanalisation bzw. zur Kollateralisierung kommt.

Unsere Ergebnisse stützen die Annahme, daß die Operabilität von gefäßreichen Meningeomen durch die präoperative Embolisation tatsächlich verbessert werden kann.

Literatur

1 LASJAUNIAS, P., A. BERENSTEIN — Endovascular Treatment of Craniofacial Lesions. In Surgical Neuroangiography.
Springer, Berlin – Heidelberg – New York – London – Paris – Tokyo (1987)

2 RICHTER, H.-P., W. SCHACHENMAYR — Preoperative Embolization of Intracranial Meningiomas.
Neurosurgery (1983) 261–268

3 SCHUMACHER, M., J. GILSBACH, W. SEEGER, H. D. MENNEL, K. VOIGT — Techniken und Ergebnisse bei Meningeom-Embolisationen.
Arch. Psychiatr. Nervenkr. 227 (1979) 241–260

4 STOETER, P. — Computertomographic, scintigraphic and histologic control studies after embolization of cranio-facial tumors.
In: J. A. Veiga-Pires (ed.): Intervention radiology.
Excerpta Medican, Amsterdam (1980) 142–150

5 VOIGT, K., P. STOETER — Indikation und Befund neuroradiologischer Embolisationen.
Neurol. Psychiat. 6 (1980) 64–78

Mitarbeiterverzeichnis

ALBERT, F., Dr. med., Oberarzt der Neurochirurgischen Univ. Klinik Heidelberg,
6900 Heidelberg 1, NF 400

BETZ, H., Prof. Dr. med., Abt. Neuroradiologie, Neurolog. Univ. Klinik Heidelberg,
6900 Heidelberg 1, NF 400

HACKE, W., Prof. Dr. Dr. med., Direktor der Neurolog. Univ. Klinik Heidelberg,
6900 Heidelberg 1, NF 400

FORSTING, M., Dr. med., Abt. Neuroradiologie, Univ. Klinikum Heidelberg,
6900 Heidelberg, NF 400

GRODD, W., Dr. med., Abt. für Neuroradiologie an der Radiologischen Univ. Klinik Tübingen,
Hoppe-Seyler-Straße 3, 7400 Tübingen

HOCH, A., Dr. med., Abt. für Neurochirurgie am St.-Elisabethen-Krankenhaus,
Elisabethenstraße 15, 7980 Ravensburg

KIMMIG, B., Prof. Dr. Dr. med., Direktor der Klinik für Radio-Onkologie,
Arnold-Heller-Straße 9, 2300 Kiel

KRETSCHMAR, K., Prof. Dr. med., Leiter der Abt. Neuroradiologie am Zentralinstitut
für seelische Gesundheit, J5, 6800 Mannheim 1

KUNZE, St., Prof. Dr. med., Direktor der Neurochirurgischen Universitätsklinik,
6900 Heidelberg 1, NF 400

MIRONOW, A., Dr. med., Leiter der Abt. Neuroradiologie, Diagnostische Radiologie
am Kantonsspital, CH-5001 Aarau, Schweiz

MÜLLER-FORELL, W. Dr. med., Abt. für Neuroradiologie, Johannes-Gutenberg-Universität,
Langenbeckstraße 1, 6500 Mainz

ÜBERWITTLER, Ch., Dr. med., Inst. für Neuropathologie, 6900 Heidelberg

PREY, N., Dr. med., Abt. Neurochirurgie, St.-Elisabethenkrankenhaus, 7980 Ravensburg

SARTOR, K., Prof. Dr. med., Direktor Abt. Neuroradiologie, Univ. Klinikum,
6900 Heidelberg, NF 400

SCHACKERT, G., Dr. med. hab., Neurochirurgische Univ. Klinik, 6900 Heidelberg, NF 400

SCHMITT, H.-P., Prof. Dr. med., Inst. für Neuropathologie, Univ. Heidelberg,
6900 Heidelberg, NF 400

SONNTAG, W., Dr. med., Abt. für Pathologie, St.-Elisabethenkrankenhaus, 7980 Ravensburg

STOETER, P., Prof. Dr. med., Leiter der Abt. Neuroradiologie am St.-Elisabethen-
Krankenhaus, Elisabethenstraße 15, 7980 Ravensburg

VOGL, G., Priv.-Doz. Dr. med., Abt. Neuroradiologie, Univ. Klink für Neurologie,
A-6020 Innsbruck

VOIGT, K., Prof. Dr. med., Ärztl. Direktor der Abt. Neuroradiologie an der Radiologischen Univ. Klinik, Hoppe-Seyler-Straße 3, 7400 Tübingen

WANNENMACHER, M., Prof. Dr. Dr. med., Ärztl. Direktor der Abt. Klinische Radiologie (Schwerpunkt Strahlentherapie und Poliklinik), Universität Heidelberg, 6900 Heidelberg, NF 400

WOWRA, B., Dr. med., Neurochirurg. Univ. Klinik, 6900 Heidelberg, NF 400